Zoonosi e sanità pubblica

Elvira Matassa

Zoonosi e sanità pubblica

*Un approccio interdisciplinare
per un problema emergente*

con la collaborazione
di Federico Canavesi

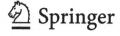 Springer

ELVIRA MATASSA
Medico veterinario. Specialista in Ispezione degli alimenti di origine animale
e in Diritto e legislazione veterinaria
Responsabile dell'Unità operativa Sanità animale
Distretto Veterinario Nord, Dipartimento Veterinario - ASL Città di Milano.

con la collaborazione di
Federico Canavesi
Medico chirurgo. Specialista in Malattie dell'apparato respiratorio
Medico di Medicina generale, Oleggio - ASL 13 (Novara)

ISBN 978-88-470-0527-3

Springer-Verlag fa parte di Springer Science+Business Media
springer.com
© Springer-Verlag Italia 2007

Realizzazione editoriale: Scienzaperta S.r.l., Milano
Disegni: Gianni Capecchi
Progetto di copertina: Simona Colombo, Milano

Springer-Verlag Italia S.r.l., Via Decembrio, 28, I-20137 Milano

Presentazione

Le zoonosi – cioè le malattie che l'uomo condivide con altre specie animali – costituiscono oggi per le autorità sanitarie internazionali e dei singoli paesi, compresi quelli sviluppati, un problema inquietante, che impone nuovi compiti sia di sorveglianza e prevenzione, sia di aggiornamento degli operatori sanitari.

Agenti zoonotici sono responsabili infatti di numerose tra le patologie infettive riemergenti (come la leishmaniosi, la febbre bottonosa, la tubercolosi da *M. bovis*), che tornano a manifestarsi, mentre si credevano ormai debellate, o che si affacciano in aree dove erano precedentemente sconosciute. Ha origine zoonotica anche la maggior parte delle patologie emergenti, cioè causate da patogeni nuovi o identificati solo recentemente (per esempio la malattia di Lyme, la criptosporidiosi, la West Nile disease, l'encefalopatia spongiforme trasmissibile, per non parlare delle possibili varianti, ancora solo temute, del virus dell'influenza aviaria H5N1). Né va dimenticato che numerose zoonosi "classiche" (come la rabbia, da anni scomparsa in Italia) costituiscono ancora un vero flagello in molte aree in via di sviluppo.

L'esistenza di serbatoi animali (sia nella fauna selvatica, sia nel bestiame d'allevamento) e di complessi meccanismi di trasmissione (tramite vettori o veicoli di vario genere, compresi gli alimenti) richiede un approccio multidisciplinare ed ecologico a queste patologie, che rappresentano dunque un terreno inevitabile di incontro e di scambio tra due culture scientifiche – la medicina umana e quella veterinaria – troppo spesso separate, nonostante le evidenti affinità. Per sviluppare questa integrazione tra discipline, sono in atto varie iniziative internazionali (come il progetto europeo Med-Vet-Net) e nazionali.

Da questo punto di vista, il nostro paese può valorizzare una condizione di vantaggio. Diversamente da quanto avviene in buona parte dell'Europa e del mondo, infatti, in Italia la responsabilità della sanità pubblica umana e di quella animale non è suddivisa tra ministeri diversi, ma riunita nel Ministero della salute; analogamente, a livello territoriale, le competenze delle aziende sanitarie locali coprono entrambi gli ambiti.

Questo testo innovativo e multidisciplinare, scritto da una veterinaria che opera nel Dipartimento Veterinario della ASL "Città di Milano", contribuisce a colmare una lacuna avvertita da molti e rappresenta un valido strumento di formazione e aggiornamento per tutti gli operatori della sanità.

ANTONIO MOBILIA
Direttore Generale della ASL Città di Milano

Presentazione

Nell'ormai lontano 1978, la riforma sanitaria aveva preconizzato che tutti coloro che si occupano di prevenzione si confrontassero costantemente per attuare una programmazione comune degli interventi sanitari.

Quell'aspetto della riforma, tuttavia, non si è concretizzato, sia perché non si è ancora affermata compiutamente la volontà riformatrice di dare una risposta adeguata a ogni bisogno sanitario, sia perché non si è ancora realizzato un programma di prevenzione in grado di convincere gli operatori che esiste un modo nuovo e diverso di tutelare la salute: la piena integrazione di tutti coloro che operano nell'area della sanità pubblica.

Questo libro non rappresenta solo un contributo per colmare una lacuna di inquadramento e di informazione su un tema di sanità pubblica estremamente importante, il (ri)emergere delle zoonosi. Costituisce anche un esempio di come sia possibile trovare un linguaggio epidemiologico comune per rivolgersi a tutti gli operatori della sanità: medici, veterinari, tecnici, operatori sociali, specialisti e tanti altri che offrono assistenza, capacità professionale e solidarietà nelle strutture pubbliche e sul territorio.

Tutti coloro che svolgono attività finalizzata alla sanità collettiva – e anche gli studenti e gli specializzandi, che si apprestano a contribuirvi – troveranno in queste pagine uno strumento integrato e funzionale, conoscenze da condividere e indicazioni operative. Il rapporto tra le zoonosi e la tutela della salute pubblica viene affrontato nel quadro di una concezione del mondo che supera l'equazione riduttiva "tutela della salute = terapia per la malattia", per assumere il punto di vista della globalità della prevenzione, mirando alla "formazione di una moderna coscienza sanitaria sulla base di una adeguata educazione sanitaria del cittadino e della comunità" (art. 2 della legge 833 del 1978).

L'autrice, dipendente del servizio pubblico veterinario di un'Azienda sanitaria locale, sente la necessità di uno strumento che, partendo dalle acquisizioni squisitamente scientifiche, favorisca una presa di coscienza complessiva e stimoli provvedimenti e interventi di sanità pubblica: a tal fine, si avvale oltre che di una matura preparazione professionale, anche di una profonda cultura medico legale, che le consente di mirare alla ricerca di risultati pratici, caratterizzati da efficacia nell'ambito di una corretta valutazione del rapporto costi-benefici.

Franco Pezza
Direttore del Dipartimento di Scienze cliniche veterinarie
dell'Università degli Studi di Milano

Sommario

Introduzione 1

1 Storia, definizioni e classificazioni 3
  1.1 Le pestilenze tra superstizioni e intuizioni 3
  1.2 Le radici comuni della medicina umana e animale 4
  1.3 Alla ricerca di una definizione 5

2 Epidemiologia e scenari globali 11
  2.1 Un approccio ecoepidemiologico 11
  2.2 La (ri)comparsa delle zoonosi 13
  2.3 Il ritorno delle epidemie nei paesi sviluppati 17

3 La dimensione internazionale del problema 20
  3.1 Dalla crisi della BSE al Regolamento 178/2002 CE 20
  3.2 Nuove strategie e nuove regole a livello mondiale 22

4 Sistemi di sorveglianza e di allarme rapido 24
  4.1 Sistemi di sorveglianza 25
  4.2 La sorveglianza in Italia 27
  4.3 La sorveglianza in ambito europeo 29
  4.4 Sistemi di allarme rapido e reazione 31
  4.5 Piani d'emergenza e unità di crisi 34

5 Il ruolo della ricerca 35
  5.1 Le specificità della ricerca sulle zoonosi 35
  5.2 L'importanza della ricerca pubblica 36
  5.3 Nuovi impulsi al coordinamento internazionale della ricerca 37

6 Medici e veterinari 40
  6.1 Aspettando la *One Medicine* 40
  6.2 Il servizio veterinario pubblico italiano 41
  6.3 Il ruolo del medico di Medicina generale 43
  6.4 Aggiornare gli strumenti diagnostici 44

Profili di zoonosi

Borreliosi di Lyme 47

Brucellosi 59

Cat scratch disease 69

Echinococcosi 75

Encefalopatie spongiformi da prioni 85

Febbre Q 97

Infezioni da *E. coli* enteroemorragici 105

Influenza aviaria 112

Leishmaniosi 122

Leptospirosi 136

Listeriosi 147

Monkeypox 158

Peste 164

Rabbia 172

Toxoplasmosi 184

Trichinellosi 196

Tularemia 205

West Nile disease 211

Yersiniosi 220

Bibliografia essenziale 225

Introduzione

Sebbene a livello planetario non figurino tra le prime cause di morte per malattie infettive, le zoonosi sono sempre più al centro dell'attenzione delle autorità sanitarie nazionali e internazionali. I motivi di preoccupazione sono sostanzialmente due: da un lato, diverse zoonosi, catalogate tra le patologie emergenti o riemergenti, sono considerate tra le maggiori minacce di nuove pericolose pandemie; dall'altro, la prevenzione, il controllo e il trattamento di numerose zoonosi, anche classiche e ben conosciute, comportano costi economici e sociali rilevanti e crescenti.

Le preoccupazioni rispetto a eventuali pandemie sono rivolte in particolare alle possibili varianti delle influenze aviarie che evocano lo spettro della Spagnola del 1918-1919, con circa 40 milioni di morti su oltre 200 milioni di soggetti colpiti; ma anche altri agenti patogeni, come il virus responsabile della SARS, presentano caratteristiche che possono far temere l'instaurarsi di gravissime epidemie. Questi timori sono amplificati dalla possibilità che alcuni patogeni zoonotici (come quelli dell'antrace, del vaiolo, della peste o della tularemia) siano impiegati come arma non convenzionale o bioterroristica.

L'impatto di una patologia, d'altra parte, non può essere valutato esclusivamente in termini di mortalità: occorre considerare anche gli effetti a lungo termine sulla salute dei soggetti colpiti, come pure le conseguenze economico sociali di focolai ed epidemie.

Alcune zoonosi possono avere gravi effetti invalidanti anche a lungo termine: a questo proposito, si cita spesso la leishmaniosi, patologia diffusa prevalentemente nei paesi in via di sviluppo; la stessa considerazione, tuttavia, può valere anche per alcune patologie emergenti nei paesi sviluppati, come la malattia di Lyme o le encefaliti virali che possono dare luogo a sintomi neurologici e persino a forme di demenza.

Numerosi agenti zoonotici sono all'origine di malattie trasmesse dagli alimenti o causate dalla prossimità con il bestiame. Secondo studi recenti, il programma di prevenzione e controllo delle salmonellosi, tra le più note e diffuse zoonosi a trasmissione alimentare, ha comportato nel 2001 per la sola Danimarca una spesa di oltre 14 milioni di dollari; in assenza di tale programma, d'altra parte, si stima che i costi sarebbero stati di gran lunga superiori, oltre 40 milioni di dollari. Negli Stati Uniti il costo annuo stimato per la stessa patologia è dell'ordine di 3 miliardi di dollari. Anche quando non danno luogo a gravi effetti sulla salute umana, le zoonosi possono determinare rilevanti conseguenze sociali (situazioni di allarme, panico collettivo) ed economiche (abbattimenti in massa del bestiame e crollo di consumi ed esportazioni).

Nonostante siano ormai descritte oltre duecento patologie di origine zoonotica (alcune delle quali note da secoli), le zoonosi rappresentano ancora una minaccia significativa per la salute pubblica e, come ha denunciato il WHO, "molte di esse sono trascurate".

Paradossalmente, negli scorsi decenni, l'attenzione del mondo scientifico e dei servizi sanitari nei confronti delle zoonosi è stata inadeguata proprio per il carattere peculiare di queste patologie: essere condivise dall'uomo e dalle altre specie animali. Interessando quindi contemporaneamente due discipline (la medicina umana e quella veterinaria), numerose zoonosi sono rimaste a lungo marginali per entrambe.

Nelle oltre 50 000 pagine della seconda edizione dell'*Enciclopedia medica italiana* e dei relativi aggiornamenti, alla voce "zoonosi" sono dedicate cinque pagine costituite essenzialmente da elenchi riassuntivi di patologie. D'altra parte, anche i testi classici di infettivologia – pur trattando le singole patologie – non dedicano particolare attenzione al *concetto di zoonosi*.

È ormai sempre più evidente, invece, che proprio la comprensione di tutte le implicazioni di carattere biologico, ecologico ed evolutivo delle zoonosi è oggi indispensabile per affrontare efficacemente le sfide imposte alla sanità pubblica dalla globalizzazione dei patogeni e delle patologie.

1 Storia, definizioni e classificazioni

*Tra la medicina umana e quella animale non vi è
alcuna barriera scientifica – né potrebbe esservi.
L'esperienza dell'una deve servire allo sviluppo
dell'altra.*

Rudolf Virchow

1.1 Le pestilenze tra superstizioni e intuizioni

Epidemie di enorme impatto – spesso descritte nelle cronache e nella letteratura
come *pestilenze* – hanno segnato ciclicamente la storia dell'umanità, decimando
popolazioni animali e umane.

Già i medici della scuola ippocratica avevano osservato che alcune malattie,
specialmente in coincidenza con periodi di guerra o carestia, diventavano particolarmente aggressive e si diffondevano con estrema velocità, colpendo sia gli
animali sia l'uomo. Ippocrate, Columella (che nel *De re rustica* raccomandava
l'isolamento degli animali infetti) e Galeno – ma anche lo stesso Omero – avevano osservato e descritto questo fenomeno, che tuttavia rimase per secoli privo di
spiegazione scientifica.

Sin dall'antichità erano note malattie che colpivano in modo elettivo chi lavo-
rava a contatto con gli animali; oltre alla rabbia, citata nel Vecchio Testamento e
da molti considerata la zoonosi per antonomasia, anche la scabbia, la morva e il
carbonchio erano diffuse tra coloro che si occupavano della cura degli animali. Le
antiche scuole mediche greche, romane e dei paesi islamici erano consapevoli del-
l'esistenza di malattie capaci di colpire sia l'uomo sia gli animali; e proprio l'esperienza che determinati animali o cibi potevano indurre malattie, anche contagiose, nell'uomo è probabilmente all'origine di abitudini e divieti alimentari.

Nell'Europa del Medioevo, caratterizzata da antropocentrismo esasperato e zoo-
fobia diffusa, la malattia era in genere considerata una punizione divina e la medicina ufficiale, condizionata dalle posizioni della Chiesa, era orientata verso la ne-
gazione di qualsiasi correlazione patogenetica tra uomo e animali; tale situazione
determinò ritardi notevoli nello sviluppo della scienza e della sanità pubblica.

Tuttavia, l'importanza crescente degli allevamenti di bestiame e il ruolo fondamentale dell'animale, anche come mezzo di trasporto e fonte di energia, obbliga-
vano di fatto a occuparsi della loro salute: si spiegano così i numerosi trattati sulle misure per arginare le epizoozie e sulla cura degli animali con medicamenti
(preparati da monaci e pratici con erbe, spezie e sostanze varie), spesso analoghi

a quelli destinati agli uomini. Ma la consapevolezza popolare di una qualche correlazione tra malattie animali e umane era spesso condivisa anche dai governanti, come dimostra un editto del Senato di Venezia che proibiva la macellazione di animali carbonchiosi, prevedendo per i trasgressori la pena di morte.

1.2 Le radici comuni della medicina umana e animale

Nel secolo dei lumi le scuole mediche di tutta Europa si occuparono di malattie sia umane sia animali e lo studio delle zoonosi si sviluppò soprattutto in relazione alle malattie associate a specifici mestieri. Nel secolo successivo, il carbonchio ematico e la morva, già descritti in passato, vennero riconosciuti come malattie professionali: la prima dei conciatori, dei cardatori e degli straccivendoli; la seconda degli addetti alla cura dei cavalli. Furono inoltre descritte varie patologie cutanee derivanti dal contatto con animali. Tuttavia, nonostante queste malattie fossero evidentemente tutte correlate al contatto tra animali e uomo, non esisteva ancora una definizione che le raggruppasse.

In un certo senso, la teoria delle infezioni e l'epidemiologia applicata si sono sviluppate nella medicina veterinaria assai prima che in quella umana.

Tra il 1660 e il 1770 una pandemia di peste bovina decimò gran parte delle mandrie d'Europa, obbligando le autorità a studiare nuove misure per arginare il diffondersi della malattia.

Nel 1715, Giovanni Maria Lancisi, già famoso come medico e archiatra pontificio, nel suo *De bovilla peste* affermò la contagiosità della peste bovina, illustrando le caratteristiche delle epizoozie e le azioni necessarie per contenerne la diffusione. Pur non conoscendo l'agente eziologico della malattia, Lancisi mise in atto un efficace intervento di politica sanitaria, grazie all'applicazione empirica *ante litteram* di metodi epidemiologici. Egli sostenne la necessità dell'abbattimento obbligatorio non solo dei capi ammalati o sospetti, ma anche di tutti gli animali recettivi presenti nel focolaio. Per rendere più efficaci le misure era necessario invogliare gli allevatori a denunciare i casi di malattia e a non nasconderli: a tale scopo, per la prima volta nella storia, fu stabilito di indennizzarli per le perdite subite. Inoltre Lancisi indicò altre importanti misure sanitarie atte a limitare il diffondersi delle epizoozie: per esempio, uccidere gli animali ammalati senza taglio della gola (per evitare la diffusione dell'infezione tramite il sangue), lavarsi le mani con l'aceto (una forma rudimentale di disinfezione), interrare le carcasse in fosse profonde ricoprendole di calce viva, proibire gli spostamenti dei contadini dalle aree infette. I principi e le misure raccomandate da Lancisi vennero poi adottati nella prima scuola di veterinaria, fondata a Lione nel 1762. Il metodo dell'abbattimento coatto, associato a un indennizzo per le perdite economiche, fu definito da allora *metodo Lancisi* e costituisce ancora oggi la base delle politiche sanitarie per l'eradicazione di malattie animali ad alta diffusibilità (*stamping out*) e, in particolare, per quelle zoonotiche.

Ludovico Antonio Muratori, nel suo trattato *Del governo della peste e delle maniere di guardarsene*, "affronta, secondo i concetti della medicina unica, sia la peste umana sia quella bovina, come modelli reciproci. Sostiene il termine *contagium* già usato da Fracastoro e adopera termini moderni come epidemiche, endemiche e sporadiche. Tratta delle conseguenze socioeconomiche. Formula alcuni concetti di igiene urbana veterinaria basati su una corretta coesistenza uomo-animali. Pone l'accento sul ruolo del commercio e degli spostamenti di persone, animali e merci. Afferma che politica e sanità umana e animale sono tra loro strettamente collegate." (Mantovani et al, 2005).

Nel XIX secolo, lo studio parallelo delle patologie umane e animali sarà ancora abituale e particolarmente fertile. Proprio all'osservazione e allo studio delle zoonosi si deve uno dei maggiori progressi della medicina: la vaccinazione. Per la sconfitta del vaiolo fu infatti decisiva, "la scoperta, o la riscoperta, visto che il fatto era già noto agli allevatori inglesi, dell'esistenza di una malattia delle vacche, il *cowpox*, che provocava manifestazioni vescicolari benigne nei mungitori, rendendoli manifestamente protetti dall'infezione vaiolosa nel corso di epidemie" (Assael, 1996). Il merito che si riconosce a Jenner è proprio quello di aver tratto dalla sistematica osservazione e riproduzione di questo fenomeno la tecnica vaccinale che, dall'inizio dell'Ottocento, si sarebbe diffusa in tutta Europa. Circa ottant'anni dopo, gli studi di Pasteur sui vaccini a base di microrganismi attenuati si concentreranno su altre due zoonosi: una batterica , il carbonchio, e una virale, la rabbia.

1.3 Alla ricerca di una definizione

Il termine *zoonosi* si andò diffondendo nel corso dell'Ottocento e nei primi decenni del Novecento, grazie alla pubblicazione di diversi trattati. Nel 1894 veniva pubblicato in Italia, dall'editore Hoepli, un manuale di Bruno Galli Valerio dal titolo *Zoonosi: malattie trasmissibili dall'animale all'uomo.*

Inizialmente le zoonosi erano distinte in *antropozoonosi*, malattie trasmissibili dagli animali all'uomo, e *zooantroponosi*, trasmissibili dall'uomo agli animali. La confusione tra i due termini, e il loro uso non sempre corretto, indusse una commissione del WHO a raccomandare l'impiego del solo termine *zoonosi*, definito come "malattia o infezione naturalmente trasmessa tra animali vertebrati e uomo".

Definizioni europee

La Direttiva 2003/99/CE, dedicata alla sorveglianza delle zoonosi, fornisce definizioni eccezionalmente ampie per queste patologie e per gli agenti che le provocano.

- *Zoonosi:* qualsiasi malattia e/o infezione che possa essere trasmessa naturalmente, direttamente o indirettamente, tra gli animali e l'uomo.

- *Agente zoonotico:* qualsiasi virus, batterio, fungo, parassita o altra entità biologica che possa causare una zoonosi.

Parole chiave

Agente patogeno: virus, batterio, micete, parassita (protozoo o metazoo) o prione, in grado di infettare un ospite, moltiplicarsi, trasmettersi ad altri animali, completare il suo ciclo vitale e mantenersi in natura.

Ospite: animale vertebrato o invertebrato, recettivo all'agente e quindi in grado di contribuire al completamento del suo ciclo vitale.

Ospite primario o **definitivo:** specie che assicura il mantenimento dell'infezione in natura e costituisce la riserva naturale dell'agente (è detta anche serbatoio o reservoir).

Ospite intermedio: specie coinvolta nel ciclo vitale di un agente ma, diversamente dal serbatoio, non in grado di mantenerlo in natura.

Ospite accidentale (o **a fondo cieco**): ospite che, pur essendo infettato, generalmente non trasmette l'infezione.

Ospite indicatore o **sentinella:** specie che, contraendo la patologia, ne svela la presenza (non ancora evidente) in un territorio.

Veicolo: supporto o mezzo fisico che funge da tramite per il passaggio dell'agente da un ospite a un altro (si parla talvolta di veicolo "animato" in riferimento a un vettore passivo).

Vettore: animale (perlopiù artropode) in grado di trasmettere agenti patogeni da un ospite vertebrato all'altro.

Vettore attivo: vettore indispensabile per la moltiplicazione e la trasmissione dell'agente.

Vettore passivo: vettore che trasporta un agente meccanicamente, senza esserne infettato.

La limitazione della definizione ai soli vertebrati ha destato più di una perplessità. D'accordo con diversi autori e con la stessa Direttiva 2003/99/CE, si è ritenuto preferibile adottare in questo testo la definizione più ampia, che include anche le patologie con animali ospite non vertebrati.

Sono invece escluse, per comune accordo, le patologie nelle quali l'intervento dell'animale è limitato alla funzione di vettore inter umano (come nei casi classici della malaria, della dengue e della tripanosomiasi). Infatti, un aspetto caratterizzante delle zoonosi è rappresentato dal fatto che la malattia può sussistere nel tempo anche in assenza di ospiti umani e, quindi, ripresentarsi nell'uomo grazie all'esistenza di serbatoi nel mondo animale.

Dai primi anni cinquanta a oggi, il numero delle zoonosi è passato da circa 80 a oltre 200; tale aumento è dovuto sia al vero e proprio emergere di nuove malattie, sia alla tendenza a includere patologie già note, ma precedentemente non classificate come zoonosi (per esempio le intossicazioni da veleni animali).

Le zoonosi possono essere classificate utilizzando diversi criteri.

Una prima classificazione, basata sulla natura dell'agente eziologico (vedi figura 1.1), consente di distinguere le patologie zoonotiche:

- *virali* (come influenze aviarie, West Nile disease, rabbia, monkeypox, encefaliti trasmesse da zecche);
- *batteriche* (come salmonellosi, brucellosi, listeriosi, borreliosi, peste, febbre Q);

– *micotiche* (come aspergillosi, criptococcosi, sporotricosi);
– *parassitarie da protozoi* (come giardiasi, criptosporidiosi, leishmaniasi, toxoplasmosi);
– *parassitarie da metazoi* (da elminti, come echinococcosi e trichinellosi; da artropodi, per esempio scabbia).

Un altro criterio classifica queste patologie in relazione agli organismi coinvolti nel mantenimento del ciclo vitale dell'agente eziologico. Si distinguono così:
– *ortozoonosi* (o *zoonosi dirette*), nelle quali il ciclo vitale può mantenersi in natura grazie a una singola specie vertebrata (come rabbia, brucellosi, antrace);
– *ciclozoonosi*, quando il ciclo biologico dell'agente responsabile della malattia
 richiede almeno due specie di vertebrati (per esempio echinococcosi);
– *metazoonosi*, quando il mantenimento del ciclo richiede specie sia vertebrate
 sia invertebrate (malattia di Lyme, West Nile disease, peste eccetera);
– *saprozoonosi*, nelle quali il ciclo biologico richiede, oltre a una specie vertebrata, anche un ambiente di sviluppo inanimato, come suolo, acqua, alimenti o altri materiali organici (listeriosi, schistosomiasi, fascioliasi, varie micosi).

Un criterio particolarmente utile dal punto di vista della prevenzione e della
diagnosi fa riferimento alle modalità di trasmissione della patologia all'uomo
(vedi tabella 1). Così si possono distinguere le zoonosi in due grandi gruppi:
– *a trasmissione diretta,* quando il passaggio dell'agente eziologico avviene senza il tramite di un vettore o di un veicolo;
– *a trasmissione indiretta,* quando l'infezione viene trasmessa tramite un vettore o un veicolo.

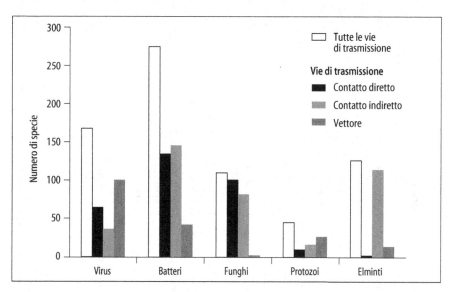

Figura 1.1 Agenti zoonotici e vie di trasmissione.

Fonte: Taylor et al., 2001

Tabella 1. Agenti e caratteristiche di alcune delle principali zoonosi

Patologia	Agente	Modalità di trasmissione	Serbatoio	Vettore/Veicolo
Anchilostomiasi	N *A. duodenalis, Necator americanus*	Penetrazione cutanea	Cane, gatto, uomo	Suolo
Anisachiasi	N *A. simplex, Pseudoterranova decipiens*	Ingestione	Mammiferi marini	Prodotti ittici
Antrace	B *Bacillus anthracis*	Cutanea/inalazione	Bestiame, animali selvatici	Prodotti di origine animale
Babesiosi	B *Babesia* spp	Inoculazione	Arvicole	Zecche
Brucellosi	B *Brucella* spp	Ingestione, inalazione	Bestiame	Prodotti di origine animale
Borreliosi di Lyme	B *Borrelia burgdorferi* spp	Inoculazione	Mammiferi selvatici	Zecche
Campilobacteriosi	B *Campylobacter jejuni*	Ingestione, contatto	Pollame, bestiame, pets	Prodotti di origine animale, acqua
Cat scratch disease	B *Bartonella henselae*	Inoculazione	Gatto	
Cisticercosi	C *Taenia solium*	Ingestione	Maiali	Carne di maiale
Criptococcosi	M *Cryptococcus* spp	Inalazione	Volatili	Aerosol
Criptosporoidiosi	P *Cryptosporidium* spp	Ingestione	Volatili, roditori, altre specie	Acqua, alimenti
Enterocolite emorragica	B *E. coli verocitotossigeni*	Ingestione, contatto	Bestiame	Prodotti di origine animale, acqua
Echinococcosi	C *Echinococcus* spp	Ingestione	Canidi	Alimenti , acqua
Erlichiosi	R *Ehrlichia* spp	Inalazione	Canidi	Zecche
Encefalopatie spongiformi	Pr Prioni	Ingestione	Bovini (ovicaprini?)	Alimenti di origine animale
Fascioliasi	T *F. hepatica, F. gigantica*	Ingestione	Erbivori	Acqua, alimenti
Febbre emorragica	V *Hantavirus* spp	Inalazione	Roditori	Aerosol, polvere
Febbre Q	R *Coxiella burnetii*	Inalazione, ingestione	Bestiame, mamm. domestici	Aerosol, materiali di origine animale
Giardiasi	P *Giardia intestinalis*	Ingestione	Cane, castoro, uomo	Acqua, alimenti
Encefaliti virali	V *Hendra virus e Nipah virus*	Contatto	Pipistrelli	Secrezioni, fluidi organici infetti

Categoria dell'agente: V = virus; R = rickettsiae; B = batterio; A = artropode; P = protozoo; M = micete; C = cestode; N = nematode; T = trematode; Pr = prione.

Patologia	Agente		Modalità di trasmissione	Serbatoio	Vettore/Veicolo
Influenza aviaria	V	*Influenzavirus A*	Inalazione, contatto, ingestione	Volatili	Aria, alimenti
Leishmaniosi	P	*Leishmania* spp	Inoculazione, contatto	Canidi, animali selvatici, uomo	Pappataci
Leptospirosi	B	*Leptospira interrogans*	Ingestione	Ratti	Acqua, alimenti, aerosol
Listeriosi	B	*Listeria monocytogenes*	Ingestione	Bestiame	Alimenti
Monkeypox	V	*Monkeypox virus*	Inoculazione, contatto, ingestione	Roditori, primati	Aerosol
Morva	B	*Pseudomonas mallei*	Ingestione, contatto	Equidi	Materiali di origine animale
Peste	B	*Yersinia pestis*	Inoculazione, contatto, inalazione	Roditori	Pulci
Psittacosi	B	*Chlamydia psittaci*	Inalazione	Volatili	Aerosol
Rabbia	V	*Rabies virus*	Inoculazione, contatto	Canidi, roditori, pipistrelli	Saliva, aerosol
Rift Valley fever	V	*Arbovirus*	Inoculazione	Bestiame, primati	Zanzare
Salmonellosi	B	*Salmonella* spp	Ingestione	Bestiame, pollame	Alimenti di origine animale, acqua
Scabbia	A	*Sarcoptes scabiei*	Penetrazione cutanea	–	Oggetti contaminati
Sindrome da Hantavirus	V	*Hantavirus* spp	Inalazione	Roditori	Aerosol
TBC bovina	B	*Mycobacterium bovis*	Ingestione, contatto, inalazione	Bestiame, animali selvatici	Latte, materiali di origine animale
Tifo murino	R	*Rickettsia typhi*	Inoculazione, contatto, inalazione	Muridi	Pulci, pidocchi
Toxocariosi	N	*Toxocara canis, T. cati*	Ingestione	Cani, gatti	Mano/bocca
Toxoplasmosi	P	*Toxoplasma gondii*	Ingestione, transplacentare	Felidi	Alimenti, acqua
Trichinellosi	N	*Trichinella* spp	Ingestione	Bestiame, animali selvatici	Alimenti di origine animale
Tularemia	B	*Francisella tularensis*	Inoculazione, contatto, inalazione	Lagomorfi, roditori	Zecche, insetti
West Nile disease	V	*West Nile virus*	Inoculazione	Volatili	Zanzare, zecche
Yersiniosi enterocolitica	B	*Yersinia enterocolitica*	Ingestione, contatto	Maiali, altri mammiferi	Alimenti di origine animale, acqua

Categoria dell'agente: V = virus; R = rickettsiae; B = batterio; A = artropode; P = protozoo; M = micete; C = cestode; N = nematode; T = trematode; Pr = prione.

È opportuno ricordare che i vettori possono essere passivi (o facoltativi) oppure attivi (o obbligati): i primi, pur essendo responsabili del trasporto dell'agente patogeno, non sono indispensabili per il completamento del suo ciclo biologico e per la diffusione della malattia (per esempio, la mosca, il cui ruolo è spesso equiparato a quello di un mero veicolo fisico); i vettori attivi, invece, sono realmente infettati dal patogeno, che si moltiplica (e talora si sviluppa) nel loro organismo, per essere poi trasmesso a un nuovo ospite (è il caso del pappatacio nella diffusione della leishmania).

I veicoli possono essere di natura assai diversa: alimenti (e acqua per uso alimentare), componenti dell'ambiente (aria, acqua, suolo, polveri, aerosol eccetera) e oggetti di vario genere contaminati dal patogeno (come abbigliamento, effetti personali, strumenti medici).

Non va infine dimenticato che, oltre alla normale *trasmissione orizzontale* da individuo a individuo, può verificarsi la *trasmissione verticale*, che comporta il passaggio da una generazione all'altra. Molte zoonosi, infatti, possono essere trasmesse per via transplacentare o attraverso il latte materno: proprio per questo motivo, la brucellosi e la tubercolosi sono soggette a controllo periodico obbligatorio (la prima nei bovini e negli ovicaprini, la seconda solo nei bovini).

2 Epidemiologia e scenari globali

*Di solito le infezioni emergenti non sono causate
da virus "nuovi" (...) Spesso si tratta di virus che
infettano animali e hanno un'evoluzione paralle-
la al loro ospite, fino a divenire praticamente in-
nocui. I problemi sorgono quando per qualche
motivo attraversano la barriera di specie (...) Nella maggior parte dei casi all'origine del fenomeno
è l'intrusione dell'uomo in un ambiente naturale.*

Dorothy Crawford

2.1 Un approccio ecoepidemiologico

L'epidemiologia è lo studio dinamico dello stato di salute delle popolazioni. Naturalmente, la complessità delle malattie e dei fenomeni di diversa natura a esse
correlati (biologici, ecologici, antropologici eccetera) richiede un approccio che
può essere solo multidisciplinare. Per i medici e i veterinari, lo studio della diffusione e della frequenza delle malattie nelle popolazioni umane e animali rappresenta uno strumento essenziale, sia per la prevenzione e il controllo, sia per la
diagnosi e la cura.

L'epidemiologia veterinaria moderna si basa sul presupposto che nelle varie popolazioni le malattie possano avere fattori determinanti multipli, mutuando dall'ecologia medica l'approccio globale e dettagliato all'ambito nel quale si va a ricercare o de-
scrivere una data situazione patologica. A tale scopo occorre considerare l'influenza
dell'ambiente e delle sue modificazioni sulle condizioni e sulle patologie di specifici
gruppi, più che su quelle dei singoli, utilizzando anche principi e schemi biologici propri dell'ecologia. La necessità di adottare un tale punto di vista – che può essere definito *ecoepidemiologico* – nei confronti delle malattie appare evidente se si considera
che molti meccanismi di diffusione delle patologie derivano proprio da mutamenti
nei rapporti tra gli organismi e l'ambiente e tra le diverse popolazioni di organismi.
Tale approccio è a maggior ragione essenziale nello studio delle zoonosi che, per definizione, interessano specie animali diverse con interrelazioni assai complesse.

Tra i fenomeni che negli ultimi anni sono stati oggetto di crescente attenzione
da parte degli epidemiologi, vi è l'emergere di nuove patologie ovvero il riemergere di patologie da tempo ritenute scomparse (o in via di sparizione) in una determinata area geografica.

In un rapporto pubblicato agli inizi degli anni novanta, l'Institute of Medicine
statunitense, ha definito le infezioni emergenti come "infezioni nuove, riemergenti o resistenti ai farmaci la cui incidenza nell'uomo è aumentata negli ultimi due
decenni e minaccia di crescere ulteriormente nel prossimo futuro" (IOM, 1992). La
maggior parte di queste patologie è provocata da agenti zoonotici.

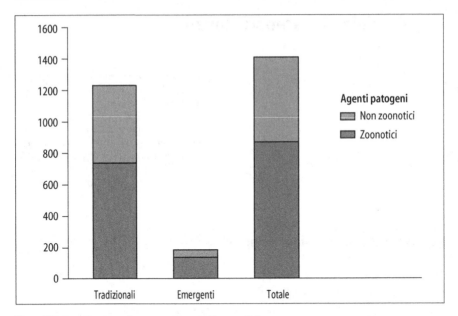

Figura 2.1 Agenti patogeni emergenti e agenti zoonotici.

Fonte: Taylor et al, 2001

Secondo dati del WHO e del CDC, negli ultimi trent'anni sono stati identificati oltre 50 nuovi agenti patogeni, il 60% dei quali ha origine zoonotica.

Nel 2001 un gruppo di ricercatori del Centre for Tropical Veterinary Medicine dell'Università di Edimburgo ha realizzato un importante lavoro di classificazione degli agenti patogeni per l'uomo, in base a vari parametri (vedi figura 2.1).

Dei 1415 organismi patogeni censiti:

- 868 sono stati classificati tra gli agenti zoonotici (61,3 %);
- 175 sono stati classificati come emergenti (12,4%, soprattutto virus e protozoi), tra questi, ben 132 (oltre tre quarti) sono risultati zoonotici.

Tradizionali, emergenti e riemergenti

Sulla base della loro caratterizzazione e frequenza, le zoonosi possono essere distinte in:

- *tradizionali:* zoonosi ben conosciute nei diversi aspetti eziologici, epidemiologici e clinici (per esempio brucellosi e rabbia);
- *emergenti:* zoonosi causate da agenti patogeni nuovi, o dei quali solo recentemente si è identificato il potenziale zoonotico, che trovano associazioni stabili o nuove associazioni in grado di favorirne le dinamiche epidemiologiche (per esempio, criptosporidiosi, West Nile disease e malattie da agenti non convenzionali);
- *riemergenti:* zoonosi già conosciute e considerate da tempo scomparse o in via di sparizione in un determinato territorio, che si ripresentano o la cui incidenza cresce nuovamente in modo significativo (per esempio, tubercolosi, borreliosi, leptospirosi).

2.2 La (ri)comparsa delle zoonosi

L'illusione della fine delle malattie infettive

Soprattutto a partire dal secondo dopoguerra, nei paesi sviluppati in cui si pratica l'allevamento del bestiame, sono state attuate grandi campagne di profilassi delle malattie sia con vaccinazioni sistematiche sia con l'eliminazione progressiva dei soggetti risultati positivi ai test diagnostici di massa.

Il successo di tale strategia, se da un lato ha consentito nel breve termine la scomparsa delle grandi panzoozie un tempo frequenti nel bestiame (come tubercolosi e peste bovina, morva, malattia di Newcastle, afta epizootica), dall'altro ha determinato un'ingannevole quanto diffusa sensazione di sicurezza. Si è così dimenticato che le condizioni sanitarie delle popolazioni sono il risultato di un equilibrio instabile, di cui i sistemi di sorveglianza e profilassi rappresentano solo una componente. Gli agenti patogeni sono, infatti, in perenne evoluzione, si spostano attraverso le popolazioni (veicolati dagli animali, dai loro prodotti, dai mangimi e da vari vettori) e interagiscono con il fondo genetico. Le condizioni ambientali, le alterazioni degli ecosistemi naturali e artificiali (allevamento, agricoltura), l'interazione con la fauna selvatica costituiscono altrettanti potenziali fattori favorenti l'emergere nel bestiame di nuove o rinnovate infezioni, anche zoonotiche.

Esemplare, a questo proposito, è la quantità di nuove malattie che, negli ultimi decenni, hanno colpito gli allevamenti avicoli, a cominciare dalle patologie dovute alle varianti di agenti virali già noti o recentemente comparsi (*Influenzavirus* A ceppi H5 e H7, *Atadenovirus* DAdV-1, *Aviadenovirus* FAdV, *Siadenovirus* TAdV-A, calici-likevirus FCVV, *Circovirus* ChAV, *Coronavirus* IBV, *Turkey coronavirus*, herpesvirus GaHV-1e GaHV-2 sierotipo 1, birnavirus IBDV, virus della malattia di Newcastle, paramyxovirus aviari eccetera).

Il diffuso ottimismo, che caratterizzava il mondo occidentale negli anni cinquanta e sessanta, ha influenzato a lungo anche l'atteggiamento mentale della medicina nei confronti delle crisi sanitarie dovute ad agenti infettivi: in molti prospettavano un futuro esente da malattie infettive contagiose. Si sopravvalutava l'efficacia degli antibiotici e degli insetticidi e non si conosceva ancora la portata dei fenomeni di resistenza.

Agli inizi degli anni sessanta, il biologo australiano Frank MacFarlane Burnet in *Natural history of infectious disease* scriveva: "...è lecito dire che la metà del ventesimo secolo si possa considerare come la fine di una delle più importanti rivoluzioni sociali della storia, l'eliminazione virtuale delle malattie infettive come fattore di rilievo nella vita sociale". Ancora nel 1969, William H. Stewart, Surgeon General degli Stati Uniti, dichiarava davanti al Congresso: "...è ora di considerare chiuso il libro delle malattie infettive e di dedicare maggiore attenzione alle affezioni croniche come cancro e cardiopatie".

In realtà già negli anni settanta queste affermazioni venivano smentite dall'emergere in tutto il mondo di nuove patologie: dalla malattia di Lyme, identifi-

cata negli Stati Uniti, alla febbre emorragica Ebola, riconosciuta per la prima volta in Africa centrale. Alla fine degli anni ottanta era ormai diventato evidente che
l'assoluta fiducia nella capacità di farmaci e vaccini di debellare le malattie infettive aveva basi poco solide.

I determinanti delle zoonosi emergenti

Negli ultimi decenni, molti agenti patogeni zoonotici hanno cominciato a diffondersi rapidamente, lasciando – per ragioni diverse e spesso non facilmente e immediatamente individuabili – le tradizionali nicchie ecologiche in cui parevano
confinati. Gli studi condotti su questo fenomeno hanno tuttavia individuato alcuni fattori, non sempre correlati tra loro, che possono influire sulle dinamiche delle malattie zoonotiche.

Nel 1992 un rapporto dell'Institute of Medicine (IOM) statunitense identificava
alcuni dei fattori biologici, ambientali e umani che favoriscono l'emergere o il riemergere delle malattie infettive. Negli anni successivi l'argomento è stato approfondito in numerose pubblicazioni: nel rapporto presentato in occasione dell'incontro sulle zoonosi emergenti organizzato congiuntamente dal WHO, dalla FAO
e dall'OIE nel 2004, è contenuta un'attenta analisi dei fattori, in gran parte legati
all'attività umana, che contribuiscono all'emergere delle patologie zoonotiche.

I principali fattori determinanti individuati – in parte interdipendenti – possono essere ricondotti a tre grandi categorie.

Fattori relativi agli agenti patogeni e agli ospiti
- capacità di adattamento (plasticità) e variabilità dei microrganismi (nuovi ceppi, "salti di specie");
- aumento delle resistenze agli antibiotici e agli antielmintici in numerosi agenti patogeni;
- maggiore suscettibilità alle infezioni da parte dell'uomo (invecchiamento, diffusione di immunodeficienze) e degli animali d'allevamento.

Fattori ambientali
- mutamento delle condizioni climatiche, con creazione di nuovi habitat per i
  vettori di infezioni zoonotiche;
- alterazioni e trasformazioni degli ecosistemi naturali;
- disastri naturali, come uragani e inondazioni, che modificano gli ambienti e la
  vegetazione climax.

Fattori socioeconomici
- globalizzazione dell'economia, con scomparsa delle barriere doganali e liberalizzazione del commercio di animali e prodotti di origine animale;
- cambiamenti demografici (in particolare crescita vertiginosa della popolazione e urbanizzazione) e delle abitudini;
- sviluppo economico e mutamenti nei modelli di utilizzo del territorio (crescente ricorso a colture intensive e a monocolture);

- progresso tecnologico e cambiamenti nelle tecnologie industriali (soprattutto nelle filiere alimentari);
- aumento delle situazioni di prossimità con animali (in particolare, allevamenti di grosse dimensioni);
- enorme incremento del volume e della velocità dei viaggi e degli scambi commerciali (in particolare a lunga distanza), che coinvolgono persone, animali, derrate e altri beni;
- flussi migratori di persone, con possibile introduzione di nuovi patogeni e di nuove abitudini alimentari (come consumo di pesce crudo e alimenti esotici);
- guerre e conflitti interni, che riducono gli investimenti in sanità pubblica e bloccano i piani di profilassi nel bestiame;
- povertà e diseguaglianze sociali;
- inadeguatezza dei sistemi di salute pubblica, sia a livello locale e nazionale, sia a livello globale;
- incremento del turismo internazionale (e, con esso, dello spostamento di animali da compagnia, spesso esotici).

È importante aver sempre presente che la base biologica fondamentale dell'emergere di nuovi patogeni tra i microrganismi è rappresentata dai meccanismi di mutazione e scambio genetico e dalla selezione: questo processo è particolarmente rapido nei virus, in particolare in quelli a RNA (come il coronavirus responsabile della SARS e gli orthomyxovirus delle influenze).

Ma, a eccezione della capacità di adattamento e della variabilità dei microrganismi, la maggior parte dei fattori biologici e ambientali sopra elencati – dall'antibioticoresistenza ai profondi mutamenti degli ecosistemi naturali – è riconducibile all'attività umana. Altrettanto vale, presumibilmente, per i mutamenti climatici in atto e per una quota non trascurabile dei disastri "naturali".

L'enfasi sui fattori geografici e ambientali è giustificata dall'enorme influenza che questi hanno sulla stagionalità e sui cicli di molte patologie zoonotiche (soprattutto in relazione ai vettori e agli animali ospite).

I mutamenti climatici sono strettamente correlati alla comparsa di zoonosi in nuove aree geografiche, giacché condizionano la distribuzione e il numero dei vettori e degli ospiti, la migrazione di uccelli e altre specie selvatiche, come pure la possibilità di sopravvivenza degli agenti patogeni al di fuori degli organismi ospite. In particolare, sembra riconducibile all'aumento delle temperature l'estensione delle aree interessate da patologie un tempo circoscritte, per esempio la diffusione geografica di alcuni arbovirus (come quello che causa la West Nile disease).

Buona parte delle conseguenze previste dei mutamenti climatici (aumento delle temperature atmosferiche, incremento dei processi di desertificazione e deforestazione, innalzamento del livello del mare e fenomeni estremi nei cicli idrogeologici) sono destinate ad aggravare ulteriormente le condizioni sociosanitarie e ambientali dei paesi in via di sviluppo, amplificando alcuni fenomeni già in atto (in particolare i movimenti migratori e i conflitti).

Tra i fattori economici, di particolare interesse appare il ruolo svolto dall'aumento del reddito, soprattutto nei paesi in cui questo è passato da un livello medio-basso a uno più elevato. Il maggiore potere d'acquisto comporta, infatti, un aumento della domanda di prodotti alimentari di origine animale, che favorisce l'incremento della popolazione di bestiame d'allevamento, spesso in prossimità dell'abitato, senza parallelo adeguamento delle misure di controllo e prevenzione.

D'altra parte, l'incremento demografico, l'espansione delle aree abitate e la sottrazione di territorio agli habitat naturali mettono spesso l'uomo e gli animali allevati a contatto più o meno fortuito con la fauna selvatica che rappresenta un serbatoio di agenti patogeni potenzialmente zoonotici, in particolare di natura virale. Tra i numerosi esempi, si possono ricordare: la gravissima sindrome polmonare (HPS, *Hantavirus pulmonary syndrome*) comparsa negli anni novanta nel continente americano a causa di un hantavirus dei roditori; le encefaliti spesso mortali che si registrano nel Sudest asiatico, provocate dai paramyxovirus *Nipah virus* e *Hendra virus*, trasmessi da alcune specie di pipistrelli ai maiali, e da questi all'uomo.

L'adozione di tecniche d'allevamento intensivo di tipo industriale, l'uso inappropriato di antibiotici e la concentrazione della produzione di mangimi hanno reso il bestiame particolarmente vulnerabile alle malattie, in primo luogo alle zoonosi, come è stato inequivocabilmente dimostrato dall'epizoozia di BSE.

L'incremento e la liberalizzazione degli scambi commerciali di animali e prodotti di origine animale ha contribuito alla rapida globalizzazione di microrganismi e patologie: per esempio, la variante enteroemorragica di *Escherichia coli*, che fino alla metà degli anni novanta era confinata nel Nord America, è oggi presente in tutto il mondo.

Come si è constatato in occasione della diffusione dell'epidemia di SARS dalla Cina al Canada nel corso del 2003, l'enorme aumento dei viaggi a lunga distanza e ad alta velocità comporta un costante rischio di propagazione delle infezioni. Per dare un'idea della portata assunta da questo problema nell'arco di pochi decenni, basta ricordare che dal 1950 al 2000 i passeggeri dei voli internazionali sono passati da 200 milioni a circa 1 miliardo e mezzo, e che 24 ore sono oggi sufficienti per raggiungere qualsiasi località dotata di un aeroporto internazionale. Vale la pena di sottolineare che il medesimo discorso vale anche per i voli "interni" (per i quali la sorveglianza sanitaria è generalmente assente), specie nei paesi di maggiori dimensioni, come Cina, India, Stati Uniti o Brasile.

Tutti questi fattori hanno sicuramente contribuito, anche in modo sinergico, alla (ri)comparsa in Europa occidentale e in Italia di zoonosi che pochi decenni or sono erano pressoché sconosciute. Patologie come la leishmaniosi o la febbre bottonosa – che fino a non molto tempo fa erano diffuse al massimo nell'area sudorientale del Mediterraneo – cominciano a presentare endemismi in territori come la Lombardia e il Piemonte.

Le tendenze delineate portano a prevedere un'evoluzione degli scenari ecoepidemiologici caratterizzata, almeno a lungo termine, da due elementi principali:

- un livello sostanzialmente uniforme di immunità e di suscettibilità alle malattie infettive;
- lo sviluppo di nuove strategie di attacco e di sopravvivenza da parte dei relativi agenti eziologici.

Anche se molte generazioni ci separano da questo quadro, è necessario prendere atto del fatto che siamo già entrati in una nuova epoca: la globalizzazione degli scambi e dei contatti di uomini, animali e merci sta determinando la cosiddetta globalizzazione dei microbi.

2.3 Il ritorno delle epidemie nei paesi sviluppati

La maggior parte delle patologie emergenti e riemergenti, ivi comprese le zoonosi, si manifesta in forma sia endemica sia epidemica innanzi tutto nei paesi in via di sviluppo, specie nei più poveri (in particolare Africa centrale e meridionale, Sudest asiatico e parte del Medio Oriente). Tuttavia, poiché in queste regioni le nuove patologie si affiancano a quelle storiche, che già mietevano milioni di vittime ogni anno, non sarebbe stata assegnata loro una particolare importanza se non avessero dimostrato di minacciare anche i paesi più sviluppati.

La consapevolezza dell'importanza delle zoonosi, come delle altre malattie infettive emergenti, è stata dunque probabilmente favorita dalla più "equa" distribuzione geografica di queste patologie, che sembrano non tenere conto del grado di sviluppo dei diversi paesi.

Tra la fine del XX e l'inizio del XXI secolo, infatti, si è manifestata anche nei paesi sviluppati una serie impressionante di epizoozie con elevato potenziale zoonotico. Ci limiteremo a ricordarne alcune.

Nel 1999 è stata identificata nel *West Nile virus* la causa di un'epidemia virale divenuta successivamente endemica in tutto il Nord America, dal Canada al Messico. Solo nel biennio 2003-2004 sono stati confermati negli Stati Uniti oltre 12.000 casi di infezioni umane, con 362 morti; l'incidenza sulle specie animali è stata

Sviluppo storico ed ecologia delle malattie

Un gruppo di ricercatori statunitensi ha tentato di inquadrare l'attuale comparsa di malattie infettive emergenti o riemergenti in un processo storico evolutivo strettamente dipendente dalle trasformazioni della società umana.

Il loro modello ipotizza una sequenza di transizioni epidemiologiche. La prima, in corrispondenza della Rivoluzione neolitica, è stata contrassegnata da un brusco incremento di malattie infettive, connesso allo sviluppo dell'agricoltura e dei centri urbani. La seconda transizione è stata caratterizzata dal passaggio dall'epoca delle infezioni a quella delle malattie croniche associate all'industrializzazione.

La recente ricomparsa di malattie infettive mortali segnerebbe una terza transizione epidemiologica, contrassegnata da patogeni emergenti, riemergenti e resistenti agli antibiotici in un contesto di accelerata globalizzazione dell'ecologia delle malattie umane.

molto più elevata (si stima che nel 2004 siano morti per questa forma di encefalite oltre 15 000 cavalli). Sulla base di analisi molecolari, si è ipotizzato che l'infezione sia giunta negli Stati Uniti attraverso una zanzara infetta a bordo di un aereo proveniente dal Medio Oriente.

Sebbene il virus responsabile dell'afta epizootica abbia un potenziale zoonotico trascurabile, vale la pena ricordare l'epizoozia di questa malattia (nota anche come *foot-and-mouth disease*) sviluppatasi nel Regno Unito e in parte della Francia e dei Paesi Bassi nel 2001. La vera e propria strage di bestiame, che si è resa necessaria per arginare il dilagare dell'infezione (sono stati abbattuti bovini, suini e ovini di circa 10 000 aziende agricole), ha fornito alle autorità, ma anche all'opinione pubblica, un'idea dell'impatto economico e sociale connesso alla gestione di questo genere di emergenze sanitarie.

Nel 2003 ben tre nuove patologie di origine zoonotica hanno colpito i paesi sviluppati: la SARS, il monkeypox e una variante dell'influenza aviaria H7N7.

La prima, dopo essersi manifestata in varie aree della Cina già nel 2002, è giunta l'anno successivo nel Nord America attraverso viaggiatori infetti: il focolaio sviluppatosi in Canada ha provocato oltre 40 vittime. In Cina i morti sono stati ufficialmente circa un migliaio, ma probabilmente questo dato è molto sottostimato. I serbatoi naturali più probabili del coronavirus sono stati identificati in vari mammiferi destinati, in Cina, all'alimentazione umana; ma recenti studi hanno ipotizzato un ruolo importante di alcune specie di pipistrello.

Quasi contemporaneamente, si è sviluppato negli Stati Uniti un focolaio di monkeypox, una forma minore di vaiolo riconducibile a un orthopoxvirus in precedenza presente solo in Africa. La malattia, che ha colpito oltre 70 persone, è giunta attraverso un'importazione di mammiferi esotici dal Ghana al Texas; il virus si è dimostrato capace di infettare vari roditori, tra i quali alcuni cani delle praterie che hanno diffuso la patologia.

Nello stesso anno una devastante epizoozia di influenza aviaria determinata dal ceppo H7N7 si è diffusa in Europa a partire dall'Olanda: in meno di tre mesi sono state contagiate più di 250 aziende ed è stato necessario abbattere oltre 33 milioni di volatili tra Olanda, Belgio e Germania. Si stima che tra 1000 e 2000 persone siano state infettate, anche in seguito a trasmissione interumana; un veterinario è morto.

Un bilancio assai realistico, per quanto provvisorio, di questi eventi è stato tracciato già nel settembre 2004 dall'allora Commissario europeo per la salute David Byrne: "Negli scorsi due anni siamo stati testimoni della morte di milioni di animali in Europa. Siamo preparati alla morte di 10 o 20 milioni di nostri concittadini in seguito alla mutazione di un virus zoonotico che non siamo in grado di controllare? Non voglio sembrare un profeta di sciagure, ma sono obbligato a suonare l'allarme". Alla luce di queste considerazioni, Byrne ha sostenuto l'urgenza di predisporre un forte piano internazionale adeguato alla gravità del rischio di pandemia, sottolineando la necessità di una stretta interazione tra i sistemi di sorveglianza sanitaria umana e animale.

E proprio nel periodo in cui Byrne esprimeva queste preoccupazioni, stava iniziando a manifestarsi l'epizoozia della variante H5N1 dell'influenza aviaria, che si è progressivamente estesa dal Sudest asiatico verso il Medio Oriente e l'Africa, per affacciarsi infine nell'Europa orientale e occidentale. Allo stato attuale, il virus colpisce soprattutto l'avifauna, ma ha provocato anche diverse vittime umane, in particolare nei paesi in via di sviluppo, tra persone che vivevano a stretto contatto con pollame infetto. Il temuto "salto di specie" – cioè l'insorgere nel virus di mutazioni che ne consentono la trasmissione interumana – non si è (per ora?) verificato.

Sebbene la minaccia potenziale dell'influenza aviaria non si sia materializzata, la sua gestione, soprattutto in Italia (ma, in qualche misura anche a livello europeo), ha fornito ugualmente materia per riflessioni di qualche interesse. Mentre l'informazione al personale medico e veterinario è stata nel complesso soddisfacente (e in larga misura accessibile anche via internet), ancora una volta il punto critico è stato rappresentato dall'informazione al pubblico. La comunicazione istituzionale diretta ai cittadini è stata carente, tardiva e talvolta perfino fuorviante (per esempio, in materia di vaccini e di eventuali terapie); per quanto riguarda i media, lo "stato d'allerta" si è nutrito essenzialmente di titoli a effetto e informazioni parziali (si pensi al caso del gatto infettato dal virus sull'isola di Ruegen nel Baltico). Se una "non-epidemia" è stata in grado di mettere in crisi un intero settore della zootecnia, di esaurire le scorte di vaccino antinfluenzale (per effetto di somministrazioni superflue o inappropriate), di provocare l'incetta insensata di farmaci antivirali (peraltro di discussa efficacia nei confronti del ceppo in questione), e perfino di determinare una strage di canarini in gabbia, sembra ragionevole domandarsi quanto siamo attrezzati per affrontare una vera emergenza sanitaria.

3 La dimensione internazionale del problema

La distinzione tra problemi sanitari nazionali e internazionali sta perdendo la sua utilità ed è spesso fuorviante.

Institute of Medicine, 1997

3.1 Dalla crisi della BSE al Regolamento 178/2002 CE

La crisi dell'encefalopatia spongiforme bovina (BSE), esplosa nel Regno Unito nel 1986, ha senza dubbio rappresentato un punto di rottura rispetto al passato, sia per la grandissima preoccupazione e la perdita di fiducia che ha provocato nei consumatori, sia perché ha portato alla luce le gravi carenze nella gestione delle emergenze sanitarie tanto da parte dei paesi membri dell'Unione Europea, quanto da parte della Commissione.

Le ragioni dell'allarme nell'opinione pubblica, aggravato dieci anni dopo dalla comparsa dei primi casi umani della nuova variante della malattia di Creutzfeldt-Jakob, erano evidenti. Non altrettanto chiari erano i motivi dell'inadeguatezza del sistema sanitario di fronte a crisi di grande portata: in seguito a un ampio dibattito, furono individuati soprattutto nell'assenza di armonizzazione delle leggi sanitarie, nella mancanza di coordinamento tra i sistemi di controllo e nelle carenze organizzative delle istituzioni comunitarie.

La responsabilità della risposta alle crisi sanitarie era, infatti, demandata alle singole nazioni, ciascuna con la propria organizzazione interna e le proprie normative, ma era ormai evidente che l'esistenza dell'Unione Europea – con il libero movimento di persone e di merci, anche animali – imponeva una gestione sovranazionale e integrata capace di far fronte a episodi di simile portata. Questa presa di coscienza ha implicato una profonda svolta di tipo concettuale, che non si è limitata ai problemi strettamente connessi alla sicurezza degli alimenti di origine animale, ma ha influenzato e coinvolto tutti gli ambiti correlati alla salute nel senso più ampio.

Anche in risposta ai tanti interrogativi e dubbi sul suo operato suscitati dalla BSE (in particolare, per aver privilegiato il mercato a scapito della salute, occultato informazioni e subito pressioni politiche), la Commissione europea ha pubblicato nel 1997 il *Libro verde sui principi generali della legislazione alimentare nell'Unione Europea*, in cui si sottolineava l'urgenza di una profonda trasformazione della legislazione in materia.

Tre anni dopo, le proposte emerse dall'ampio dibattito stimolato dal *Libro verde* si sono tradotte nel *Libro bianco per la sicurezza alimentare* che, auspicando una maggiore trasparenza a tutti i livelli della politica di sicurezza alimentare, ha fissato precisi obiettivi, tra i quali:

- l'istituzione di un'Autorità europea indipendente per la sicurezza alimentare;
- il miglioramento e il rafforzamento del quadro normativo;
- la definizione di principi comuni su cui basare i sistemi di sorveglianza.

Con il Regolamento europeo 178/2002/CE, che contiene i cardini del rinnovato diritto alimentare, molti degli obiettivi prefissati sono stati finalmente raggiunti. Tra i più importanti vi sono senza dubbio:

- l'istituzione dell'EFSA (*European Food Safety Authority*);
- l'organizzazione di una rete europea in grado di coordinare l'attività dei sistemi già esistenti di monitoraggio e sorveglianza e di allarme rapido per le emergenze alimentari e sanitarie.

All'EFSA sono assegnati compiti rilevanti: fornire pareri scientifici indipendenti in merito a tutti gli aspetti relativi alla sicurezza alimentare, realizzare reti con le Agenzie nazionali e gli organismi scientifici, gestire i sistemi di allarme rapido, comunicare e dialogare con i consumatori in materia di sicurezza alimentare e di questioni sanitarie.

Oltre a ciò, il Regolamento ha introdotto due concetti fortemente innovativi: il principio di precauzione (vedi box) e quello della sicurezza degli alimenti *from farm to table* (variamente tradotto in italiano, a seconda dei contesti, come: "*dalla fattoria* alla tavola", "*dal campo* alla tavola", "*dalla stalla* alla tavola").

Quest'ultimo principio, in particolare, estendendo il controllo di filiera anche alla produzione primaria e ai mangimi (non considerati dalle norme preesistenti), comporterà anche il graduale adeguamento dei sistemi di monitoraggio e controllo delle zoonosi, e dovrebbe consentire l'identificazione e il blocco all'origine dei focolai di patologie zoonotiche che hanno origine negli allevamenti.

Va comunque rilevato che le normative relative a specifiche zoonosi, in vigore nei diversi Stati membri dell'Unione, e anche a livello comunitario, non sono ancora armonizzate: per esempio, determinate patologie sono soggette a denuncia obbligatoria in alcuni paesi ma non in altri. La carenza di armonizzazione è anche più evidente se si mettono a confronto i sistemi di notifica delle zoonosi applicati, rispettivamente, nell'ambito della salute umana e in quello della salute animale.

> **Principio di precauzione**
>
> "Qualora, in circostanze specifiche a seguito di una valutazione delle informazioni disponibili, venga individuata la possibilità di effetti dannosi per la salute ma permanga una situazione d'incertezza sul piano scientifico, possono essere adottate le misure provvisorie di gestione del rischio necessarie per garantire il livello elevato di tutela della salute che la Comunità persegue, in attesa di ulteriori informazioni scientifiche per una valutazione più esauriente del rischio."
>
> *dal Regolamento 178/2002/CE*

3.2 Nuove strategie e nuove regole a livello mondiale

La necessità di un approccio uniforme alla gestione delle epidemie, percepita soprattutto in relazione a patologie emergenti spesso di natura zoonotica, ha indotto le organizzazioni internazionali a elaborare protocolli di intesa per combattere in modo integrato e globale le epidemie. Nel biennio 2004-2005, il problema è stato affrontato in varie riunioni e conferenze internazionali.

Nel maggio 2004 si è tenuta a Ginevra una riunione congiunta tra WHO, FAO e OIE dedicata specificamente alle zoonosi emergenti, allo scopo di indicare alla comunità internazionale una strategia comune per una sorveglianza e una gestione più efficaci delle emergenze zoonotiche. Il documento finale fornisce una serie di indicazioni operative sia di carattere generale sia riferite alle diverse aree geografiche coinvolte.

In considerazione dell'estrema dinamicità e della frequente imprevedibilità che caratterizza le epidemie di zoonosi emergenti, il solo modo per ridurne l'impatto sanitario (morbilità, invalidità e mortalità) ed economico è l'azione immediata: ciò richiede nuovi meccanismi di risposta basati sull'impiego di strumenti appropriati (come quelli della tecnologia informatica, della biologia molecolare, dell'epidemiologia analitica) e sulla collaborazione tra diverse discipline (medicina, veterinaria, biologia eccetera). Un esempio positivo, in questo senso, è rappresentato dalla gestione delle epidemie di Ebola in Africa centrale, per le quali antropologi, medici e virologi hanno lavorato fianco a fianco.

Un'azione immediata con tali caratteristiche può essere garantita solo da una cooperazione internazionale.

A questo proposito il documento valuta l'esperienza di recenti epidemie: "L'epidemia di SARS del 2003 fornisce un esempio del ruolo che la risposta internazionale può svolgere nella gestione di un problema globale. La condivisione e la gestione delle informazioni sono state coordinate dal WHO, sul cui sito sono stati inseriti in tempo reale tutti i dati utili. Diversi team internazionali di varie discipline hanno condiviso informazio-

Office International des Epizooties

Il fenomeno della "importazione" di malattie trasmissibili, sia umane sia animali, è molto antico. Un esempio classico è rappresentato proprio da una zoonosi, la peste: come è noto, l'agente responsabile delle epidemie che flagellarono l'Europa nel Trecento, ma ancora nel corso del Seicento, spesso viaggiava – con i suoi ospiti (animali e umani) e i suoi vettori – a bordo delle navi mercantili.

Tuttavia l'adozione da parte dei governi di programmi coordinati a livello internazionale, per il contenimento di queste malattie, è relativamente recente e ha riguardato inizialmente la sanità veterinaria. Nel 1924, infatti, in seguito ad alcune drammatiche epizoozie di malattie "esotiche" che avevano colpito il bestiame dei paesi europei, fu costituito l'OIE (Office International des Epizooties), probabilmente la più antica organizzazione sanitaria intergovernativa. Attualmente 167 nazioni aderiscono all'OIE (spesso menzionata anche con la denominazione inglese di World Organization for Animal Health).

ni e collaborato per fornire rapidamente strumenti di diagnosi e analisi epidemiologica (...) I rischi potenziali non sono stati nascosti e le informazioni sono
state fornite rapidamente ai mezzi di comunicazione. Era indispensabile la più
larga e tempestiva reazione internazionale dal momento che la SARS ha dimostrato di essere provocata da un nuovo agente, causa di una grave patologia che
poteva essere rapidamente trasmessa in determinate circostanze."

Come esempio di una scorretta gestione del rischio e della comunicazione a
tutti i livelli, il documento cita invece l'emergenza BSE, a lungo sottovalutata anche per il condizionamento di interessi economici evidentemente in contrasto con
il principio di precauzione.

Nel settembre 2004, durante il semestre di presidenza olandese dell'Unione Europea, si è tenuta a L'Aia la conferenza European Response to Public Health Risks
from Emerging Zoonotic Diseases, durante la quale è stato presentato un ampio
studio che ribadisce la necessità di un rafforzamento delle strutture sanitarie, della collaborazione tra sanità pubblica umana e veterinaria e della ricerca finalizzata all'individuazione di nuovi sistemi diagnostici e di sorveglianza, nuovi vaccini
e nuovi protocolli terapeutici. Il Consiglio dell'Unione Europea ha tratto dalla
conferenza una serie di conclusioni che sottolineano soprattutto la necessità di
sviluppare una strategia integrata per combattere le zoonosi. Gli Stati membri
sono stati invitati, tra l'altro, a:

- utilizzare pienamente le Agenzie comunitarie EFSA, ECDC (European Centre
  for Disease Prevention and Control, vedi pag. 31) ed EEA (European Environment Agency) e a sostenerne il lavoro;
- intensificare la cooperazione con le organizzazioni internazionali e intergover-
  native, in particolare WHO, OIE, FAO e Codex Alimentarius, per assicurare un
  efficace coordinamento delle attività, anche nel quadro del Regolamento sanitario internazionale (International Health Regulations, vedi pag. 33);
- supportare tecnologicamente e finanziariamente il controllo e l'eradicazione
  delle zoonosi nei paesi in via di sviluppo.

4 Sistemi di sorveglianza e di allarme rapido

La domanda non è se, ma come e quando le zoonosi nuove o riemergenti emergeranno e se i sistemi di sorveglianza saranno capaci di individuarle e controllarle tempestivamente.

Van der Giessen et al, 2004

Come per tutti gli interventi di politica sanitaria, anche le scelte in tema di sorveglianza, prevenzione e controllo delle zoonosi non possono prescindere da valutazioni sull'impatto sanitario, sociale ed economico delle diverse possibili strategie. Questo impatto varia a seconda delle caratteristiche della specifica patologia: incidenza, prevalenza e gravità nell'uomo e nell'animale, rischio di contagio interumano, velocità di diffusione, possibile evoluzione dell'agente patogeno, dimensione delle popolazioni a rischio, area geografica interessata, costi della prevenzione, disponibilità e costi di profilassi e terapie, costo della sorveglianza epidemiologica e altri costi sociali ed economici.

Le scelte dovrebbero quindi essere supportate da attente analisi del rapporto tra costi e benefici, per le quali si ricorre sempre più spesso a modelli di simulazione matematica. Tuttavia, l'approccio alla materia è lungi dall'essere consolidato, soprattutto per quanto riguarda la valutazione economica dei benefici, che risulta estremamente complessa rispetto a quella dei costi. Qualche esempio può dare un'idea, seppure schematica, delle valutazioni in gioco.

- Rispetto alle classiche zoonosi alimentari, l'encefalopatia spongiforme bovina (BSE) ha un'incidenza limitata, tuttavia la sua gravità ha indotto ad applicare, in modo generalizzato e rigoroso, impegnativi e costosi controlli a tutti i livelli della filiera della carne.
- Il decorso delle salmonellosi è considerato generalmente benigno e il costo unitario del loro trattamento relativamente modesto, mentre i programmi di sorveglianza per questo tipo di zoonosi sono molto costosi. Il problema è soprattutto rappresentato dalla numerosità dei casi; quindi l'azione di controllo e prevenzione non punta tanto a eliminare la patologia, quanto a contenerne la prevalenza al di sotto di soglie ritenute accettabili.
- Le varianti delle influenze aviarie H5 e H7, sono oggetto di specifici ed elevati investimenti in ricerca e prevenzione, che non sono correlati all'iniziale, relativamente modesta, incidenza della trasmissione di questi virus all'uomo, bensì ai rischi connessi alle loro temute evoluzioni.

I due pilastri su cui si fondano la prevenzione e il controllo delle zoonosi, sono rappresentati dai sistemi di sorveglianza (passiva o attiva) e da quelli di allarme rapido. I primi hanno la funzione di monitorare e valutare in modo continuo nel tempo la situazione sanitaria delle popolazioni umane e animali controllate, degli alimenti e degli altri prodotti della filiera alimentare (in particolare i mangimi); i secondi, pur basandosi generalmente sulle informazioni fornite dai sistemi di sorveglianza, hanno lo scopo di consentire un'immediata ed efficace reazione in presenza di focolai epidemici o epizootici.

4.1 Sistemi di sorveglianza

I sistemi di sorveglianza epidemiologica sono sistemi dinamici di monitoraggio e valutazione dello stato sanitario delle popolazioni, sia umane sia animali, integrati con procedure di diffusione delle informazioni ottenute, finalizzate alla pronta attuazione di misure adeguate. Questi strumenti sono indispensabili per individuare tempestivamente eventuali focolai, monitorarne l'andamento e valutare progressivamente i risultati ottenuti con le misure sanitarie adottate. Ma non va dimenticato il loro impiego nella prevenzione a lungo termine per seguire l'andamento nel tempo di patologie e fattori di rischio, riconoscere aree e popolazioni a rischio, stabilire le priorità degli interventi di sanità pubblica.

Nella maggioranza dei casi, i sistemi di sorveglianza sono di tipo passivo, ossia i dati e le informazioni giungono, senza alcuna sollecitazione, attraverso le notifiche e le segnalazioni che gli operatori sanitari sono tenuti a effettuare per legge. Questo tipo di sorveglianza è adatto soprattutto per ottenere dati sull'andamento nel tempo di una patologia, richiede procedure semplici e non particolarmente costose ma, a causa delle frequenti sottonotifiche, fornisce spesso dati incompleti e quindi poco rappresentativi.

Garanzie molto maggiori di completezza sono offerte dai sistemi di sorveglianza attiva, che prevedono il contatto periodico tra i responsabili della sorveglianza e gli incaricati della segnalazione. In genere, i sistemi attivi sono utilizzati per periodi limitati e per importanti patologie specifiche.

Le fasi principali delle procedure di sorveglianza sono: la sistematica raccolta di dati, la loro analisi e sintesi, l'interpretazione e la divulgazione delle informazioni ottenute finalizzata all'azione (per esempio all'attuazione di piani e programmi di lotta a breve o a lungo termine).

Evidentemente tutto ciò implica una conoscenza approfondita del territorio, la possibilità di accedere alle popolazioni oggetto di studio, un'attenta analisi del rischio, la possibilità di rilevare dati utili e significativi, di validarli e metterli a disposizione delle diverse professionalità coinvolte e, nelle modalità appropriate, anche dei cittadini.

Tradizionalmente, le patologie umane e quelle animali sono state sottoposte a sistemi di sorveglianza e controllo distinti; tuttavia l'esperienza delle recenti epi-

Requisiti essenziali dei sistemi di sorveglianza sanitaria

Da un punto di vista generale, l'efficacia di un sistema di sorveglianza viene valutata in base a una serie di caratteristiche:
- utilità
- semplicità
- flessibilità
- qualità dei dati
- accettabilità
- sensibilità
- valore predittivo positivo
- rappresentatività
- tempestività
- stabilità.

demie zoonotiche dimostra che il coordinamento tra i due sistemi è una condizione imprescindibile per riuscire a prevenire o contenere l'espansione dei focolai. In Olanda, per esempio, in occasione dell'epizoozia provocata dal virus H7N7, il cordone sanitario e, in particolare, le misure restrittive sui movimenti furono attuate inizialmente solo per gli animali degli allevamenti coinvolti, mentre le persone che lavoravano a contatto con gli stessi animali non furono sottoposte al controllo delle autorità di sanità pubblica e questo errore favorì la diffusione dell'infezione, soprattutto attraverso i contatti familiari degli 89 lavoratori infettati.

La complessità delle interazioni tra gli agenti patogeni, le specie animali che fungono da ospite e l'ambiente, unite alla peculiarità delle zoonosi di presentarsi in aree geografiche e in specie animali nuove, richiedono dunque una collaborazione tra gli organismi e le istituzioni impegnati nella sorveglianza delle patologie umane e di quelle animali.

Per un'efficace sorveglianza delle patologie zoonotiche è necessario monitorare sistematicamente tutte le condizioni in qualche modo correlate alla loro diffusione (a cominciare dalle condizioni atmosferiche). A tale scopo è fondamentale educare le figure professionali che operano a contatto con gli animali (veterinari, allevatori, addetti alla cura degli animali, guardie forestali, personale di parchi e zoo eccetera) a segnalare tutti gli eventi rilevanti in relazione a un possibile rischio di zoonosi.

Sulla base delle raccomandazioni internazionali (WHO/FAO/OIE, 2004), i programmi per la sorveglianza delle zoonosi – nell'uomo e negli animali – dovrebbero sempre:
- essere rappresentativi della popolazione sottoposta a sorveglianza;
- rilevare picchi (cluster) di morbilità e mortalità nello spazio e nel tempo;
- essere strutturati per specie animale, regione e patologia;
- essere basati su sistemi sentinella;
- includere le sindromi degli apparati gastrointestinale, respiratorio e riproduttivo, del sistema nervoso centrale e della pelle;
- includere sindromi emorragiche e ad alta mortalità;
- impiegare, all'occorrenza, sistemi di sorveglianza sia passiva sia attiva;
- coinvolgere personale medico, veterinari, esperti di ecosistemi naturali, allevatori e addetti alla cura degli animali;
- essere indipendenti dai governi e da interessi politici.

In particolare, la sorveglianza degli animali dovrebbe riguardare sia gli animali domestici sia quelli selvatici; dovrebbe inoltre essere posta attenzione ai cali di produzione (per esempio di latte e uova).

Dai numerosi rapporti degli organismi nazionali e internazionali, emerge che, per quanto riguarda le patologie zoonotiche, la maggioranza delle nazioni non si è ancora dotata di sistemi di sorveglianza in grado di rispondere adeguatamente ai requisiti elencati.

4.2 La sorveglianza in Italia

Forme di sorveglianza per alcune malattie trasmissibili erano attuate fin dalla seconda metà dell'Ottocento in numerosi paesi europei, ma solo dopo la seconda guerra mondiale sono state introdotte procedure sistematiche di monitoraggio e valutazione delle informazioni. Tuttavia, avendo finalità assai diverse, la sorveglianza delle patologie animali e quella delle patologie umane si sono sviluppate in modo autonomo e, per lungo tempo, in assenza di un effettivo coordinamento istituzionale. Pertanto, nella maggior parte dei paesi europei, Italia compresa, vi è tuttora scarsa corrispondenza tra i sistemi di notifica delle zoonosi adottati in campo veterinario e in campo umano.

Nel nostro paese il sistema di sorveglianza epidemiologica delle zoonosi negli animali è fondato sul Regolamento di Polizia veterinaria (DPR 320/54 e successive modifiche e integrazioni). A partire dalla sua emanazione, il Regolamento ha costituito la base di una politica sanitaria imperniata sulla sorveglianza, attuata dai Servizi veterinari pubblici, considerata lo strumento principale per combattere le malattie infettive. Grazie a questa normativa, sono state definite chiaramente le regole per la profilassi e il controllo delle malattie diffusive degli animali e delle zoonosi.

Le malattie animali soggette a denuncia – da effettuare sempre all'Azienda sanitaria locale competente – sono circa 60, molte delle quali zoonosi (vedi box a pagina seguente). I soggetti tenuti alla denuncia di casi, anche sospetti, di queste malattie infettive sono numerosi, tra questi: veterinari pubblici e veterinari liberi professionisti, allevatori, direttori degli Istituti zooprofilattici sperimentali, funzionari di Pubblica sicurezza, proprietari o detentori di animali eccetera. Nella denuncia devono essere specificati i seguenti elementi:
- la natura della malattia accertata o sospetta;
- le generalità del proprietario degli animali morti, ammalati o sospetti;
- l'ubicazione precisa del ricovero o del pascolo in cui questi si trovano;
- il numero di animali colpiti e quello dei rimanenti animali sospetti o sani;
- l'eventuale recente provenienza;
- la data di esordio della malattia e/o di morte;
- le eventuali osservazioni del veterinario;
- le precauzioni adottate d'urgenza per prevenire la diffusione della malattia.

Zoonosi comprese negli elenchi delle malattie infettive e diffusive degli animali soggette a provvedimenti sanitari

Tra le malattie animali elencate nel Regolamento di Polizia veterinaria (DPR 320/54 e successive modifiche e integrazioni), sono comprese numerose zoonosi, tra le quali:

- rabbia;
- tubercolosi;
- brucellosi;
- carbonchio;
- gastro-enterotossiemie;
- salmonellosi;
- pasteurellosi;
- mal rossino;
- morva;
- febbre Q;
- idatidosi;
- leptospirosi;
- encefalopatia spongiforme dei bovini;
- Rift Valley fever.

Diverse zoonosi sono inoltre presenti tra le malattie animali soggette a notifica in base ad altre disposizioni di legge, riferite a particolari attività o specie animali. Per esempio, tra le patologie del cavallo soggette a denuncia obbligatoria in base al DPR 243/94, troviamo – accanto a zoonosi più note e tradizionali – le encefalomieliti equine e la West Nile disease. In materia di notifica, la normativa non è sempre coerente e chiara; tuttavia, la progressiva armonizzazione alle direttive europee dovrebbe condurre a un quadro più omogeneo.

In presenza di una zoonosi accertata o sospetta, va compilato un apposito modello da trasmettere alla ASL competente.

In ambito medico, la sorveglianza delle zoonosi rientra nel Sistema informativo delle malattie infettive e diffusive, secondo quanto previsto dal Decreto del Ministero della sanità del 15 dicembre 1990. Per quanto concerne l'obbligo di denuncia dei casi umani, il medico è tenuto a segnalare all'Azienda sanitaria locale sia le zoonosi incluse tra le malattie delle classi I, II, III e IV del decreto, sia quelle elencate nel Regolamento di Polizia veterinaria, ma non espressamente menzionate (classe V). L'obbligo di denuncia dei casi, sia sospetti sia accertati, della variante umana della malattia di Creutzfeldt-Jakob è stato invece introdotto con il Decreto del Ministero della salute del 21 dicembre 2001.

Nella denuncia presentata dal medico devono essere presenti i seguenti elementi:
- la malattia sospetta o accertata;
- gli elementi identificativi del paziente;
- gli accertamenti diagnostici eventualmente effettuati;
- la data di comparsa della malattia.

Le modalità di segnalazione e notifica e il conseguente flusso informativo, variano a seconda della classe in cui è inclusa la patologia. In linea generale, i report relativi alle notifiche vengono periodicamente trasmessi dalle ASL alla Regione d'appartenenza che, a sua volta, inoltra i dati al Ministero della salute e all'Istituto superiore di sanità.

Il DM 15 dicembre 1990 non indica espressamente procedure di comunicazione al Servizio veterinario; tuttavia, il Servizio di igiene della ASL dovrebbe essere istituzionalmente responsabile di trasmettere l'informazione ai veterinari, ma non sempre questo avviene.

D'altra parte, il Regolamento di Polizia veterinaria prevede espressamente lo scambio di informazioni in entrambe le direzioni.

L'articolo 5 (*Casi di malattie trasmissibili*) prescrive infatti:

"I casi di carbonchio ematico, di mal rossino, di salmonellosi, di brucellosi, di tubercolosi clinicamente manifesta negli animali lattiferi e quelli di tubercolosi nei cani, nei gatti, nelle scimmie e negli psittaci, di morva, di rabbia, di rickettsiosi e di rogna – se trasmissibile all'uomo – devono essere segnalati dal veterinario comunale all'ufficiale sanitario unitamente alle misure urgenti adottate per impedire il contagio all'uomo.

"Parimenti l'ufficiale sanitario deve segnalare al veterinario comunale i casi delle malattie sopra elencate accertati nell'uomo. Per la tubercolosi la segnalazione viene limitata ai casi nei quali non sia possibile escludere la trasmissione della malattia agli animali.

"Le disposizioni contenute nei due commi precedenti si applicano anche nei casi di vaiolo bovino, di trichinosi, di tularemia, di leishmaniosi, di leptospirosi, di psittacosi (ornitosi), per le quali malattie l'Alto Commissario per l'igiene e la sanità pubblica determina con speciali ordinanze le misure sanitarie da adottare."

Anche l'ultimo comma dell'articolo 12 (*Trasmissione delle denunce*) prevede lo scambio di informazioni tra i due rami della sanità:

"Il veterinario provinciale segnala al medico provinciale i casi di zoonosi di cui viene a conoscenza e riceve dal medico provinciale le segnalazioni dei casi di dette malattie manifestatesi nell'uomo per predisporre, ciascuno nel campo di sua competenza, le necessarie misure sanitarie."

4.3 La sorveglianza in ambito europeo

La dimensione sempre più continentale dei problemi relativi alla salute pubblica ha assegnato all'Unione Europea un ruolo di coordinamento – la cui importanza è destinata a crescere nei prossimi anni – nel programma di sorveglianza delle malattie trasmissibili.

Uno dei problemi principali nell'organizzazione di una rete di sorveglianza a livello sovranazionale è rappresentato dalla necessità di conciliare, e nel tempo armonizzare, sistemi nazionali di monitoraggio e di gestione delle informazioni assai diversi. Il numero delle malattie soggette a sorveglianza e l'obbligatorietà della notifica variano sensibilmente da paese a paese. Inoltre gli stessi criteri adottati per la conferma dei casi possono differire sostanzialmente, cosicché il medesimo caso potrebbe essere notificato in un paese e non in un altro, compromettendo la confrontabilità dei dati relativi a una stessa patologia. Vale la pena di osservare che la normativa europea in materia di sorveglianza delle zoonosi, ha preceduto di diversi anni quella relativa alla sorveglianza generale delle malattie trasmissibili nell'uomo. Sin dal 1992, infatti, l'Unione Europea aveva introdotto – con la Direttiva 92/117/CE – specifiche misure di sorveglianza e protezione riguardo

Zoonosi soggette a sorveglianza secondo le norme europee

La Direttiva 2003/99/CE (allegato I) contiene due elenchi di patologie zoonotiche sottoposte a sorveglianza:

A. Zoonosi e agenti zoonotici da sottoporre a sorveglianza

- Brucellosi e relativi agenti zoonotici
- Campilobatteriosi e relativi agenti zoonotici
- Echinococcosi e relativi agenti zoonotici
- Listeriosi e relativi agenti zoonotici
- Salmonellosi e relativi agenti zoonotici
- Trichinellosi e relativi agenti zoonotici
- Tubercolosi causata da *Mycobacterium bovis*
- *Escherichia coli* che produce verocitotossine

B. Zoonosi e agenti zoonotici da sottoporre a sorveglianza in base alla situazione epidemiologica

1. Zoonosi virali
- Calicivirus
- Virus dell'epatite A
- Virus dell'influenza
- Rabbia
- Virus trasmessi da artropodi

2. Zoonosi batteriche
- Borrelliosi e relativi agenti zoonotici
- Botulismo e relativi agenti zoonotici
- Leptospirosi e relativi agenti zoonotici
- Psittacosi e relativi agenti zoonotici
- Tubercolosi diverse da quella di cui alla parte A
- Vibriosi e relativi agenti zoonotici
- Yersiniosi e relativi agenti zoonotici

3. Zoonosi da parassiti
- Anisakiasi e relativi agenti zoonotici
- Criptosporidiosi e relativi agenti zoonotici
- Cisticercosi e relativi agenti zoonotici
- Toxoplasmosi e relativi agenti zoonotici

4. Altre zoonosi e agenti zoonotici

alle zoonosi, sia nell'animale sia nell'uomo. Solo nel 1998, è stata istituita – con la Decisione 2119/98/CE – la rete comunitaria per la sorveglianza delle malattie trasmissibili nell'uomo, che copre anche le zoonosi umane.

Nel 2003, la Direttiva 92/117/CE è stata sostituita e abrogata dalla Direttiva 2003/99/CE, cosiddetta Direttiva Zoonosi, che pur integrandosi con il Regolamento 178/2002/CE e con la Decisione 2119/98/CE, ha come ambito di applicazione specifica le patologie zoonotiche. La Direttiva 2003/99/CE non pregiudica quanto disposto da altre normative comunitarie che disciplinano la sorveglianza e il controllo di specifiche zoonosi negli animali (tubercolosi nei bovini, brucellosi nei bovini e negli ovicaprini) o di determinati agenti zoonotici presenti negli alimenti (in particolare *Salmonella*, *Campylobacter*, *E. coli* verocitotossigena). La direttiva, inoltre, non tratta la prevenzione, il controllo e l'eradicazione delle encefalopatie spongiformi trasmissibili, già oggetto del Regolamento 999/2001/CE.

In particolare, la Direttiva Zoonosi detta agli Stati membri le regole da seguire nella sorveglianza delle zoonosi, degli agenti zoonotici e delle relative resistenze agli antimicrobici, nonché le procedure per l'indagine epidemiologica dei focolai di tossinfezione alimentare e le modalità dello scambio di informazioni a livello comunitario. La direttiva elenca le zoonosi e gli agenti zoonotici da sottoporre a sorveglianza: otto obbligatoriamente e i rimanenti in funzione della situazione epidemiologica dei singoli paesi (vedi box).

I dati europei sulla sorveglianza delle zoonosi – raccolti in ambito sia veterinario sia umano (in conformità all'articolo 5 della Direttiva 92/117/CE) – sono pubblicati in un rapporto annuale, curato dall'EFSA, che fornisce il quadro generale della situazione europea. Nel 2004, per la prima volta, i 25 Stati membri e la Norvegia hanno utilizzato un nuovo sistema comunitario di raccolta e trasmissione on line delle informazioni. Di fatto, come ha dimostrato il relativo rapporto, molti paesi sembrano in ritardo, soprattutto per quanto riguarda i dati relativi alle patologie zoonotiche nell'uomo.

Sulla base dei dati di sorveglianza disponibili, è in via di realizzazione e già parzialmente accessibile un data base (BSN, Basic Surveillance Network), aggiornato mensilmente, relativo a circa 40 patologie. Oltre alla maggioranza dei membri dell'Unione, partecipano al progetto anche alcuni paesi che non ne fanno parte (a cominciare dalla Norvegia e dalla Svizzera). Non tutte le nazioni forniscono i dati relativi all'intera lista delle patologie censite e, comunque, sussistono i problemi già ricordati di confrontabilità e coerenza.

In realtà, la sorveglianza delle malattie trasmissibili nell'uomo, e quindi anche delle zoonosi, non è gestita a livello comunitario da un'unica rete. Per patologie selezionate esistono apposite reti europee di sorveglianza, che collegano enti e laboratori nazionali specializzati; tra i più rilevanti, per quanto riguarda le zoonosi, si possono ricordare:

– EARSS (*European Antimicrobial Resistance Surveillance System*)
– ENIVD (*European Network for Diagnostics of Imported Viral Diseases*)
– ENTER-NET (*International Surveillance Network for the Enteric Infections*)
– EUCALB (*European Union Concerted Action on Lyme Borreliosis*)

Nei prossimi anni, si dovrebbe assistere a un sostanziale rafforzamento della rete di sorveglianza europea e a una progressiva armonizzazione dei sistemi di monitoraggio nazionali, soprattutto grazie all'ECDC (European Centre for Disease Prevention and Control). Questa Agenzia, istituita con il Regolamento 851/2004/CE e inaugurata nel 2005, riunisce le funzioni precedentemente svolte da vari uffici e comitati ed è destinata, tra l'altro, ad assumere gradualmente la direzione delle reti di sorveglianza comunitarie esistenti per giungere a una loro piena integrazione. Il programma dei prossimi anni prevede tra l'altro:

– l'assistenza tecnica agli Stati membri in merito ai problemi di sorveglianza;
– la standardizzazione dei dati e l'armonizzazione delle procedure di laboratorio;
– la produzione di rapporti epidemiologici periodici (anche tramite l'incorporazione del servizio informativo Eurosurveillance).

4.4 Sistemi di allarme rapido e reazione

Sebbene, generalmente, abbiano in comune con i sistemi di sorveglianza le medesime fonti informative (in termini di monitoraggio, notifica dei casi e raccolta dei dati), i sistemi di allarme rapido hanno caratteristiche e funzioni nettamente distinte. Il loro scopo principale è la trasmissione rapida ed efficace delle informazioni utili per prevenire o contenere una minaccia potenziale, o già reale, alla salute pubblica.

Come è noto, a livello nazionale lo scambio di informazioni tra le autorità sanitarie competenti, dalla periferia al centro e viceversa, è la condizione indispensabile per l'adozione tempestiva delle misure più idonee e per il loro costante aggiornamento in relazione all'evolversi della situazione sanitaria. In tutte le nazioni sviluppate sono oggi previsti meccanismi di allarme, più o meno sofisticati, per fronteggiare i rischi di epizoozie/epidemie, derivanti sia da focolai sviluppatisi all'interno del paese sia da agenti patogeni provenienti da altri paesi.

Anche in ambito comunitario il primo sistema di allarme rapido – l'Animal Disease Notification System (ADNS) – è stato creato per rispondere alle esigenze della sanità veterinaria. Il sistema, istituito nel 1982 con la Direttiva 82/894/CEE e tuttora in vigore, assicura lo scambio rapido di informazioni tra la Commissione e le autorità sanitarie degli Stati membri e degli altri paesi che aderiscono al sistema, per attuare immediatamente le misure necessarie per prevenire la diffusione di epizoozie. Il sistema prevede l'obbligo di notifica immediata dei focolai delle principali malattie trasmissibili animali (tra le quali, influenza aviaria, BSE).

Per quanto riguarda le malattie trasmissibili umane, nel 2000 è stato introdotto, con la Decisione 2000/57/CE, il sistema di allarme comunitario EWRS (Early Warning and Response System). Grazie a una rete che collega in tempo reale la Commissione e le autorità sanitarie degli Stati membri, il sistema consente il coordinamento della gestione dei rischi e delle emergenze sanitarie che possono interessare più paesi. Pur essendo ancora in fase di potenziamento, l'EWRS si è già dimostrato un valido strumento in diverse occasioni.

A partire dal 2006, è previsto un ruolo crescente dell'ECDC nella direzione dell'EWRS, a tutti i livelli:

- tecnico (gestione e sviluppo della rete);
- scientifico (supporto alla Commissione e agli Stati membri in relazione a situazioni di rischio, focolai ed epidemie);
- di coordinamento con gli altri sistemi di allarme rapido, sia comunitari (in particolare, per quanto riguarda gli alimenti e i mangimi, con il RASFF, *Rapid Alert System for Food and Feed*), sia internazionali (del WHO, dell'OIE eccetera).

Se nell'ambito dell'Unione Europea (e degli altri paesi del continente, a essa collegati da accordi di sorveglianza e allarme rapido), la vicinanza geografica rappresenta un fattore di rischio maggiore, le esperienze storiche e soprattutto quelle degli ultimi anni hanno dimostrato l'importanza fondamentale di una rete mondiale di allarme rapido.

Nel maggio 2005, dopo un lavoro di preparazione durato un decennio, la 58ª Assemblea mondiale del WHO ha approvato la revisione delle norme del regola-

International Health Regulations (IHR)

Nel 1951, a tre anni dalla sua costituzione, il WHO adottò le International Sanitary Regulations, al fine di controllare e monitorare sei gravi malattie infettive: colera, peste, febbre gialla, vaiolo, brucellosi e tifo. Negli anni successivi, dopo l'eradicazione del vaiolo e il forte declino della brucellosi e del tifo, l'obbligo di notifica venne limitato alle prime tre patologie. Nel 1969 la normativa fu modificata e prese l'attuale nome di International Health Regulations (tradotto in italiano come Regolamento sanitario internazionale).

L'obiettivo delle IHR è prevenire e monitorare la diffusione internazionale di malattie infettive e fornire una risposta adeguata in caso di rischi per la sanità pubblica, evitando interferenze non necessarie con il traffico e il commercio internazionale. In pratica, ciascun paese membro è tenuto a mettere in atto le misure sanitarie raccomandate dal WHO, relativamente a specifici rischi (per esempio per determinate aree geografiche e/o patologie). Le misure possono riguardare sia persone, sia bagagli, carico, container, mezzi di trasporto, merci (compresi animali) o pacchi postali: nel primo caso, si va dall'obbligo di vaccinazione o altra profilassi fino al rifiuto di accesso nel paese di destinazione; nel secondo, dalle ispezioni sanitarie sulle merci fino alla loro confisca e distruzione in condizioni controllate.

Il regolamento è vincolante per tutti i paesi che vi aderiscono.

mento sanitario internazionale, note come IHR (International Health Regulations, vedi box). Rispetto alla precedente versione (del 1969), questo aggiornamento ha introdotto importanti cambiamenti. Innanzi tutto, mentre in precedenza la notifica era obbligatoria solamente per alcune patologie (colera, peste e febbre gialla), gli Stati sono ora tenuti a notificare tutti gli eventi che possano costituire un'emergenza internazionale per la salute pubblica, indicati con la sigla PHEIC (Public health emergency of international concern). Gli Stati sono obbligati a segnalare, inoltre, qualsiasi evidenza di rischio di epidemia a livello internazionale, anche se si registra al di fuori del loro territorio. Vale la pena di osservare che nell'albero decisionale riportato nelle nuove IHR, tra gli esempi di patologie da considerare per l'identificazione di un PHEIC, sono espressamente indicate varie zoonosi.

Il Regolamento definisce inoltre, con precisione, i ruoli dei singoli paesi e del WHO nella gestione delle emergenze sanitarie, per assicurare l'individuazione tempestiva delle malattie e una risposta rapida ed efficace:

- ogni paese istituisce un proprio National IHR Focal Point, che assicura il legame operativo con il WHO, senza interruzione (24 ore su 24);
- la notifica di un PHEIC e i successivi rapporti sono comunicati al WHO tramite il National IHR Focal Point;
- se il WHO stabilisce che è effettivamente in atto un PHEIC, può emanare raccomandazioni temporanee allo scopo di prevenire o ridurre i rischi di diffusione internazionale della malattia;
- gli uffici del WHO di tutto il mondo, anche attraverso il GOARN (Global Outbreak Alert and Response Network), forniscono il supporto operativo ai vari paesi coinvolti.

Le nuove IHR entreranno obbligatoriamente in vigore dal 15 giugno 2007. Tuttavia, nel gennaio 2006, il direttore generale del WHO ha invitato gli Stati membri ad applicarle immediatamente su base volontaria. La sollecitazione fa seguito alle raccomandazioni della riunione congiunta tra WHO, FAO, OIE e World Bank tenutasi nel novembre 2005, in relazione alla rapida diffusione dell'inflenza aviaria attraverso i continenti.

4.5 Piani d'emergenza e unità di crisi

Di fronte a rischi di epidemie gravi, inedite e potenzialmente su grande scala, le autorità sanitarie nazionali e internazionali non possono affidarsi solo ai sistemi di sorveglianza, di allarme e di risposta esistenti, che potrebbero risultare inadeguati e non attrezzati per affrontare situazioni impreviste che richiedano approcci interdisciplinari e grande flessibilità operativa.

Nei confronti di minacce di questo genere non è sufficiente ricorrere a provvedimenti di routine, ma occorre studiare strumenti e interventi calibrati sulle caratteristiche specifiche dell'agente patogeno, sull'epidemiologia della malattia, sulle sue probabili evoluzioni, per mettere in opera sistemi mirati di sorveglianza attiva e predisporre anticipatamente piani *ad hoc* per l'eventuale manifestarsi di focolai e sviluppi epidemici. Le misure assunte in modo coordinato dagli organismi internazionali, dai governi nazionali e dalle autorità sanitarie di fronte all'epidemia di SARS del 2002-2003 rendono bene l'idea dei problemi da gestire e delle soluzioni adottate.

5 Il ruolo della ricerca

Per svariati motivi, molte introduzioni zoonotiche non hanno fortunatamente successo come malattie umane. Occorre comprendere non solo i fattori che determinano l'emergere di tali patologie, ma anche come la ricerca possa riconoscere le introduzioni di successo e prevederne i rischi di diffusione.
Stephen S. Morse

5.1 Le specificità della ricerca sulle zoonosi

Nell'ambito delle ricerche sulle patologie umane, quella sulle zoonosi, in particolare emergenti, non ha confronti per quanto riguarda sia la varietà degli oggetti di studio, sia il numero delle discipline coinvolte. Ai numerosissimi agenti patogeni (virus, batteri, parassiti, miceti, prioni eccetera) si affianca una molteplicità di ospiti (oltre all'uomo, animali domestici e d'allevamento, fauna selvatica e urbana) e di vettori (insetti, aracnidi). La complessità dei cicli biologici e le diverse modalità di trasmissione si oppongono a ogni tentativo di semplificazione.

Per approfondire la conoscenza di una patologia zoonotica occorre dunque studiarla contemporaneamente a più livelli: dalla biologia molecolare all'immunologia, dalla fisiopatologia all'epidemiologia, dalle interazioni tra agente patogeno e ospite, all'ecologia delle diverse specie coinvolte.

Per quanto riguarda la ricerca di base e la caratterizzazione dei ceppi microbici l'approccio non è sostanzialmente diverso da quello adottato per altre malattie trasmissibili: si fa ricorso ai medesimi protocolli e tecniche di laboratorio (comprese le più avanzate, come PCR real time ed elettroforesi a campi pulsati). Inoltre i risultati delle ricerche condotte in un laboratorio possono oggi essere resi rapidamente disponibili a reti internazionali di ricercatori grazie alle tecnologie informatiche e telematiche.

Ma la situazione appare assai più complessa se si guarda ai livelli superiori di organizzazione biologica, in particolare quelli propri della clinica (umana e veterinaria) e dello studio delle popolazioni. Qui i risultati possono giungere solo da un'efficace comunicazione e dalla cooperazione tra professionalità abitualmente separate e lontane: innanzi tutto medici e veterinari, ma anche epidemiologi, ecologi e altri specialisti.

La conoscenza dell'ecologia degli agenti zoonotici e dei loro ospiti e vettori costituisce una tappa indispensabile per comprendere i meccanismi di diffusione delle patologie e, quindi, per controllarle. In questo campo, alcuni filoni di ricerca sembrano molto promettenti.

L'utilizzo di sistemi informativi geografici (GIS), per esempio, ha consentito di mettere in relazione i casi rilevati con le variabili ambientali, climatiche e faunistiche, particolarmente rilevanti nel ciclo biologico e nella diffusione delle zoonosi. Con l'impiego di tali sistemi è stato possibile sviluppare efficaci modelli epidemiologici e realizzare carte del rischio utilizzabili sia per la prevenzione sia per la sorveglianza di alcune zoonosi (come quelle trasmesse da zecche).

Un'altra linea di ricerca riguarda gli animali sentinella. Questa forma di sorveglianza è già stata impiegata con risultati complessivamente buoni in zootecnia per verificare la presenza di patogeni in allevamenti sottoposti a vaccinazione: per esempio, nella prevenzione della diffusione della *blue tongue* (gravissima patologia degli ovicaprini) e dell'influenza aviaria (negli allevamenti avicoli). Tuttavia l'impiego degli animali sentinella nella prevenzione delle zoonosi – sebbene ancora episodico e inadeguatamente studiato – può risultare di particolare utilità (per esempio, è ben dimostrato il ruolo di sentinelle di alcuni lagomorfi per *Francisella tularensis* e del pollo per *West Nile virus*) e merita di essere oggetto di ricerche approfondite.

Accanto alle ricerche propriamente biomediche, hanno acquistato peso crescente gli studi per sviluppare strumenti di trattamento e analisi dei dati; sempre più spesso si ricorre a modelli matematici di simulazione per valutare l'impatto sanitario e socioeconomico sia delle patologie, sia delle strategie di sorveglianza e controllo. In particolare, per quanto riguarda le zoonosi, l'analisi del rischio risulta estremamente complessa, per la quantità di determinanti aggiuntivi (serbatoi animali, vettori e veicoli, fattori ambientali e climatici eccetera) e richiede la messa a punto di metodologie *ad hoc*.

5.2 L'importanza della ricerca pubblica

Lo scarso interesse dell'industria farmaceutica per molte zoonosi si spiega anche con l'assenza di significativi ritorni economici, in quanto buona parte di tali patologie è diffusa in paesi in via di sviluppo "non solvibili", mentre nei paesi sviluppati ha (o aveva) una bassa prevalenza. Non è un caso se numerose zoonosi compaiono negli elenchi delle "malattie orfane" per le quali mancano vaccini e farmaci specifici. Sono noti i casi del vaccino per la borreliosi di Lyme (disponibile negli Stati Uniti solo fino al 2003) e di quello per la leishmaniosi (abbandonato, per via dei suoi effetti secondari, e non più sviluppato). Naturalmente, se le patologie diventano più "interessanti", gli investimenti privati nella ricerca aumentano, come è avvenuto quando l'influenza aviaria H5N1 ha cominciato a estendersi in direzione dell'Europa.

Questa situazione ha fatto sì che, fino a tempi recenti, la maggior parte della ricerca sulle patologie zoonotiche si sia svolta all'interno delle strutture pubbliche (istituzioni sanitarie, università, organismi e centri di ricerca internazionali). Il fatto che la ricerca su queste malattie richieda strategie integrate e una for-

Il ruolo degli Istituti zooprofilattici sperimentali e dei Centri di referenza nazionali

Gli Istituti zooprofilattici sperimentali, nati nei primi decenni del Novecento per rispondere a esigenze locali, hanno progressivamente acquisito una funzione centrale (sancita anche dal Regolamento di Polizia veterinaria del 1954) nella lotta contro le epizoozie.

A partire dal 1970 (con la Legge 503/70), gli IZS sono divenuti enti sanitari di diritto pubblico nell'ambito del Servizio sanitario nazionale. Presso gli IZS, sono stati istituiti nel tempo numerosi Centri di referenza nazionale, laboratori di eccellenza, dedicati a temi di zootecnia e igiene degli alimenti e a specifiche patologie animali, tra le quali molte zoonosi. Molti Centri partecipano, anche con funzione di coordinamento, a progetti internazionali.

Tra i Centri di referenza nazionale (CdRN) più direttamente interessati a patologie di rilevanza zoonotica, si possono ricordare:

- CdRN per anaplasma, babesia, rickettsia e theileria (IZS Sicilia)
- CdRN per il controllo microbiologico e chimico dei molluschi bivalvi (IZS Umbria e Marche)
- CdRN per l'antrace (CeRNA) (IZS Puglia e Basilicata)
- CdRN per l'influenza aviaria e la malattia di Newcastle (IZS delle Venezie)
- CdRN per la malattia di Aujeszky-pseudorabbia (IZS Lombardia e Emilia-Romagna)
- CdRN per la paratubercolosi (IZS Lombardia e Emilia-Romagna)
- CdRN per la rabbia (IZS delle Venezie)
- CdRN per la sorveglianza e il controllo degli alimenti destinati agli animali (IZS Piemonte, Liguria e Valle d'Aosta)
- CdRN per le brucellosi (IZS Abruzzo e Molise)
- CdRN per le leishmaniosi (IZS Sicilia)
- CdRN per le malattie degli animali selvatici (CeRMAS) (IZS Piemonte, Liguria e Valle d'Aosta)
- CdRN per le malattie virali dei lagomorfi (IZS Lombardia e Emilia-Romagna)
- CdRN per l'echinococcosi/idatidosi (IZS Sardegna)

te interazione con i servizi presenti sul territorio costituisce, comunque, un ulteriore motivo a favore del mantenimento del ruolo preminente svolto in questo campo dal settore pubblico.

In Italia la ricerca pubblica sulle zoonosi, coordinata dall'Istituto superiore di sanità, è condotta principalmente dalla rete degli Istituti zooprofilattici sperimentali (IZS) e dei Centri di referenza nazionali (vedi box), dallo stesso Istituto superiore di sanità e da vari istituti universitari. La capillare presenza sul territorio degli IZS consente di sviluppare la ricerca con particolare attenzione alle problematiche e alle specificità territoriali.

5.3 Nuovi impulsi al coordinamento internazionale della ricerca

Se limitata e isolata a livello nazionale, la ricerca non è tuttavia in grado di far fronte alle nuove sfide: la crescente globalizzazione delle zoonosi, la necessità di protocolli standardizzati e l'ovvia esigenza di evitare duplicazioni impongono un coordinamento efficace a livello internazionale. Nonostante siano sempre esistiti scambi di informazioni e forme di collaborazione, soprattutto tra i maggiori istituti di ricerca internazionali (per esempio, opera presso l'ISS il Centro di collaborazione WHO-FAO per la Sanità pubblica veterinaria), sono mancati fino a tempi recenti strumenti avanzati di coordinamento dei programmi di ricerca e di condivisione dei risultati. Solo negli ultimi anni, anche per effetto delle crisi sanitarie connesse alle zoonosi, la consapevolezza di questa esigenza (da parte del mondo scientifico e di quello politico) si è tradotta in precise scelte istituzionali e organizzative.

In Europa, con l'istituzione dell'EFSA nel 2002 (vedi pag. 21) e dell'ECDC (vedi pag. 31) nel 2004, si sono poste le condizioni per la convergenza dei programmi di ricerca a livello sia comunitario sia nazionale. Ma lo strumento senz'altro più promettente e innovativo è rappresentato da Med-Vet-Net, il progetto per lo sviluppo di un network di eccellenza per la ricerca europea sulla prevenzione e il controllo delle zoonosi.

Avviato nel 2004, Med-Vet-Net rappresenta un'iniziativa pionieristica: un "istituto virtuale" che riunisce in rete oltre 300 scienziati (tra medici, veterinari e specialisti di altre discipline) e 16 istituti scientifici di 10 paesi europei (vedi figura 5.1). A livello generale, è previsto lo sviluppo degli strumenti necessari per il coordinamento delle ricerche, di un data base comune e di protocolli standardizzati per l'identificazione e la tipizzazione degli agenti zoonotici.

L'attività scientifica congiunta dei diversi istituti partecipanti è organizzata in quattro aree.

- Epidemiologia: sviluppo, standardizzazione e applicazione di strumenti di epidemiologia molecolare; sviluppo di data base epidemiologici e di metodi per l'analisi dei dati; impiego dei sistemi GIS; sviluppo di modelli di patologie.
- Interazioni ospite-microrganismo: identificazione dei determinanti di virulenza; genomica e post genomica comparative; modelli in vivo e in vitro; scambio genetico tra organismi; meccanismi immunitari.
- Diagnosi e sorveglianza: resistenza agli antimicrobici; standardizzazione e armonizzazione; vaccini e probiotici; strategie mirate per il controllo nella produzione primaria; ecologia microbica e igiene della catena alimentare.
- Analisi del rischio: modelli per la valutazione del rischio; integrazione e disegno di studi; analisi costi-benefici.

La ricerca si articola in progetti specifici (*workpackage*) che coprono tutti gli aspetti delle zoonosi come definite dalla Direttiva Zoonosi.

Dall'Unione Europea Med-Vet-Net ha ricevuto un finanziamento iniziale destinato a coprire cinque anni di attività (2004-2009). Tuttavia, date le caratteristiche del progetto e il livello scientifico degli istituti partecipanti, ci si può attendere che il network si consolidi e si estenda diventando permanente; ciò avrebbe sicuramente effetti positivi anche al di fuori del mondo della ricerca, favorendo il dialogo e la collaborazione tra le due principali professionalità coinvolte.

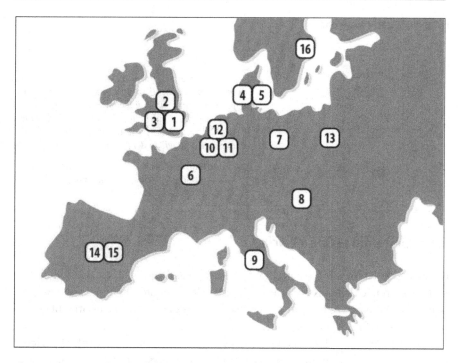

Figura 5.1 I partner di Med-Vet-Net. La cartina mostra la distribuzione delle istituzioni dei dieci paesi europei partecipanti al progetto:

Regno Unito	1 Health Protection Agency (HPA)
	2 Society for Applied Microbiology (SfAM)
	3 Veterinary Laboratories Agency (VLA)
Danimarca	4 Danish Institute for Food and Veterinary Research (DFVF)
	5 Statens Serum Institut (SSI)
Francia	6 French Food Safety Agency (AFSSA)
Germania	7 Federal Institute for Risk Assessment (BfR)
Ungheria	8 Veterinary Medical Research Institute (VMRI)
Italia	9 Italian National Institute of Health (ISS)
Olanda	10 Central Institute for Animal Disease Control (CIDC)
	11 Animal Sciences Group (ASG) Wageningen University Research Centre (WUR)
	12 National Institute for Public Health and Environment (RIVM)
	13 National Institute of Hygiene (PZH)
Spagna	14 Institute of Public Health Carlos III (ISCIII)
	15 Complutense University of Madrid (UCM)
Svezia	16 National Veterinary Institute (SVA)

6 Medici e veterinari

La minaccia di una pandemia influenzale e la morte di milioni di volatili in tutto il mondo ha posto in primo piano il legame tra la salute umana e quella animale. È tempo di riflettere su come medici e veterinari possano collaborare più strettamente a beneficio dei pazienti di tutte le specie.

Editoriale congiunto del *British Medical Journal* e del *Veterinary Record*, novembre 2005

6.1 Aspettando la *One Medicine*

Quando si fa riferimento all'attività di medici e veterinari si associa automaticamente l'esercizio della professione con la cura del paziente (umano o animale), finalizzata a conservare lo stato di benessere e a ridurre i danni causati dall'eventuale malattia, fino alla guarigione.

Tuttavia, quando si ha a che fare con patologie infettive di particolare pericolosità, com'è il caso di molte zoonosi, il ruolo del professionista si amplia, per assumere le funzioni (e le responsabilità) tipiche della tutela della salute pubblica. In queste situazioni, il medico e il veterinario sono chiamati a svolgere un ruolo più complessivo, che richiede – oltre alla capacità di diagnosi e cura delle patologie (individuali e collettive) – conoscenze multidisciplinari e scambi di informazione tempestivi tra le due professionalità. Un simile approccio non si improvvisa, ma richiede un processo di preparazione e formazione, di conoscenza delle reciproche competenze che è ancora tutto da realizzare. Tuttavia, per prevenire efficacemente le zoonosi e gestire con successo le eventuali emergenze non vi è altra strada.

Il problema esiste in tutti i paesi del mondo. Non a caso, la mancanza di comunicazione e integrazione tra la sanità umana e quella animale costituisce da tempo un *leitmotiv* della letteratura sulle zoonosi e, in generale, sui problemi di salute pubblica.

Già negli anni sessanta l'epidemiologo americano Calvin Schwabe, cui si deve il concetto di *One Medicine*, sosteneva la necessità di una visione unitaria della salute e delle patologie senza distinzione tra l'uomo e le altre specie animali, opponendosi alla crescente compartimentazione tra le diverse discipline e specializzazioni. Questo approccio è stato ripreso sia nell'ambito della ricerca scientifica, sia in quello della pratica clinica.

P.J. Cripps, direttore della Livestock Health and Welfare Division della Facoltà di Veterinaria dell'Università di Liverpool, ha sottolineato che molti veterinari sono poco consapevoli dell'importanza delle zoonosi e che, d'altro canto, molti medici non sono in grado di diagnosticare i casi di zoonosi nei loro pazienti. La mancanza di un'adeguata comunicazione fra medici e veterinari amplifica questa situazione. È necessario, quindi, promuovere nei corsi universitari e post laurea una maggiore attenzione per questo tema.

Il problema delle sottodiagnosi e delle errate diagnosi di zoonosi è più drammatico nei paesi in via di sviluppo: per esempio, in Africa la brucellosi umana, caratterizzata da febbre ricorrente, viene quasi sempre scambiata per malaria resistente ai farmaci. Peraltro, molte delle zoonosi meno comuni sono facilmente oggetto di errori diagnostici anche nei paesi sviluppati: basti ricordare il drammatico caso, verificatosi alla fine del 2004 in Germania (ma con precedenti negli Stati Uniti), di una paziente affetta da rabbia non riconosciuta, i cui organi, trapiantati dopo il decesso hanno determinato la morte di altre tre persone.

In occasione della Conferenza sulle zoonosi emergenti, tenutasi a L'Aia nel settembre 2004, il Commissario europeo alla salute Byrne ha ribadito l'importanza di una nuova cultura di collaborazione fra medici e veterinari, sia nelle istituzioni europee sia in quelle degli Stati membri. Attualmente, mentre i medici dei servizi sanitari pubblici sono dovunque alle dipendenze dei ministeri della salute, in moltissime nazioni i veterinari dipendono dai ministeri preposti all'agricoltura; occorrono pertanto adeguati meccanismi per assicurare un approccio comune fra le due professionalità a livello nazionale.

L'iniziativa congiunta del *British Medical Journal* e del *Veterinary Record* – che nel novembre 2005 hanno dedicato un numero alle zoonosi e alla necessità di una stretta collaborazione tra medici e veterinari – potrebbe essere il segno di una vera svolta verso la convergenza tra le medicine umana e animale.

6.2 Il servizio veterinario pubblico italiano

In Italia, a differenza della maggior parte degli altri paesi, la sanità pubblica veterinaria e quella umana sono inserite nell'ambito dello stesso Ministero, ma il problema sussiste ugualmente e si è, anzi, in qualche misura aggravato nel corso del tempo, in seguito alle trasformazioni economiche e sociali del paese, soprattutto a partire dagli anni sessanta.

Tradizionalmente, nell'Italia rurale l'attività del veterinario pubblico, analogamente a quella del medico condotto, si svolgeva per lo più sul territorio. La cura delle malattie animali, la prevenzione, la diagnosi e l'eradicazione delle zoonosi e il controllo dei prodotti zootecnici si realizzavano in loco: nella stalla, sui pascoli, al macello o nell'esercizio commerciale locale (macelleria, spaccio o salumeria). Questa attività, articolata su più settori, prevedeva una conoscenza accurata non soltanto del territorio e delle popolazioni animali ma anche delle abitudini alimentari e dello stile di vita delle persone. Quindi si può affermare che, a livello locale, un approccio epidemiologico, seppure grezzo, agli eventi sanitari è sempre stato proprio della cultura veterinaria.

Il rapporto diretto e costante tra il medico, il farmacista e il veterinario (non di rado integrati dal parroco) costituiva una sorta di osservatorio epidemiologico locale spontaneo, funzionale a un monitoraggio permanente delle condizioni sanitarie generali della comunità, sia animale sia umana.

In tal modo, questi professionisti potevano avere il polso costante della situazione sanitaria generale e determinare, sebbene spesso in maniera empirica, le correlazioni causa-effetto dei fenomeni sanitari e ambientali.

In certe realtà molto piccole della provincia italiana, questa collaborazione, pur avendo subito gli effetti dei cambiamenti organizzativi derivanti dalle varie riforme del sistema sanitario, ancora sopravvive.

Per esempio, nel caso di focolai di brucellosi bovina, una malattia trasmissibile all'uomo per via diretta o attraverso escreti e secreti, il Regolamento di Polizia veterinaria del 1954 prevede che il veterinario ne faccia denuncia al sindaco (o, su sua delega, al Direttore generale dell'Azienda sanitaria locale), che dispone una serie di determinate misure sanitarie, tra le quali: censimento degli animali presenti nel focolaio, limitazione delle movimentazioni degli animali stessi e altre misure restrittive la cui celere esecuzione è della massima importanza. Appare evidente che il sistema risulta più efficace dove è presente una solida rete di collaborazione e dove lo scambio di informazioni è diretto, come può avvenire solo in piccole realtà locali.

L'urbanizzazione e l'industrializzazione crescente dell'agricoltura e dell'allevamento hanno comportato l'allontanamento, anche fisico, tra i mondi del medico e del veterinario, che richiedevano competenze, conoscenze e strutture organizzative sempre più specializzate.

Con la riforma del Sistema sanitario nazionale, e la conseguente divisione in aree funzionali, si è verificata una deriva settoriale che ha rischiato di trasformare il veterinario e il medico del servizio pubblico in figure particolaristiche, ciascuna competente per la propria area di intervento, ma restia all'interscambio con i colleghi delle altre aree e, ancor più, con gli altri settori interessati alla prevenzione. Attualmente nella sanità pubblica veterinaria le competenze sono suddivise in tre aree funzionali:

- quella della salute animale (area funzionale A), preposta alla prevenzione e al controllo delle malattie infettive e contagiose soggette a denuncia (spesso zoonosi, rilevate sia negli animali d'allevamento sia in quelli domestici o sinantropici), alla prevenzione del randagismo e al controllo delle movimentazioni degli animali vivi;
- quella degli alimenti di origine animale (area funzionale B), preposta al controllo delle filiere produttive, a esclusione della produzione primaria (l'allevamento degli animali a fini zootecnici, di cui si occupano le aree A e C);
- quella dell'igiene veterinaria (area funzionale C), preposta al controllo della produzione e dell'impiego dei mangimi e del corretto uso dei farmaci zootecnici, alla vigilanza sul benessere animale negli allevamenti e in ambiente urbano, nonché al controllo della filiera del latte.

6.3 Il ruolo del medico di Medicina generale

È quasi sempre il medico di Medicina generale (MMG) – o come si diceva qualche anno fa il "medico di famiglia" – la prima figura professionale sanitaria alla quale si rivolge il paziente affetto da sintomi spesso inizialmente aspecifici e ritenuti di scarsa importanza, come quelli associati all'esordio di molte zoonosi. Ed è proprio il medico di Medicina generale ad avere, per molti versi, le maggiori opportunità di porre precocemente, se non una diagnosi certa, almeno un fondato sospetto, in grado di orientare i successivi accertamenti. Egli si trova, infatti, in una posizione privilegiata, che gli consente di conoscere, spesso in modo approfondito, non solo le condizioni di salute e l'anamnesi clinica e familiare dei propri assistiti, ma anche la loro attività professionale, le loro abitudini ricreative e, in generale, il loro stile di vita; sovente, il rapporto di confidenza porta i pazienti a segnalare, superando imbarazzi o pudori, anche particolari ed eventi che non si sentirebbero in dovere di raccontare ad altri operatori sanitari, ma che spesso possono risultare essenziali per una diagnosi. Sono questi caratteri specifici, d'altra parte, che fanno sì che il medico di Medicina generale spesso giochi un ruolo di cruciale importanza nella diagnosi e nella sorveglianza delle malattie infettive.

Ma, seppure enormemente facilitato nella raccolta dei dati anamnestici, il MMG dovrebbe possedere contemporaneamente gli strumenti necessari per interpretarli correttamente, rapportandoli alla sintomatologia manifestata dal paziente e ai segni rilevati all'esame clinico. Per quanto riguarda le zoonosi, purtroppo, non sempre è così.

Ancora pochi anni fa, infatti, se si eccettuano alcune diffuse patologie trasmesse attraverso gli alimenti, le zoonosi erano ritenute, per la maggior parte, patologie di riscontro sostanzialmente aneddotico alle nostre latitudini. Il fatto che oggi siano sempre più presenti nell'epidemiologia del nostro paese, talora anche in forme modificate rispetto ai quadri considerati classici, impone di fornire al medico pratico sia la piena coscienza del fenomeno e delle sue determinanti, sia gli strumenti di base per la classificazione e l'interpretazione corretta di queste "nuove" malattie.

Il MMG è obbligato a prendere atto del fatto che i quadri epidemiologici delle diverse nazioni o regioni – che in passato erano chiaramente caratterizzati e relativamente stabili e variavano in modo piuttosto netto da paese a paese – tendono ormai a sovrapporsi e a confondersi: i recenti focolai di leishmaniosi in Piemonte e Lombardia, per esempio, erano impensabili solo dieci anni fa.

Nuovi sono gli scenari, quindi, e nuovo deve essere l'atteggiamento dei medici che in questi scenari operano; occorre cioè cominciare a considerare le diverse zoonosi come una possibilità reale e non esotica, e operare di conseguenza. Certo, per ora, queste patologie non costituiscono una vera emergenza sanitaria, ma non possono nemmeno essere più considerate una rarità la cui diagnosi e la cui gestione terapeutica possano essere considerate esclusivo appannaggio dell'infettivologo o dello specialista in malattie tropicali. Il MMG può e deve possedere gli strumenti necessari sia per diagnosticare una zoonosi (o formulare il sospetto), sia per gestire in prima persona il paziente che ne sia affetto, collaborando con piena consapevolezza e cognizione della patologia in atto con gli specialisti, i veterinari, gli epidemiologi.

Poiché le occasioni di trovarsi di fronte a un paziente affetto da zoonosi sono divenute sempre più frequenti, il medico di Medicina generale si trova e si troverà sempre più spesso a dover gestire non solo la diagnosi, le consulenze specialistiche, l'eventuale ricovero ospedaliero e la terapia del singolo paziente, ma anche a svolgere un ruolo attivo ed essenziale nella sorveglianza epidemiologica di queste patologie. Le zoonosi, infatti, sono soggette a denuncia obbligatoria al Servizio di igiene della ASL di competenza: senza questo primo fondamentale passo da parte del MMG, non potrà ovviamente essere attivato alcun programma di profilassi o terapia per i soggetti venuti eventualmente a contatto con il paziente o con il focolaio di infezione. Il passo successivo, cioè quello della comunicazione, dovrà essere sicuramente potenziato. Si avverte – e si avvertirà sempre più, in futuro – la necessità di un interscambio rapido, agile e paritario tra medici di Medicina generale, Servizi di igiene delle ASL e Servizi veterinari pubblici, per poter intervenire in modo pronto ed efficace su tutti gli anelli coinvolti nella diffusione di una zoonosi: animali ed esseri umani, acque e alimenti, ambiente domestico e ambiente lavorativo; ambiente urbano e ambiente naturale.

Non esiste una gerarchia da rispettare nella tutela della salute pubblica: le diverse figure professionali possono e debbono avere pari dignità. Basilare sarà piuttosto la condivisione di tutte le informazioni necessarie per la gestione ottimale di un focolaio potenzialmente infettivo; all'interno del tanto vituperato Sistema sanitario nazionale, i mezzi che permettono un'efficace collaborazione esistono, come pure i presupposti normativi e legali per attuarla. Dovrà però essere compiuto da parte di tutti un piccolo sforzo per superare le barriere burocratiche e le stesse competenze specialistiche che a volte dividono MMG e veterinari, igienisti ed epidemiologi; un lavoro di gruppo, anche attraverso la formazione di vere e proprie unità di osservazione e intervento, sarà il solo realmente e durevolmente efficace.

6.4 Aggiornare gli strumenti diagnostici

Un elemento che ha sicuramente ostacolato sia la presa di coscienza del problema da parte dei medici, sia la diffusione delle informazioni relative alle zoonosi, è in qualche modo insito nella loro stessa definizione, che fa riferimento essenzialmente a un aspetto, per così dire, "ecologico" di queste patologie, per altri versi assolutamente eterogenee. Nei trattati classici di infettivologia o di medicina interna, le zoonosi non costituiscono quasi mai un capitolo a sé stante, ma sono inserite via via tra le malattie virali, batteriche o parassitarie. Dal punto di vista pratico, tuttavia, soprattutto in sede di prima diagnosi, questa suddivisione è di ben scarsa utilità. Altre classificazioni possono rivelarsi più utili.

È teoricamente possibile classificare le zoonosi sulla base degli organi o degli apparati principalmente interessati e/o dei sintomi caratteristici (polmoniti, epatiti, stati febbrili, manifestazioni cutanee eccetera); tuttavia la maggior parte di queste malattie produce condizioni patologiche così complesse e multiformi da rendere pressoché impossibile, e comunque inutilizzabile, un simile ordinamento.

Un'ulteriore raggruppamento è rappresentato da una suddivisione di tipo epidemiologico. Se applicato in relazione ad aree geografiche, questo approccio presenta, per le ragioni viste sopra, limiti importanti. Può tuttavia essere di notevole ausilio se applicato a gruppi a rischio, identificati in relazione all'attività svolta (professionale o ricreativa), alle patologie preesistenti (in particolare, immunodepressione) o ad altre condizioni.

Molto interessante, invece, è una classificazione che consideri anche, e innanzi tutto, le modalità di trasmissione delle zoonosi. Tale approccio può essere di grande aiuto nel processo diagnostico differenziale: sapere quali tra queste patologie vengono contratte tramite insetti vettori, quali per via aerea o per via orofecale, quali attraverso gli alimenti, quali per contatto diretto, può offrire uno strumento prezioso per comporre un'anamnesi più accurata e, quindi, per orientare l'ipotesi diagnostica.

Nella pratica quotidiana, ciò significa introdurre negli "algoritmi" mentali – che ogni medico pratico quasi automaticamente applica di fronte ai sintomi e ai segni di un paziente – una serie di nuovi quesiti anamnestici, associati a un ventaglio di nuove ipotesi diagnostiche. Per esempio, un paziente che presenti febbre di origine indeterminata dovrebbe essere interrogato in merito a recenti viaggi all'estero, morsi di animali, graffi di gatto, consumo di latte non pastorizzato (o formaggi derivati), punture di zanzare o pappataci e morsi di zecche, contatti o prossimità con animali domestici (cani, gatti, uccelli) o allevamenti di bestiame. Pazienti che presentino esantema qualche giorno dopo un'escursione in aree boschive dovranno fare prendere in considerazione malattie quali rickettsiosi, leptospirosi e borreliosi di Lyme. In caso di tosse persistente, e particolarmente in caso di polmonite atipica, in un allevatore di pollame non andranno trascurate la febbre Q e la psittacosi. Di fronte ad artralgie o artrite acuta, si potrà dover valutare ancora l'eventualità della malattia di Lyme. In un paziente trapiantato che manifesti meningite non si può trascurare la possibilità di un'infezione da listeria o da *West Nile virus*. E gli esempi potrebbero continuare per pagine.

Nella seconda parte del volume sono presentate alcune patologie zoonosiche nell'intento di documentare l'estrema variabilità di agenti patogeni, modalità di trasmissione, quadri clinici ed epidemiologici che caratterizza queste malattie. Da questa pur limitatissima selezione, appare con grande evidenza la necessità di un approccio il più possibile integrato, che sappia riconoscere l'importanza degli aspetti epidemiologici, ambientali e comportamentali, che possono risultare determinanti sia ai fini della prevenzione, sia dal punto di vista anamnestico.

Profili di zoonosi

Borreliosi di Lyme
Brucellosi
Cat scratch disease
Echinococcosi
Encefalopatie spongiformi da prioni
Febbre Q
Infezioni da *E. coli* enteroemorragici
Influenza aviaria
Leishmaniosi
Leptospirosi
Listeriosi
Monkeypox
Peste
Rabbia
Toxoplasmosi
Trichinellosi
Tularemia
West Nile disease
Yersiniosi

Borreliosi di Lyme

La borreliosi (o malattia) di Lyme è causata da un batterio trasmesso da zecche infette (in particolare del genere *Ixodes*). Si tratta di una patologia multisistemica che può interessare, anche con gravi sequele croniche, diversi organi e tessuti: cute, articolazioni, sistema nervoso, cuore e, in misura minore, occhi, reni e fegato.

Eziologia

La malattia di Lyme è causata da batteri della superspecie *Borrelia burgdorferi* (classe Spirochaetes, ordine Spirochaetales, famiglia Spirochaetaceae). *B. burgdorferi* presenta la tipica struttura spiraliforme delle spirochete ed è caratterizzato da endoflagelli; è microaerofilo, estremamente sensibile ai fattori ambientali e molto esigente dal punto di vista nutrizionale. Il genoma è costituito da un cromosoma lineare e da numerosi plasmidi (circolari e lineari).

Della superspecie *B. burgdorferi sensu lato* fanno parte numerose genospecie (sicuramente oltre una decina) che si differenziano per caratteristiche genetiche, assetto antigenico di superficie, tipo di vettore e distribuzione geografica; solo alcune di esse sono responsabili della malattia nell'uomo. Mentre nel Nord America la malattia risulta causata essenzialmente da *B. burgdorferi sensu stricto*, in Europa sono presenti almeno altre due specie certamente patogene per l'uomo: *B. garinii* e *B. afzelii* (e forse *B. valaisiana*). In Asia la malattia di Lyme sembra causata principalmente da ceppi di *B. japonica* e *B. sinica*.

Epidemiologia

La malattia di Lyme è diffusa soprattutto nella fascia temperata dell'emisfero boreale, in aree dove la zecca, vettore della malattia, trova sia condizioni ambientali idonee per la sopravvivenza e la riproduzione, sia animali che fungono da serbatoio. Particolare importanza ha l'umidità dell'ambiente in quanto le zecche, soprattutto allo stadio larvale, temono la disidratazione; quindi, i luoghi più infestati sono le zone umide e boscose, gli anfratti erbosi, i margini dei sentieri e le aree periurbane incolte e dismesse.

Negli Stati Uniti l'infezione ha carattere endemico soprattutto negli stati della costa atlantica e nelle regioni umide presso i Grandi Laghi. Nel 2002 sono stati registrati quasi 24 000 casi (8,2 per 100 000 abitanti), con un picco nello stato del Connecticut (133,8 per 100 000).

In Europa la malattia è attualmente diffusa ovunque e la prevalenza è in aumento, in particolare in Europa centrale. Sembra esistere una correlazione tra le manifestazioni cliniche della patologia e la latitudine: nei paesi dell'area mediterranea sarebbero prevalenti le forme dermatologiche, mentre nel Nord Europa sarebbero più frequenti quelle a carattere neurologico.

In Italia il primo caso fu identificato nel 1983. Secondo una circolare del Ministero della salute, nel periodo 1992-1998 sarebbe stato diagnosticato circa un migliaio di casi. Tuttavia, dati recenti di alcune delle regioni maggiormente interessate lasciano supporre che l'incidenza annuale possa essere dell'ordine di 400-900 casi. Friuli Venezia Giulia, Trentino Alto Adige, Liguria, Veneto ed Emilia-Romagna sono da anni considerate aree endemiche, ma probabilmente nessuna regione può essere considerata indenne. La maggiore attività delle zecche si osserva intorno a 600-800 metri di altitudine, ma questi artropodi riescono a vivere anche a 1200 metri. Nelle regioni settentrionali il periodo a maggior rischio è l'estate, mentre in quelle meridionali sembra piuttosto l'autunno (probabilmente perché il clima estivo, troppo caldo e secco, impedisce la proliferazione delle zecche).

Un patogeno scoperto con l'aiuto degli epidemiologi

Già dalla fine dell'Ottocento, erano conosciute in Europa diverse sindromi associate al morso di zecca: in particolare l'acrodermatite cronica atrofizzante descritta nel 1902, l'eritema cronico migrante descritto nel 1909 e varie patologie di natura neurologica. Nei decenni successivi, divenne sempre più chiaro che le diverse manifestazioni patologiche facevano parte di un'entità nosologica autonoma ed erano causate da un unico agente eziologico, di natura batterica, veicolato dalla zecca. Tuttavia, la definitiva conferma sarebbe giunta solo mezzo secolo dopo, dagli Stati Uniti.

Intorno alla metà degli anni settanta, un gruppo di epidemiologi osservò che nella zona di Lyme, una cittadina del Connecticut, si registrava un numero di casi insolitamente elevato (tutti concentrati in zone boschive e ricche di animali) di una forma endemica di artrite giovanile (poi descritta come artrite di Lyme). La maggior parte delle persone colpite aveva accusato i primi sintomi durante il periodo estivo e il 25% ricordava di aver sofferto di una forma di eritema cutaneo, prima della comparsa dei sintomi artritici. L'agente eziologico della malattia venne identificato nel 1981, quando il parassitologo Willy Burgdorfer isolò dall'apparato digerente di un esemplare adulto della zecca *Ixodes scapularis* una spirocheta (successivamente classificata come appartenente al genere *Borrelia* e denominata *Borrelia burgdorferi*) e dimostrò la presenza di anticorpi specifici contro lo stesso microrganismo nel siero di pazienti affetti da malattia di Lyme.

Patogenesi

La patogenesi della malattia di Lyme deriva da complessi meccanismi di interazione tra il batterio e le cellule e i tessuti dell'organismo infettato. Le borrelie sono estremamente mobili e invasive; le diverse manifestazioni della malattia sono strettamente correlate alle caratteristiche strutturali e alla spiccata variabilità degli antigeni di superficie del microrganismo. Di particolare rilievo sembrano essere la capacità immunomodulante e la mimesi molecolare, che scatena i processi di infiammazione e autoreattività peculiari della patologia.

La malattia nell'uomo

La borreliosi di Lyme è una sindrome multisistemica; può interessare cute, sistema linfatico, articolazioni, sistema nervoso centrale e periferico, sistema cardiovascolare, più raramente la muscolatura. Tuttavia il quadro clinico può essere molto variabile: i sintomi si presentano con frequenza e intensità diverse, anche in funzione della genospecie di borrelia responsabile dell'infezione, e sono di norma più gravi nei soggetti immunodepressi o affetti da altre patologie. Inoltre la possibilità di coinfezioni è elevata: le zecche (anche quelle del genere *Ixodes*) possono veicolare diversi agenti infettivi (in pazienti affetti da malattia di Lyme sono state identificate specie di babesia, bartonella, anaplasma, mycoplasma e diversi virus). Quindi molto raramente un paziente affetto da malattia di Lyme presenta un quadro clinico di facile interpretazione.

Forme acute disseminate con importanti complicazioni di tipo artritico, anche a lungo termine, sembrano essere maggiormente associate a *B. burgdorferi sensu stricto*, come dimostrerebbe la maggiore diffusione di questi quadri clinici negli Stati Uniti. In Europa, dove sono presenti anche *B. garinii* e *B. afzelii*, la sintomatologia artritica, sia acuta sia cronica, è meno frequente, mentre prevalgono i sintomi dermatologici (eritema migrante e acrodermatite), frequentemente accompagnati da manifestazioni neurologiche (specie nell'Europa settentrionale) e, in misura minore, cardiache.

In relazione al grado di diffusione delle borrelie nell'organismo e ai tessuti e agli organi colpiti, possono essere individuati tre stadi della malattia, caratterizzati da quadri clinici diversi:
- infezione precoce localizzata;
- infezione precoce disseminata;
- infezione cronica o tardiva.

Stadio I - Infezione precoce localizzata

Dopo essere penetrate nell'organismo, favorite dalla scarsa reattività locale indotta da componenti presenti nella saliva della zecca, le borrelie cominciano a moltiplicarsi e a diffondersi radialmente nei tessuti circostanti il punto di inoculo; le

Biologia e ciclo vitale delle zecche

Le zecche sono parassiti ematofagi obbligati dei mammiferi e degli uccelli.
Diverse specie di questi artropodi, in gran parte appartenenti al genere *Ixodes* (famiglia
Ixodidae), possono veicolare numerosi
patogeni, tra i quali quelli responsabili
della borreliosi di Lyme, della babesio-
si, delle rickettsiosi, di alcune encefaliti
virali eccetera.

I vettori della malattia di Lyme

In Europa il vettore per eccellenza delle borrelie è *Ixodes ricinus* (figura 1),
tuttavia nelle regioni orientali è presente anche *I. persulcatus*; inoltre alcune ricerche hanno segnalato il ruolo
che *I. uriae* (parassita di diversi uccelli
marini) avrebbe soprattutto nelle regioni baltiche.

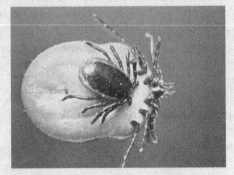

Figura 1. *I. ricinus* durante l'accoppiamento (nota-
re le ridotte dimensioni del maschio).
CDC - Public Health Image Library

Negli Stati Uniti, nella fascia endemica
costiera a Nordest il vettore più diffu-
so è *Ixodes scapularis*, mentre nella regione dei Grandi Laghi prevale *I. pacificus*.
Le zecche capaci di trasmettere la borreliosi di Lyme vivono in ambienti umidi, ricchi di vegetazione erbosa e arbustiva, e presentano bassa specificità per la specie ospite, per cui
possono attaccarsi anche a ospiti occasionali come l'uomo (o il cane). L'infestazione di uccelli, migratori e stanziali, di altri animali selvatici e di bestiame al pascolo consente alla
zecca di estendere l'areale di diffusione.

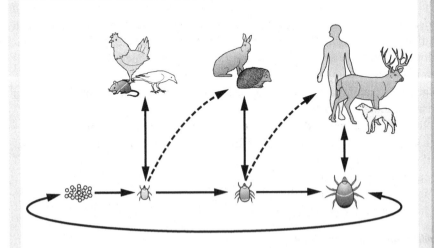

Figura 2. Ciclo biologico di *I. ricinus*.

Uova, larve, ninfe e adulti

Il ciclo vitale di tutte le specie di *Ixodes* è molto simile, attraversa diversi stadi evolutivi (uovo, larva, ninfa e adulto) e si completa generalmente in due o tre anni (figura 2).

Ciascuna fase dello sviluppo dura circa un anno e prevede ospiti diversi (soprattutto piccoli roditori e uccelli per le larve, animali di dimensioni maggiori per le ninfe e gli adulti) e un solo pasto di sangue che dura in media pochi giorni. Alla schiusa delle uova (ogni femmina adulta ne depone circa 2000) comincia l'incessante ricerca dell'ospite per potersi nutrire; dopo ogni pasto ha inizio la lenta metamorfosi da uno stadio a quello successivo, fino al parassita adulto, maschio o femmina.

Il parassita può attaccarsi all'uomo in forma di larva, ninfa o adulto; ma le ninfe sono le principali responsabili della trasmissione della malattia.

Il pasto di sangue e la trasmissione dei patogeni

La fissazione della zecca sull'ospite richiede alcune ore (10-15) e avviene attraverso una fase meccanica di penetrazione seguita da una fase secretoria, durante la quale il parassita produce una sorta di cemento cilindrico attorno al suo apparato di ancoraggio. Soltanto al termine del processo di fissazione comincia il pasto di sangue, durante il quale si alternano fasi di suzione e di rigurgito. Molto probabilmente i germi patogeni penetrano nell'organismo ospite alla fine del pasto di sangue, quando si verifica abbondante rigurgito.

Solo le zecche femmine, le larve e le ninfe compiono un pasto di sangue completo; infatti per i maschi è sufficiente una piccola quantità di sangue o anche solo di linfa. La quantità totale di sangue succhiato dal parassita è notevolmente superiore all'aumento delle sue dimensioni a seguito del pasto; infatti la zecca succhia sangue e successivamente rigurgita acqua e sali per ripristinare il proprio equilibrio osmotico, concentrando così elevate quantità di sangue dell'ospite.

Dopo il pasto di sangue le femmine secernono feromoni che attirano i maschi per l'accoppiamento, che ha luogo sull'ospite; l'ovodeposizione avviene invece sul terreno e, alla schiusa, le larve ricominciano il ciclo vitale.

spirochete sono isolabili dai tessuti sottocutanei. Poche ore dopo il morso, sulla cute possono comparire lesioni dovute a reazione da ipersensibilità oppure a infezioni streptococciche o stafilococciche.

Entro un intervallo di tempo variabile da 4 a 30 giorni (in media 7-10), nel 70-80% circa dei soggetti infettati compare il caratteristico eritema (figura 3). La lesione, il cui diametro può raggiungere dimensioni notevoli (oltre 50 cm), si presenta come un arrossamento che si espande a partire da una macchia o papula corrispondente al punto di inoculo; in questa fase è presente spirochetemia. Nell'arco di 3-4 settimane le lesioni primarie dell'eritema tendono a risolversi, schiarendosi a partire dal centro; tuttavia l'eritema può persistere molto più a lungo o ripresentarsi in altre sedi (da qui il termine *erythema migrans*, o eritema cronico migrante), costituendo il preludio di un'evoluzione sistemica della malattia. In questo stadio possono essere presenti altri sintomi, anche non associati a eritema, come affaticamento, febbre, brividi, dolori articolari e muscolari, adenopatia localizzata, nausea, vomito e inappetenza.

Stadio II - Infezione precoce disseminata

Se non trattata con terapie specifiche, in un intervallo di tempo che varia da poche settimane a diversi mesi, l'infezione può progredire interessando più distretti dell'organismo. Le borrelie si diffondono in tessuti e organi, inducendo processi reattivi autoimmuni che causano la maggior parte delle lesioni secondarie. L'intensità di questa fase dipende dalla reazione dell'organismo infettato e dall'invasività della genospecie di borrelia implicata. Il quadro clinico è caratterizzato da marcata debolezza e malessere diffuso.

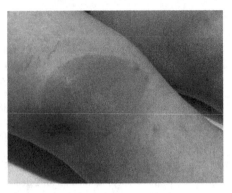

Figura 3. Erythema migrans.
CDC – Public Health Image Library

Nel 20% circa dei pazienti la disseminazione delle borrelie nel torrente ematico provoca lesioni eritematose migranti multiple, più piccole e omogenee della lesione cutanea primaria. Una manifestazione eritematosa secondaria piuttosto infrequente, che compare per lo più nei bambini, è il linfocitoma. La lesione, che può essere associata a linfoadenopatia satellite, è determinata da infiltrazioni linfocitarie e interessa soprattutto il lobo dell'orecchio, il capezzolo e lo scroto.

In questo stadio i sintomi più frequenti sono a carico dei sistemi muscoloscheletrico (artromialgie migranti, in particolare alle ginocchia) e nervoso; meno comuni i disturbi cardiaci (blocchi atrioventricolari, carditi).

Nel secondo stadio della malattia il 25% circa dei pazienti non trattati manifesta disturbi di natura neurologica (neuroborreliosi precoce). Con maggiore frequenza si osservano: neuropatia craniale (in particolare paralisi mono o bilaterale del nervo facciale, soprattutto nei bambini), radicoloneuropatia acuta, meningite (forti dolori alla testa, rigidità del collo, febbre e malessere).

La maggior parte dei sintomi caratteristici del secondo stadio regredisce spontaneamente nell'arco di pochi mesi, anche senza trattamento. In alcuni casi, tuttavia, si può avere cronicizzazione o ricomparsa anche a distanza di tempo.

Stadio III - Infezione cronica o tardiva

Nello stadio tardivo della malattia, che può manifestarsi anche dopo molti anni dall'infezione iniziale o dopo periodi di latenza, i distretti maggiormente coinvolti sono le articolazioni (artrite di Lyme), la cute (acrodermatite cronica atrofizzante) e, in misura minore, l'apparato nervoso (neuroborreliosi tardiva).

L'artrite di Lyme, più frequente nelle regioni nordamericane (60% dei pazienti contro il 10% in Europa), si manifesta con l'intensificazione e la maggior durata (anche mesi) degli attacchi dolorosi; nei casi più gravi provoca l'erosione delle cartilagini con limitazioni anche marcate dell'escursione articolare, fino all'anchilosi. Risulta maggiormente interessata l'articolazione del ginocchio, meno quelle tibio-tarsale, del gomito, della spalla e dell'anca.

L'acrodermatite cronica atrofizzante, molto diffusa nelle forme europee di malattia di Lyme, è riscontrabile in prevalenza nelle donne adulte e colpisce soprattutto le estremità, insorgendo solitamente nella stessa regione nella quale era localizzato l'eritema migrante. Di norma si ha una prima fase infiammatoria con comparsa di eritema violaceo, cui può far seguito infiltrazione diffusa edematosa. Il lento e progressivo processo di atrofizzazione cutanea, che si instaura successivamente, determina modificazioni irreversibili della pelle e del tessuto sottocutaneo dell'arto interessato.

Circa il 5% dei pazienti presenta i sintomi tipici della neuroborreliosi tardiva: neuropatia periferica cronica (frequente sia in Europa sia negli Stati Uniti), encefalomielite progressiva (più diffusa in Europa, responsabile di sintomi molto simili a quelli della sclerosi multipla), encefalopatia (più frequente in Nord America, determina stanchezza cronica e disturbi della memoria). Dal 1988 è nota una forma di cerebropatia con deterioramento psichico, fino alla demenza presenile, in assenza di segni concomitanti di meningite o encefalite.

Elementi diagnostici

La diagnosi precoce della borreliosi è fondamentale per prevenirne la cronicizzazione. Per un corretto approccio diagnostico, è necessario considerare la probabilità che la malattia sia presente e il possibile stadio; inoltre, il medico dovrebbe basarsi essenzialmente sul quadro clinico (eritema cronico migrante, artralgie, paralisi facciale) e sull'anamnesi (morsi di zecche, soggiorni in zone endemiche, contatto con animali), ricorrendo alle indagini di laboratorio solo per confermare una diagnosi clinica sospetta, ma evitando di farne un uso indiscriminato.

Le caratteristiche della malattia e la frequente complessità dei quadri clinici richiedono un'attenta diagnosi differenziale (tabella 1); vanno inoltre considerati l'elevata possibilità di coinfezioni e il ruolo giocato da altri fattori, soprattutto nel-

Tabella 1. Diagnosi differenziale nella malattia di Lyme

Sintomatologia	Altre patologie da considerare
Manifestazioni cutanee	Eritema multiforme; reazione da iniezione di farmaci; tigna; granuloma anulare; reazione da morso di insetti; orticaria; lupus eritematoso.
Manifestazioni muscolo-scheletriche	Artrite cronica giovanile, erlichiosi; sindrome di Reiter; artrite atipica; spondiloartropatia.
Sintomi neurologici	Meningiti di origine virale; lesioni a carico della colonna vertebrale; diabete; paralisi di Bell; sclerosi laterale amiotrofica; deficienza di vitamina B12; sindrome di Horner; sindrome di Guillain-Barré; fibromialgia; neurosifilide; AIDS; malattia di Alzheimer; astenia cronica.
Sintomi cardiovascolari	Cardiopatie; febbre reumatica acuta.

le forme croniche. Secondo alcuni autori, la reazione di Jarisch-Herxheimer (aumento della febbre e artromialgie), che può verificarsi nei primi giorni di trattamento antibiotico di patologie causate da spirochete, potrebbe essere utile per la conferma della diagnosi.

Nello stadio di infezione precoce localizzata, l'eritema cronico migrante rappresenta il più importante segno per porre diagnosi e per iniziare immediatamente la specifica terapia, senza ricorrere a test sierologici, che sarebbero positivi solo dopo diverse settimane dall'infezione. Tuttavia la lesione eritematosa non si manifesta in tutti i soggetti colpiti e può anche passare inosservata.

Diagnosi diretta

- *Coltivazione su terreni selettivi*: richiede tempi lunghi (almeno 4-6 settimane) ed è caratterizzata da bassa sensibilità e alta specificità; può essere utile nel caso di pazienti sintomatici ma sieronegativi (dal 30 al 50% dei casi) oppure sotto terapia antibiotica. L'indagine dà buoni risultati soprattutto nelle fasi iniziali della malattia, in particolare su campioni di tessuto eritematoso, raramente su campioni di sangue o fluido cerebrospinale (in presenza di meningite).
- *PCR*: presenta elevata specificità ma bassa sensibilità; pur non essendo ancora standardizzata, può essere utile in aggiunta alle altre metodologie e consente di evidenziare eventuali coinfezioni. La terapia antibiotica va sospesa almeno sei settimane prima del test perché interferisce con i risultati.

Diagnosi indiretta

Si basa su test sierologici per la ricerca degli anticorpi (IgM e IgG), vi si ricorre solo in presenza di precise indicazioni cliniche. Presenta comunque difficoltà interpretative non trascurabili correlate al meccanismo della risposta anticorpale che fa seguito all'infezione da *Borrelia* spp. Nell'uomo, infatti, gli anticorpi sono assenti nelle prime fasi della malattia: le IgM compaiono tra la terza e la sesta settimana, seguite dalle IgG nelle fasi successive. Quindi i pazienti nello stadio di infezione precoce possono risultare negativi al test sierologico. Un'attenta valutazione dei risultati sierologici è indispensabile anche in considerazione dei falsi positivi riscontrabili in pazienti affetti da lue, infezioni batteriche (soprattutto causate da rickettsie e *S. pyogenes*) e virali (mononucleosi), patologie autoimmuni (sclerosi multipla). La procedura raccomandata dal CDC e dalle Linee guida europee prevede due passaggi: un test di screening (ELISA o IFA) e un test di conferma (western blot), da eseguire solo in caso di positività del test di screening. Complessivamente si raggiunge una specificità del 95% e una sensibilità variabile tra 40 e 90%.

- *ELISA*: dotato di buona sensibilità (maggiore nella fase iniziale della malattia), ha un costo contenuto e consente di saggiare in tempi rapidi un elevato numero di campioni; è largamente impiegato in ambito sia medico sia veterinario.
- *IFA*: è meno usato del test ELISA, in quanto più laborioso e meno sensibile.

La malattia negli animali

Diverse specie animali possono sviluppare la borreliosi di Lyme. La malattia è stata diagnosticata e descritta nel cane, nel gatto, nel cavallo e anche nei bovini e negli ovicaprini; ma varie altre specie potrebbero essere a rischio.

Il cane, come l'uomo, rappresenta un ospite occasionale, può essere infettato ma non mostrare sintomi evidenti: in Europa, nonostante il 30% della popolazione canina sia sieroprevalente, i casi di malattia conclamata sono sporadici. La malattia può insorgere in forma acuta o cronica; nel primo caso può manifestarsi con letargia, febbre, anoressia, zoppia e dolorabilità articolare, linfoadenomegalia. L'eritema cronico migrante compare raramente. Nella forma cronica il sintomo più frequente è l'artrite ricorrente non erosiva a carico di più articolazioni. È stata dimostrata la trasmissione transplacentare e attraverso le urine.

Il gatto infettato può manifestare, in qualche caso, febbre, perdita di appetito, lesioni oculari, alterazioni del comportamento o disturbi cardiaci e forte astenia.

Nel cavallo, in caso di malattia conclamata, il sintomo prevalente è la zoppia, dovuta a laminite e poliartrite, a cui può essere associata diminuzione dell'appetito e depressione; possono manifestarsi sintomi neurologici e riduzione della visione notturna; la febbre è rara. È possibile la trasmissione attraverso placenta e urine (in un numero non trascurabile di casi si possono avere aborto e malformazioni fetali).

Sia nei bovini sia negli ovicaprini possono essere presenti sintomi aspecifici come febbre, perdita dell'appetito, laminite e artrite. Secondo alcuni studi, la borrelia è stata ritrovata nel sangue, negli involgi fetali e anche nel latte di bovini infetti (il batterio può sopravvivere nel latte refrigerato, mentre è inattivato dalla pastorizzazione).

– *Western blot*: consente di evidenziare la risposta anticorpale agli antigeni nei diversi stadi della malattia; attualmente è considerato il test più affidabile e specifico. Nel caso risulti positivo per le IgM e negativo per le IgG, va ripetuto a distanza di qualche settimana (se risulta positivo solo per le IgM dopo più di un mese dalla comparsa dei sintomi, si tratta probabilmente di un falso positivo).

Terapia

B. burgdorferi è sensibile a numerosi antibiotici; nonostante ciò la terapia con questi farmaci spesso è inefficace, a volte addirittura dannosa. La notevole variabilità antigenica della spirocheta, la sua capacità di invadere endoteli, fibroblasti cellule di Langherans e di localizzarsi in distretti dell'organismo difficilmente raggiungibili dai farmaci può, infatti, vanificare l'efficacia degli antibiotici e dare luogo a un'infezione persistente. Inoltre la peculiare azione immunomodulatrice induce immunotolleranza, cui può far seguito una risposta autoimmune che si manifesta, nei casi più gravi, con neuroborreliosi e artrite. In presenza di queste sindromi, i sintomi possono evolvere anche in assenza del batterio e il trattamento antibiotico risulta inefficace. Non va comunque trascurata la possibilità che alla base dell'insuccesso terapeutico vi sia una diagnosi errata.

La strategia terapeutica da adottare è ancora controversa. Per alcuni il trattamento antibiotico va iniziato al primo sospetto di malattia, utilizzando la risposta alla terapia per la conferma del sospetto; per altri il trattamento è giustificato solo se la diagnosi clinica è confermata dai test di laboratorio. In Italia si consiglia di non trattare il soggetto che si presenta al medico per semplice morso di zecca, ma di sottoporlo a terapia al manifestarsi di eritema cronico migrante.

I farmaci più utilizzati nelle fasi precoci della malattia sono doxiciclina o, in alternativa, amoxicillina, penicillina e azitromicina, per via orale. Nella neuroborreliosi, nelle forme artritiche e nelle fasi avanzate è indicata la somministrazione intravenosa di cefotaxime, ceftriaxone o penicillina G. La scelta del farmaco e la durata della terapia dipendono da diversi fattori (stadio presunto della malattia, gravità dei sintomi, farmacoresistenza, presenza di coinfezioni eccetera).

Prevenzione e controllo

Le prospettive di una soluzione definitiva per l'eradicazione, o il valido contenimento, della malattia di Lyme sono affidate alla disponibilità di vaccini efficaci sia per l'uomo sia, soprattutto, per gli animali serbatoio. Per quanto riguarda l'uomo, un primo vaccino, introdotto negli Stati Uniti negli anni novanta, è stato successivamente ritirato dal commercio per motivi mai ben chiariti; sono attualmente allo studio vaccini di nuova generazione. Tuttavia, gli sviluppi più interessanti si attendono dalle promettenti sperimentazioni condotte con vaccini orali, somministrati mediante esche, sugli animali serbatoio selvatici.

Le misure di prevenzione per la malattia di Lyme devono essere finalizzate essenzialmente a due obiettivi:
- adozione di comportamenti individuali per ridurre il rischio di contatto tra zecca e uomo (azioni personali o in ambito domestico);
- controllo della popolazione dei vettori sul territorio (azioni ambientali).

L'intervento prioritario è sicuramente una campagna di informazione mirata rivolta soprattutto alla popolazione a rischio:
- boscaioli e guardie forestali, che per lavoro soggiornano in zone boschive per tempi prolungati;
- cacciatori e raccoglitori di funghi;
- turisti ed escursionisti.

Profilassi comportamentale

- Evitare se possibile le aree in cui la borreliosi di Lyme è endemica.
- Non addentrarsi nell'erba alta e fare attenzione anche percorrendo sentieri.
- Spruzzare sulla pelle o sui vestiti acaricidi o acarorepellenti (seguendo attentamente le istruzioni e ricordando che l'uso frequente e ad alte concentrazioni può essere tossico).

Rimozione della zecca

Se, nonostante gli accorgimenti, si trova una zecca attaccata alla pelle è imperativo non farsi prendere dal panico, perché solo una bassa percentuale di zecche trasmette malattie e la maggior parte dei patogeni viene inoculata dopo 15-24 ore dal morso (al termine del pasto di sangue).

La rimozione della zecca deve essere immediata, ma è necessario adottare sempre i seguenti accorgimenti.

- Con le mani protette da guanti o tessuto, afferrare saldamente la zecca con una pinzetta evitando però di schiacciarla; tenendosi il più possibile aderenti alla cute; tirare con decisione ma senza strappi, ruotando con delicatezza.
- Se durante la trazione il rostro della zecca rimane nella pelle, cercare di estrarlo con un ago sterile e rivolgersi a un medico.
- Dopo l'estrazione della zecca disinfettare con sostanze non coloranti, per poter evidenziare eventuali segni di infezione successivi.
- Conservare la zecca in un recipiente chiuso per mostrarla, eventualmente, al medico.
- Non usare, mai, acetone, ammoniaca, alcol etilico, etere o vaselina poiché queste sostanze possono indurre nella zecca un rigurgito riflesso, con forte aumento del rischio di trasmissione di patogeni.
- Non utilizzare fonti di calore nel tentativo di far staccare la zecca.
- Dopo la rimozione, per 30-40 giorni è necessario prestare attenzione alla comparsa di eventuali segni e sintomi di infezione (annotare il luogo e la data in cui si è stati morsi).

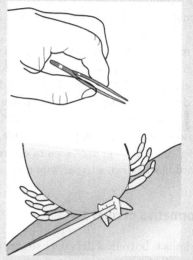

Figura 4. Modalità corretta per l'estrazione della zecca.

- Coprirsi bene con indumenti resistenti di colore chiaro (per meglio evidenziare la presenza di zecche) e stivali (infilare i pantaloni negli stivali).
- A fine giornata, esaminare attentamente la cute di tutto il corpo facendosi aiutare da un'altra persona per le zone difficilmente ispezionabili; ricordare che i bambini sono maggiormente esposti al rischio e devono sempre essere controllati con particolare attenzione.

Controllo delle zecche in ambito domestico

- Controllare regolarmente gli animali da compagnia e trattarli con prodotti specifici (soprattutto prima di farli salire sull'auto).
- Ispezionare e pulire frequentemente le cucce e l'ambiente circostante.
- Rimuovere foglie secche, sterpaglie, cataste di legna vicino alle abitazioni e tenere puliti prati e sentieri.

- Collocare i giochi per bambini (altalene, scivoli eccetera) in zone soleggiate.
- Non incoraggiare con cibo o contenitori di rifiuti alimentari l'avvicinamento di animali selvatici (uccelli, roditori, caprioli eccetera).
- Usare pesticidi solo in caso di infestazione massiccia e dopo aver messo in atto le altre misure di pulizia.

Azioni preventive ambientali

La corretta gestione del territorio è di primaria importanza per il controllo del vettore. L'adozione di misure di prevenzione contro le infestazioni massive di zecche è complessa e deve sempre derivare dalla collaborazione di più figure professionali (epidemiologi, forestali, biologi, ecologi eccetera). La strategia deve mirare a più obiettivi:
- monitoraggio e contenimento degli animali selvatici che possono essere serbatoio dell'infezione e/o veicolo di zecche;
- elaborazione di mappe del rischio di infezione da morso di zecca;
- divulgazione dei dati e delle informazioni.

È stato dimostrato che l'uso di acaricidi in ambienti naturali non soltanto è costoso e di sicuro danno per l'ambiente, ma ha anche scarsa efficacia sulle popolazioni di zecche. Più utile sembra essere il trattamento con antiparassitari dei microroditori e degli altri serbatoi naturali.

Normativa di rilievo

In Italia la borreliosi di Lyme è soggetta a notifica obbligatoria dal 1990, come malattia di classe V (DM 15.12.1990), e a sorveglianza in funzione della situazione epidemiologica (Direttiva 2003/99/CE, allegato I, elenco B).

- DPR 320/54 Regolamento di Polizia veterinaria.
- DM 15.12.1990 del Ministero della sanità. Sistema informativo delle malattie infettive e diffusive.
- Circolare 10 del 13.07.2000 del Ministero della sanità. Malattie trasmesse da zecche. Cenni di epidemiologia - Misure di prevenzione.
- Direttiva 2003/99/CE del Parlamento europeo e del Consiglio del 17.11.2003 sulle misure di sorveglianza delle zoonosi e degli agenti zoonotici, recante modifica della Decisione 90/424/CEE del Consiglio e che abroga la Direttiva 92/117/CEE del Consiglio.
- DM 27.04.2004 del Ministero del lavoro e delle politiche sociali. Elenco delle malattie per le quali è obbligatoria la denuncia, ai sensi e per gli effetti dell'art. 139 del testo unico, approvato con Decreto del Presidente della Repubblica 30 giugno 1965, n. 1124, e successive modificazioni e integrazioni.
- DLgs 191 del 4.04.2006. Attuazione della Direttiva 2003/99/CE sulle misure di sorveglianza delle zoonosi e degli agenti zoonotici.

Brucellosi

La brucellosi, conosciuta anche come febbre ondulante, febbre maltese e febbre del Mediterraneo, è considerata tra le cinque zoonosi più importanti a livello mondiale; è una malattia di origine batterica la cui fonte è essenzialmente l'animale domestico.

Si manifesta nell'uomo e negli animali in modo estremamente proteiforme e presenta risvolti tassonomici e biomolecolari poco definiti.

Questa patologia continua ad affascinare i ricercatori poichè non sono ancora del tutto chiari i meccanismi patogenetici e immunologici che concorrono a determinare quadri clinici così diversificati e multisistemici.

La brucellosi è una zoonosi cosmopolita che determina ogni anno danni economici diretti e indiretti rilevanti, in particolare presso le popolazioni la cui economia è basata sull'allevamento del bestiame. La sua rilevanza a livello mondiale per il campo della ricerca è tale che dal 1948, annualmente, si tiene una Conferenza sulla ricerca per la brucellosi, organizzata dal Dipartimento dell'agricoltura statunitense (USDA) in collaborazione con il WHO e la FAO.

Diversi sono l'atteggiamento e il ruolo delle organizzazioni di Sanità pubblica a livello internazionale e locale. Nonostante in alcune parti del mondo gli investimenti economici abbiano consentito un adeguato controllo e anche l'eradicazione della malattia, in molti paesi, specie in via di sviluppo, la lotta alla brucellosi non è considerata una priorità. Non a caso, è considerata una malattia "negletta" e la FAO è impegnata direttamente a sostenere campagne di eradicazione o controllo nei paesi economicamente svantaggiati.

In realtà, a differenza di altre zoonosi di origine parassitaria o con un ciclo di diffusione complesso, la brucellosi ha modalità di insorgenza e diffusione relativamente semplici e anche azioni locali altrettanto semplici e poco dispendiose sono in grado di ridurne l'incidenza nell'uomo.

Dove è improponibile l'eliminazione degli animali infetti, perché il bestiame rappresenta una fonte di sostentamento indispensabile, e non vi sono risorse per vaccinazioni di massa, è possibile intervenire efficacemente mediante campagne educative, con adeguato sostegno delle organizzazioni sanitarie pubbliche. Per esempio, poiché la malattia è spesso causata dall'ingestione di latte infetto, la diffusione dell'abitudine di bollire il latte potrebbe ridurre in modo rilevante l'incidenza della malattia nell'uomo.

Eziologia

La brucellosi è causata da batteri appartenenti al genere *Brucella*, che comprende sei specie strettamente affini per caratteristiche morfologiche e biochimiche. Il nome venne assegnato in onore di sir David Bruce, un medico militare inglese, che nel 1887 isolò dalla milza di un soldato britannico, deceduto a Malta a causa della febbre maltese, l'agente eziologico della malattia. Ciascuna specie si differenzia per specificità d'ospite e patogenicità: *B. abortus* è causa di malattia nei bovini, *B. melitensis* negli ovicaprini, *B. suis* nei suini, *B. ovis* colpisce in particolare gli ovicaprini maschi, *B. canis* il cane e *B. neotomae* è diffusa tra i roditori. Nonostante questa specificità, numerose specie di animali selvatici possono rappresentare un serbatoio dell'infezione; ceppi di brucella sono stati isolati, per esempio, in bisonti, cervi, maiali selvatici, lepri e renne.

Accanto alle classiche sei, nel 2003 sono state proposte due nuove specie, *B. cetaceae* e *B. pinnipedae*, derivanti dall'individuazione di nuove nicchie ecologiche del batterio nei mammiferi marini, che potrebbero rappresentare una nuova potenziale fonte di infezione per l'uomo e gli animali domestici.

Le brucelle di interesse per l'uomo, comunque, sono *B.melitensis*, *B. abortus* e *B. suis*, suddivise in sierovarianti; raramente *B. canis* è causa di zoonosi.

Da un punto di vista morfologico, le diverse brucelle sono difficilmente distinguibili. Hanno forma di piccoli bastoncini o coccobacilli di 0,5-0,7 per 0,6-1,5 micron, sono aerobi, Gram negativi, immobili, asporigeni, non acido-resistenti, non emolitici e mostrano diverse esigenze in relazione alla CO_2. Presentano inoltre un lipopolisaccaride di superficie meno pirogeno di quello di altri batteri Gram negativi, per tale caratteristica la febbre non è mai molto elevata.

Le brucelle sono microrganismi endocellulari facoltativi; infatti riescono a sopravvivere, per periodi più o meno lunghi, nell'ambiente esterno in diversi substrati: secrezioni ed escrezioni, latte, prodotti caseari, letame, suolo eccetera. Sono inoltre molto resistenti alle basse temperature: per esempio, possono sopravvivere anche più di un anno nella carne congelata.

Vengono distrutte dalla bollitura, dalla pastorizzazione e dai comuni disinfettanti.

Epidemiologia

La brucellosi è una malattia a diffusione mondiale. Le diverse specie responsabili sono variamente distribuite: *B. abortus* è la più diffusa geograficamente ed è presente i quasi tutti i continenti; *B. melitensis* ha una distribuzione più limitata: è presente soprattutto in America Latina, Asia centrale, nel bacino mediterraneo e nel golfo arabico, in alcuni di questi paesi rappresenta un problema sempre maggiore perché comincia a emergere anche nei bovini; *B. suis* è cosmopolita, ma si trova in particolare in Sud America e nel Sudest asiatico; *B. neotomae* è presente nei ratti delle zone desertiche; anche *B. canis* e *B. ovis* sono cosmopolite, ma hanno scarso rilievo come agenti zoonotici.

A livello mondiale, negli ultimi dieci anni la diffusione della brucellosi umana è notevolmente cambiata, sia per motivi di ordine sanitario, politico e socioeconomico, sia per l'incremento dei viaggi internazionali. Regioni prima considerate endemiche hanno raggiunto un buon controllo della malattia, mentre in altre aree, come l'Asia Centrale, sono emersi nuovi focolai, oppure la situazione è peggiorata, per esempio in Medio Oriente. Inoltre la malattia è sempre presente, seppure con trend differenziati, sia in Europa sia negli Stati Uniti (dove la malattia è diffusa nei bisonti). Secondo stime del WHO la reale incidenza della malattia sarebbe da 10 a 25 volte superiore a quella ufficiale.

Nelle regioni in cui non sono attuate misure di controllo l'incidenza può arrivare a 550 casi per 100 000 abitanti. In Nigeria, dove la malattia è endemica ed è assente un piano di controllo, i danni economici sono stimati in 225 milioni di dollari all'anno. In Messico e in Malesia, dal 1970, sono stati avviati programmi di controllo vaccinali. La brucellosi rappresenta uno dei più gravi problemi di salute pubblica in Georgia, Kazakistan, Iran, come pure in molti paesi del Mediterraneo, come la Turchia.

In Corea e in alcuni stati arabi la brucellosi è stata introdotta dall'importazione di capi bovini e ovicaprini infetti.

Europa

Epidemiologia umana

Nel 2004, 21 Stati membri dell'Unione europea hanno riportato 1337 casi di brucellosi umana, pari a un'incidenza complessiva di 0,4 casi per 100 000 abitanti. Il confronto tra i dati riportati nel 1999 e nel 2004 dai paesi non ufficialmente indenni dell'Europa a 15, evidenzia un trend in decremento, poiché l'incidenza è scesa da 1,6 a 0,5 casi per 100 000 abitanti (figura 1). Nessun paese ha riportato casi di brucellosi occupazionale. La malattia è maggiormente presente nei paesi mediterranei, in particolare Spagna (589 casi), Italia (398), Grecia (223) e Portogallo (39), dove *B. melitensis* è più diffusa. Alcuni casi, molto probabilmente dovuti a *B. abortus*, sono stati segnalati in Irlanda.

Epidemiologia animale

La situazione epidemiologica della malattia negli animali ricalca quella della malattia nell'uomo. Gran parte dei paesi dell'Europa nordorientale, alcune province dell'Italia e la regione delle Azzorre in Portogallo sono ufficialmente indenni da brucellosi bovina e ovicaprina.

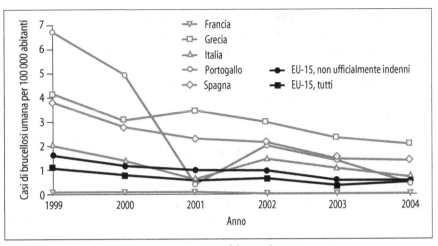

Figura 1. Incidenza di brucellosi umana in Europa dal 1999 al 2004.

Fonte: EFSA, 2006

Italia

Tra il 1970 e il 2000, l'incidenza di brucellosi umana è calata dal 6,56 all'1,84 per 100 000. Nei due decenni compresi tra il 1970 e il 1990, *B melitensis* è stata la causa più frequente di brucellosi (99% dei casi). Nel 2003 i valori più elevati di incidenza per 100 000 abitanti sono stati registrati in Sicilia (7,37), Calabria (2,01), Campania (1,68) e Puglia (1,59).

In passato la via di trasmissione cutanea era senza dubbio la più importante; infatti la malattia colpiva selettivamente gli addetti ai lavori agricoli, all'allevamento, ai macelli e, spesso, i veterinari (che contraevano l'infezione per lo più durante le manovre di assistenza al parto o manipolando feti e invogli fetali abortiti). Attualmente, l'infezione alimentare sembra diventata la principale via di trasmissione della malattia. Tale cambiamento è dimostrato anche da uno studio condotto, tra il 1997 e il 2002, proprio per verificare l'ipotesi dell'origine alimentare, piuttosto che occupazionale, della brucellosi in Italia. Gli autori della ricerca hanno osservato che in Italia il numero di casi umani notificati (la notifica nel nostro paese è obbligatoria) presenta un picco tra aprile e giugno. Considerando che il periodo di incubazione è in media di 2-4 settimane e che le macellazioni degli agnelli, di circa 60 giorni d'età, sono concentrate nel periodo pasquale, se la malattia fosse prevalentemente di tipo occupazionale, si dovrebbe avere un picco delle notifiche tra marzo e maggio, nel periodo post pasquale. Il picco osservato potrebbe invece essere correlato alla produzione e al consumo di formaggio fresco, concentrati nei mesi da aprile a giugno, a ridosso della macellazione degli agnelli. Dallo studio è emerso anche che non vi è differenza significativa di età o sesso tra i soggetti colpiti, mentre nei casi di brucellosi occupazionale, che comunque rappresentano il 25% circa del totale, sono coinvolti in prevalenza soggetti maschi in età lavorativa.

Modalità di trasmissione

Il batterio, eliminato per mesi o anni dall'animale infetto attraverso secrezioni, deiezioni, prodotti abortivi e placenta, può sopravvivere nell'ambiente esterno e rimanere infettante per periodi anche lunghi.

Diversi fattori sono correlati al rischio di infezione nell'uomo, tra questi: presenza di allevamenti e/o pascoli e zone umide infette, movimentazione del bestiame, attività lavorativa svolta e abitudini alimentari (consumo di latte non pastorizzato o bollito, consumo di formaggi freschi prodotti in allevamenti infetti).

La diffusione del patogeno negli allevamenti è condizionata dall'eventuale livello di vaccinazione, dalle dimensioni dell'allevamento, dalla densità della popolazione animale, dai metodi gestionali e dalla vicinanza di allevamenti infetti.

L'uomo può contagiarsi attraverso tre vie di trasmissione: cutanea, alimentare e aerogena. La via cutanea è la più frequente nei casi di brucellosi occupazionale: il contatto diretto con placente, scoli lochiali, feti, tessuti, sangue, urine e secreti vaginali di animali infetti è tradizionalmente causa di brucellosi nel personale di stalla, nei macellatori e nei veterinari. Nei paesi industrializzati, ma anche in quelli in via di sviluppo, la modalità di contagio più frequente è il consumo di latte infetto non sottoposto a trattamento termico o dei suoi derivati e, in misura minore, di acque, bevande o vegetali contaminati. La trasmissione dell'infezione attraverso la via aerogena è dimostrata dai casi di malattia che si sono verificati in personale di laboratorio che trattava colture di brucella.

La trasmissione interumana è un evento assai improbabile; sono stati tuttavia segnalati casi dovuti a trasmissione sessuale e attraverso organi trapiantati.

Per l'aspecificità dei sintomi, le modalità di trasmissione (l'inalazione di 10-100 batteri è potenzialmente sufficiente per determinare malattia) e per il periodo di incubazione relativamente lungo (1-8 settimane), le brucelle sono considerate una possibile arma biologica. Il CDC ha infatti inserito il batterio nella classe II dei potenziali agenti di bioterrorismo. D'altra parte, sin dal 1942 il batterio era stato preso in considerazione da gruppi di ricerca come possibile agente batteriologico. Nel 1954 il microrganismo diventò il primo agente di guerra biologica negli Stati Uniti; infatti, *B.suis* fu utilizzata per costruire bombe batteriologiche per la Air Force statunitense. La produzione di brucella a scopi bellici continuò fino al 1967, e solo nel 1969 il presidente Nixon decise la sospensione dei programmi di ricerca in questo campo. L'efficacia di brucella quale arma biologica è, quindi, già ampiamente dimostrata e non vi sono dubbi sul suo possibile utilizzo per eventuali attacchi bioterroristici.

Patogenesi

I meccanismi patogenetici della brucellosi non sono ancora del tutto conosciuti.

Penetrato nell'organismo attraverso soluzioni di continuo della cute oppure attraverso la congiuntiva o le cellule epiteliali delle mucose degli apparati digerente e respiratorio, il microrganismo giunge ai linfonodi regionali, dove induce una reazione infiammatoria con stimolazione dei macrofagi. Brucella si annida proprio nei macrofagi, dove sopravvive e si moltiplica grazie ad alterazioni biochimiche che induce all'interno della cellula; in particolare, determina un cambiamento del pH cellulare, che da neutro, letale per il batterio, diventa acido.

Se i processi reattivi cellulo-mediati dell'organismo sono efficienti, la malattia ha decorso rapido ed esito favorevole. Se invece, dopo essersi moltiplicato nei linfonodi, il batterio entra in circolo, determina un'infezione generalizzata, raggiungendo i diversi organi e apparati per i quali ha maggiore tropismo (milza, fegato e midollo osseo), nei quali determina forti reazioni infiammatorie con formazione dei caratteristici granulomi.

La malattia nell'uomo

Normalmente la brucellosi umana è una malattia a carattere sporadico, che si manifesta con decorso clinico poco grave ed esita nella guarigione.

Il periodo di incubazione varia da 1 a 8 settimane (in media 2-4, ma se il contagio è avvenuto attraverso la via aerea, è più breve), dopo le quali la malattia può decorrere in forma subclinica, acuta e subacuta o cronica. La prima può essere evidenziata solo con indagini di laboratorio mirate. Le forme acute e subacute hanno un esordio similinfluenzale, con debolezza, cefalea, brividi, sudorazione maleodorante, artromialgie diffuse, febbre quasi mai superiore a 39 °C e spesso "ondulante", con picchi serali e notturni e defervescenza diurna. Soprattutto negli adulti, sono frequenti disturbi gastrointestinali, mentre nella maggior parte dei bambini si osserva splenomegalia, spesso associata a epatomegalia. Possono presentarsi anche insonnia, depressione e irritabilità. Nella maggioranza dei soggetti non trattati, i sintomi persistono per 2-4 settimane e poi si risolvono spontaneamente; con la terapia antibiotica si ha defervescenza già dopo 3-4 giorni di trattamento. Anche nei casi trattati con successo, tuttavia, sono possibili recidive, talora a distanza di mesi.

La forma cronica, definita dal persistere della sintomatologia per oltre un anno, si instaura in una bassa percentuale di pazienti ed è dovuta alla sopravvivenza del batterio all'interno dei granulomi; se non trattata, può protrarsi anche per anni. Possono manifestarsi artralgia (20-25% dei casi), miastenia, affaticamento generale, dolore lombare, dimagrimento e anemia; nel 20-30% dei casi è presente epatosplenomegalia. La forma cronica può presentarsi in maniera subdola, in quanto non sempre è preceduta da sintomatologia acuta.

L'infezione può dare luogo a molteplici complicanze. Fra le più comuni vi sono quelle osteoarticolari, che si sviluppano in una percentuale stimata dal 20 al 60% dei casi e sono rappresentate soprattutto da osteoartriti interessanti una o due articolazioni; risultano meno frequenti spondiliti, osteiti, artriti, osteomieliti, sinoviti e borsiti. Le rare complicanze neurologiche (neurobrucellosi) interessano per

La malattia negli animali

Nei bovini *B. abortus* determina aborto tardivo (4°-8° mese) e ritenzione placentare nella femmina e epididimite nel toro. L'aborto è causato da placentite ed endometrite; se contagiato, il feto muore per edema e congestione polmonare e per emorragie della capsula splenica e del miocardio. Il batterio è spesso presente nella mammella, nella quale sopravvive tra gravidanze successive; il latte ha quindi un ruolo molto importante nella diffusione della malattia agli altri animali e all'uomo. *B. abortus* può essere causa di malattia anche nei bisonti e nei bufali.

B. suis viene trasmessa quasi esclusivamente da suino a suino attraverso il coito o l'ingestione di escreti e secreti infetti. La malattia può colpire i suinetti giovani ma è più frequente negli adulti, nei quali determina aborto, metrite, spondilite, zoppie e paralisi. In alcune zone la brucellosi è endemica nei suini selvatici, che rappresentano un importante serbatoio dell'infezione.

B. melitensis (causa storica della cosiddetta febbre maltese o febbre mediterranea) determina nelle femmine degli ovicaprini aborto tardivo (3°-4° mese) e ritenzione placentare. Nei maschi provoca epididimite e orchite con conseguenti ipofertilità e sterilità.

B. canis è diffusa in tutto il mondo e causa la malattia quasi esclusivamente nei cani. I sintomi e le lesioni sono simili a quelli osservati negli ovicaprini.

lo più meningi, encefalo e radici spinali. È possibile anche un interessamento delle vie urinarie, con uretriti, o dell'apparato riproduttivo, con orchite di norma monolaterale eventualmente associata a epididimite.

Una complicanza rara, e di difficile diagnosi, è rappresentata dall'endocardite, che si sviluppa in circa il 2% dei casi ed è e praticamente la principale, se non l'unica, responsabile della mortalità associata alla brucellosi.

Elementi diagnostici

Data la mancanza di segni patognomonici della malattia, la diagnosi clinica è praticamente impossibile; tuttavia, specie nelle zone endemiche, alcuni elementi (febbre associata ad artralgie, sudorazione profusa ed epatosplenomegalia) possono orientare verso il sospetto di brucellosi. Come per altre zoonosi è essenziale raccogliere dati anamnestici ambientali, collettivi e individuali; è importante conoscere il territorio di provenienza del soggetto, la possibilità di contatti con animali infetti, l'eventuale permanenza in luoghi a rischio o il consumo di latte e latticini non pastorizzati. Occorre, inoltre, considerare l'attività lavorativa e l'ambiente di vita del paziente e dei conviventi, nonché le abitudini alimentari e igieniche del nucleo familiare.

In tutti i casi di sospetto clinico, è necessaria la conferma del laboratorio. L'isolamento del batterio (da sangue, midollo e campioni bioptici), specie nella fase precoce, è sicuramente il mezzo più efficace, ma l'esame colturale è scarsamente sensibile nella fase subacuta della malattia e richiede la sospensione dell'eventua-

Diagnosi differenziale

- Febbre tifoide
- Leishmaniosi viscerale
- Tubercolosi
- Bronchite
- Ernia lombare
- Peritonite batterica
- Malaria in fase iniziale
- Porpora trombocitopenica
- Gastroenterite virale
- Mononucleosi infettiva
- Malatte articolari autoimmuni

le terapia antibiotica; inoltre, devono essere messe in atto misure precauzionali per proteggere da contaminazioni il personale di laboratorio.

I test sierologici per la ricerca degli anticorpi comprendono la sieroagglutinazione, la ricerca di anticorpi incompleti (specie nella fase iniziale della malattia) e, più raramente, metodi immunoenzimatici e di immunofluorescenza indiretta. Il metodo di riferimento raccomandato dal WHO è la reazione di Wright. Va ricordato che IFA ed ELISA individuano gli anticorpi solo 2-3 settimane dopo il contagio e sono spesso poco specifici (falsi positivi) per la possibilità di reazioni crociate con altri batteri, quali *Yersinia enterocolitica* O9, *Francisella tularensis* e *Vibrio cholerae*.

Attualmente, quando disponibile, risulta di grande utilità la PCR. La PCR real time offre ulteriori vantaggi perché riduce i rischi di trasmissione del batterio al personale di laboratorio e presenta una scarsa possibilità di falsi positivi.

Nei paesi in via di sviluppo per lo screening di massa si utilizza il rosa bengala test, una metodica maneggevole ed economica. Si sta implementando il Brucellosi skin test, che prevede l'utilizzo di brucellina, un estratto proteico inattivato del microrganismo.

Profilassi

In molti paesi dove la malattia è endemica, o si verificano epizoozie massicce, i bovini e gli ovicaprini vengono sottoposti a vaccinazione. Le campagne vaccinali della popolazione animale rappresentano la misura di controllo più efficace per ridurre la prevalenza della malattia e l'incidenza dell'infezione umana. I vaccini oggi disponibili, tuttavia, non sono sufficienti per giungere alla completa eradicazione. Gli istituti di ricerca stanno selezionando ceppi vaccinali più sicuri ed efficaci, studiati tenendo anche conto delle differenze tra le specie ospiti. Attualmente, in molte regioni del mondo, si utilizza il vaccino RB51, non abortigeno, efficace in tutti gli ungulati, salvo la renna e i bisonti, non gravato, a differenza della maggior parte degli altri vaccini, da effetti collaterali.

La profilassi per la brucellosi deve essere impostata su livelli diversi:

- screening periodici degli allevamenti per identificare gli animali infetti da abbattere in tempi brevi (nelle aree endemiche occorre vaccinare gli animali sani);
- campagne educative rivolte alla popolazione in relazione sia alle abitudini alimentari (consumo di latte pastorizzato o bollito e di burro e formaggio freschi

solo se prodotti con latte pastorizzato), sia all'adozione di comportamenti igienici (evitare il contatto e la manipolazione di materiale organico a rischio);
- campagne educative rivolte ai soggetti professionalmente esposti affinché adottino rigorose norme igieniche.

L'Unione Europea scoraggia la vaccinazione di massa nelle aree endemiche, sia perché i vaccini disponibili non hanno efficacia ottimale, sia perché determina sieropositivizzazione dei capi vaccinati, che non sono più distinguibili da quelli infetti. Anche in Italia, quindi, non è consentita la vaccinazione; fa eccezione la Sicilia, che per la gravissima situazione di endemia ha ottenuto dalla UE il permesso di attuare in alcune province un programma sperimentale di vaccinazione degli ovicaprini. Nelle altre regioni italiane gli animali risultati infetti alle prove diagnostiche vengono abbattuti e gli allevamenti vengono ricontrollati periodicamente.

Terapia

Tutti i protocolli terapeutici per la cura della brucellosi umana sono basati sull'associazione di due o più antibiotici. Il trattamento antibiotico è utile per ridurre sia la durata e l'entità dei sintomi, sia il rischio di complicanze; nelle forme croniche sono necessarie terapie a lungo termine. Tuttavia, pochi antibiotici sono efficaci. Il WHO raccomanda l'impiego di doxiciclina, in associazione con rifampicina, per sei settimane; in alternativa si può utilizzare doxiciclina, per sei settimane, associata nelle prime tre settimane a streptomicina.

Normativa di rilievo

In Italia la brucellosi è soggetta a denuncia obbligatoria. La base legale della normativa italiana relativa alla malattia è il Regolamento di polizia veterinaria (DPR 320 dell'8.02.1954, articoli dal 105 al 112), che riporta le disposizioni da adottare a seguito di denuncia di un focolaio di brucellosi bovina e ovicaprina. Le norme emanate negli anni successivi hanno consentito di ridurre fortemente la diffusione della malattia. La brucellosi è inclusa nella classe II del DM 15.12.1990 ed è compresa fra le malattie soggette a denuncia obbligatoria da parte del medico curante all'Ispettorato del lavoro (DM 27.04.2004), in quanto considerata tra i rischi biologici per la salute nel settore zootecnico. A livello europeo, con l'attuazione della Direttiva 2003/99/CE (allegato I, elenco A), la malattia è soggetta a notifica e a sorveglianza epidemiologica. Per quanto concerne il controllo delle carni è considerata in modo specifico nel Regolamento CE 854/2004.

- DPR 320/54 Regolamento di Polizia veterinaria (artt. 105-112).
- Legge 615 del 9.06.1964. Bonifica sanitaria degli allevamenti dalla tubercolosi e dalla brucellosi.

- DM 3. 06.1968. Piano nazionale per la profilassi della brucellosi bovina.
- DM 4.06.1968. Piano nazionale per la profilassi della brucellosi ovicaprina.
- DM 15.12.1990. Sistema informativo delle malattie infettive e diffusive.
- DM 453 del 2.07.1992. Regolamento concernente il piano nazionale per l'eradicazione della brucellosi negli allevamenti ovini e caprini e successive modificazioni.
- DM 651 del 27.08.1994. Regolamento concernente il piano nazionale per l'eradicazione della brucellosi negli allevamenti bovini.
- DM 429 del Ministero della sanità, del 12.08.1997. Regolamento recante modificazioni al Decreto ministeriale 2 luglio 1992, n. 453, come modificato dal Decreto ministeriale 31 maggio 1995, n. 292, concernente il piano nazionale per la eradicazione della brucellosi negli allevamenti ovini e caprini, al Decreto ministeriale 27 agosto 1994, n. 651, concernente il piano nazionale per la eradicazione della brucellosi negli allevamenti bovini e al Decreto ministeriale 2 maggio 1996, n. 358, concernente il piano nazionale di eradicazione della leucosi bovina enzootica negli allevamenti bovini e bufalini.
- Direttiva 2003/99/CE del Parlamento europeo e del Consiglio del 17.11.2003 sulle misure di sorveglianza delle zoonosi e degli agenti zoonotici, recante modifica della Decisione 90/424/CEE del Consiglio e che abroga la Direttiva 92/117/CEE del Consiglio.
- DM 27.04.2004 del Ministero del lavoro e delle politiche sociali. Elenco delle malattie per le quali è obbligatoria la denuncia, ai sensi e per gli effetti dell'art. 139 del testo unico, approvato con Decreto del Presidente della Repubblica 30 giugno 1965, n. 1124, e successive modificazioni e integrazioni.
- Regolamento CE 854/2004 del Parlamento europeo e del Consiglio, del 29 aprile 2004, che stabilisce norme specifiche per l'organizzazione di controlli ufficiali sui prodotti di origine animale destinati al consumo umano.
- DLgs 191 del 04.04.2006. Attuazione della Direttiva 2003/99/CE sulle misure di sorveglianza delle zoonosi e degli agenti zoonotici.

Cat scratch disease

La *cat scratch disease* (malattia da graffio di gatto), definita anche *cat scratch fever*, è una zoonosi causata nella maggior parte dei casi da *Bartonella henselae* e veicolata dal gatto. Questa patologia è tra le cause più frequenti di linfoadenopatia regionale nei bambini. Generalmente si presenta in forma localizzata, cutanea e linfonodale; normalmente è benigna e autolimitante, tuttavia nei soggetti immunocompromessi può assumere carattere sistemico, determinando quadri clinici anche molto gravi.

Eziologia

Henry Parinaud descrisse per primo, nel 1889, la sindrome oculoghiandolare che porta il suo nome: un'infiammazione granulomatosa della congiuntiva, associata a linfoadenopatia preauricolare omolaterale. Nel 1931 Robert Debré individuò nel gatto la fonte di infezione e denominò la malattia "cat scratch disease". Per decenni si è tentato di identificare l'agente eziologico della malattia, che per un certo tempo si ritenne rappresentato da *Afipia felis*. Attualmente, il principale responsabile della malattia è considerato *Bartonella henselae* (tipi 1 e 2), che sarebbe coinvolta nel 95% circa dei casi di malattia nell'uomo; ad *A. felis*, invece, spetterebbe solo un ruolo marginale.

B. henselae e *A. felis* sono entrambi batteri Gram negativi, di dimensioni molto ridotte (appena visibili al microscopio ottico) e difficili da isolare; la loro coltivazione, inoltre, richiede tempi assai lunghi.

Epidemiologia

La malattia da graffio di gatto ha una diffusione mondiale. Negli Stati Uniti è presente in tutti gli Stati e sono riportati complessivamente circa 22 000 casi all'anno, con una prevalenza di 6,6 casi per 100 000 abitanti; tuttavia questi dati sono molto probabilmente sottostimati, a causa del carattere spesso paucisito-matico dell'infezione.

In Europa, Africa, Australia e Giappone la malattia è endemica. Per l'Europa e l'Italia non sono disponibili dati aggregati.

Nei paesi a clima temperato la malattia si registra con maggiore frequenza nei mesi da settembre a marzo; colpisce prevalentemente i maschi di età inferiore a 21 anni, soprattutto i bambini, più inclini a giocare con i gatti.

La pulce del gatto, *Ctenocephalides felis*, ha una notevole responsabilità nel mantenimento dell'infezione, in quanto funge da vettore e infetta l'animale attra-verso il pasto di sangue. Il gatto, a sua volta, trasmette il batterio all'uomo attra-verso graffi o morsi. Il ruolo della pulce nella trasmissione diretta all'uomo è con-troverso (figura 1).

Un quadro della diffusione dell'infezione nelle diverse zone geografiche deriva dagli studi condotti sulla percentuale di gatti batteriemici. Per esempio, negli Sta-ti Uniti si stima che, su una popolazione complessiva di 60 milioni di gatti, gli ani-mali potenzialmente infetti siano dal 25 al 40% circa; la percentuale sarebbe in-torno al 9% in Giappone e superiore al 20% nei Paesi Bassi, mentre in Francia 1 gatto di strada su 2 è risultato portatore di *Bartonella*. A questo proposito un in-teressante contributo è stato portato dall'Istituto zooprofilattico della Lombardia e dell'Emilia-Romagna, che ha condotto un'indagine per acquisire informazioni sulla diffusione dell'infezione da *Bartonella henselae* nei gatti di alcune aree del-la pianura padana: circa il 20% dei gatti appartenenti a diverse colonie, distribui-te in provincia di Pavia, è risultato positivo.

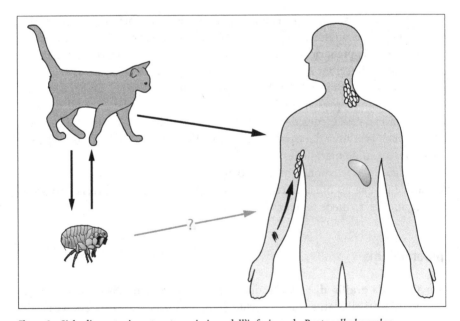

Figura 1. Ciclo di mantenimento e trasmissione dell'infezione da *Bartonella henselae*.

Patogenesi

Il batterio presenta marcata affinità per i sistemi linfatico e reticoloendoteliale; nelle forme atipiche possono essere coinvolti diversi distretti, tra i quali: pelle (angiomatosi bacillare, eritema nodoso, eritema multiforme), occhio (neuroretinite), SNC, fegato, ossa e polmoni.

Nella fase iniziale della malattia si osserva iperplasia linfoide con proliferazione arteriolare e iperplasia delle cellule reticolari. La reazione dell'organismo determina, poi, la formazione di piccoli granulomi con nucleo necrotico e proliferazione di cellule giganti mononucleate.

La malattia nell'uomo

La malattia da graffio di gatto è una delle più comuni cause di linfoadenopatia nei bambini e negli adolescenti.

Il 90% dei soggetti colpiti riferisce di aver avuto contatti con gatti, ma la patologia può essere correlata anche all'esposizione a cani, scoiattoli, capre oppure a oggetti infetti, come filo spinato, spine eccetera. Le regioni del corpo interessate con maggiore frequenza (75% dei casi) sono rappresentate dalla testa, dal collo e dalla parte superiore delle braccia.

Il periodo di incubazione dura mediamente una settimana, ma può variare da 2 a 10 giorni. La manifestazione caratteristica dell'infezione è l'ingrossamento dei linfonodi regionali, spesso con disposizione monolaterale (in genere ascellare, epitrocleare, cervicale, sottomandibolare o inguinale), che nel 10-20% dei casi vanno incontro a suppurazione. Più frequentemente è interessato un singolo linfonodo, ma possono anche essere coinvolti più linfonodi di una stessa regione o di regioni diverse. Generalmente i linfonodi ingrossati appaioni arrossati e dolenti, hanno un diametro di circa 5 cm, ma possono assumere anche dimensioni maggiori. La linfoadenopatia si risolve nell'arco di alcuni mesi, ma può persistere anche due anni.

Trascorsi 3-10 giorni, in prossimità della ferita causata dal graffio o dal morso dell'animale infetto, può comparire una lesione primaria papulosa, pustolosa o vescicolosa di 2-6 mm di diametro. A distanza di 1-2 settimane, associati alla linfoadenopatia, si possono avere febbre (anche elevata: 38-41 °C), cefalea, malessere, anoressia, perdita di peso e, talora, splenomegalia. Normalmente la malattia si risolve spontaneamente nell'arco di 2-4 mesi.

Nel 5-15% dei pazienti si possono osservare manifestazioni atipiche, pericolose soprattutto nei soggetti immunocompromessi. La sindrome oculoghiandolare di Parinaud, caratterizzata da congiuntivite, granuloma congiuntivale e linfoadenopatia periauricolare, si osserva nel 5-6% circa dei casi. Il coinvolgimento neurologico è meno frequente (2%) e può essere causa di diversi sintomi, tra i quali: stato confusionale, convulsioni, encefalopatia, neuroretinite, mielite, paraplegia e

La malattia nel gatto

Il gatto è il serbatoio tipico dell'infezione; può ospitare *Bartonella henselae* nel circolo ematico per mesi o anni senza presentare segni di malattia. La presenza dell'agente infettivo, che si localizza negli eritrociti o nei macrofagi, non determina una risposta immunitaria sufficiente per la sua eliminazione.
Naturalmente, rispetto a quelli domestici, i gatti randagi sono più esposti all'infezione e, quindi, maggiormente coinvolti nella sua trasmissione. Il trattamento dei gatti batteriemici è stato oggetto di alcune sperimentazioni (condotte con diversi antibiotici, somministrati singolarmente o in associazione); tuttavia, non è ancora disponibile una terapia che consenta l'eradicazione completa e definitiva di *B. henselae*.

coma. Con la stessa frequenza dei sintomi neurologici, si presenta la forma epato-splenica granulomatosa. Si riscontrano più raramente forme con eritema nodoso, lesioni a carico del tessuto osseo e porpora.

Nonostante la gravità, generalmente questi quadri regrediscono completamente; tuttavia non possono escludersi deficit neurologici permanenti.

Elementi diagnostici

L'anamnesi e l'esame clinico (graffi, morsi o comunque contatti recenti con gatti, linfoadenopatia, presenza di lesioni primarie sugli arti, sul collo o sulla testa) sono essenziali per il sospetto di malattia; tuttavia la conferma della diagnosi si basa generalmente sul titolo degli anticorpi per *B. henselae* (IFA) e sulla PCR.

Recentemente, alcuni autori hanno proposto un percorso diagnostico basato sulla PCR e, eventualmente, sulla presenza di specifici criteri diagnostici. La diagnosi sarebbe certa in caso di positività della PCR, per l'ottima specificità del metodo; in caso di PCR negativa, invece, la diagnosi dovrebbe basarsi sulla presenza di almeno due dei seguenti criteri:

1. esame sierologico positivo;
2. istologia compatibile con la malattia (granuloma piogenico);
3. contatto con gatti, nei giorni o nelle settimane precedenti, ed esclusione di qualsiasi altra causa di linfoadenopatia.

Diagnosi differenziale

- Brucellosi
- Cisti del collo
- Infezioni profonde del collo
- Linfoma della testa e del collo
- Linfoangioma cervicofacciale
- Linfogranuloma venereo
- Mononucleosi infettiva
- Neoplasie
- Sifilide
- Toxoplasmosi
- Tubercolosi
- Tularemia

Terapia

In condizioni normali, nei soggetti immunocompetenti la cat scratch disease non richiede terapia specifica, poiché guarisce spontaneamente entro 2-4 mesi.

Può essere utile, comunque, una terapia sintomatica in caso di febbre elevata o linfoadenopatia molto dolente (somministrazione di antipiretici o antidolorifici).

L'efficacia e gli effetti a lungo termine di una terapia antibiotica non sono ancora del tutto chiari, anche perché la sensibilità *in vitro* di *B. henselae* non è sempre correlata ai risultati clinici. Qualora si rendesse necessaria la terapia antibiotica, sono indicati doxiciclina, rifampicina, gentamicina, ciprofloxacina e cotrinossazolo, che hanno dimostrato buona efficacia, anche se non nella totalità dei casi. *B. henselae* è generalmente resistente ad amoxicillina e penicillina.

Prevenzione e controllo

Per evitare l'infezione occorre adottare corrette norme igieniche e di comportamento verso gatti, cani e altri animali (vedi box). In particolare, è necessario controllare periodicamente la presenza di ectoparassiti sui gatti e sui cani domestici ed evitare, per quanto possibile, che abbiano contatti con gatti di strada. È bene che anche le persone evitino il contatto diretto con gatti di strada potenzialmente infestati da pulci; ciò vale specialmente per i bambini, che devono comunque abituarsi a lavarsi le mani dopo contatti con animali e a segnalare agli adulti eventuali episodi di aggressività da parte di gatti.

Normativa di rilievo

Non essendo compresa nell'elenco delle malattie infettive soggette a denuncia ai sensi del Regolamento di Polizia veterinaria, la malattia da graffio di gatto si potrebbe considerare inclusa nella classe V del DM 15.12.1990.

Regole di comportamento per chi possiede un gatto

- Evitate giochi "maneschi" con il gatto, specie se cucciolo.
- Evitate qualsiasi attività che possa comportare manifestazioni di aggressività da parte dell'animale.
- Lavate immediatamente con acqua e sapone, e poi disinfettate, la zona dove siete stati morsi o graffiati.
- Non permettete che il gatto vi lecchi su ferite o lesioni della pelle.
- Controllate periodicamente se l'animale è infestato da pulci.
- Consultate il medico se, dopo un morso o un graffio, si sviluppa un'infezione localizzata (con gonfiore e pus) o notate altri sintomi, come febbre, mal di testa, stanchezza o ingrossamento dei linfonodi.

A livello europeo, non è prevista una rete di sorveglianza e la malattia non è contemplata in modo specifico nella Direttiva 2003/99/CE, per cui è da considerarsi inclusa tra le zoonosi soggette a sorveglianza in relazione alla situazione epidemiologica (Direttiva 2003/99/CE).

- DM 15.12.1990 del Ministero della sanità. Sistema informativo delle malattie infettive e diffusive.
- Direttiva 2003/99/CE del Parlamento europeo e del Consiglio del 17.11.2003 sulle misure di sorveglianza delle zoonosi e degli agenti zoonotici, recante modifica della Decisione 90/424/CEE del Consiglio e che abroga la Direttiva 92/117/CEE del Consiglio.

Echinococcosi

L'echinococcosi è una ciclozoonosi causata da cestodi del genere *Echinococcus*, parassiti che richiedono due ospiti per completare il proprio sviluppo: allo stato adulto parassitano i carnivori, allo stato larvale i bovini, gli ovini, i suini, i caprini, i camelidi, i roditori e l'uomo.

L'echinococcosi, detta anche idatidosi, è tra le patologie parassitarie più diffuse nel mondo, nonostante ciò è una malattia "negletta", poiché pur essendo endemica o iperendemica, prevalentemente nei paesi in via di sviluppo, non viene considerata un problema prioritario dalle organizzazioni sanitarie a livello sia nazionale sia internazionale.

Per un insieme di fattori diversi, l'impatto socioeconomico di questa malattia sulla società non viene tenuto in debita considerazione: l'echinococcosi determina annualmente danni economici e produttivi enormi, che potrebbero essere notevolmente ridotti con azioni di prevenzione integrate.

Alcuni dati possono aiutare a comprendere quanto la malattia incida sull'economia di alcuni paesi. Nell'altopiano del Tibet le perdite economiche complessive dovute agli effetti dell'echinococcosi su animali e persone sarebbero di circa 3,5 dollari a persona, pari all'1,4% del prodotto interno pro capite lordo. In Tunisia, dove l'incidenza è compresa tra 1,5 e 2,0 casi per 100 000 abitanti e nel 12-17% dei bovini macellati si rilevano infestazioni evidenti, la malattia causerebbe perdite dirette e indirette valutate in 10-19 milioni di dollari l'anno.

A livello globale, la stima del *disability adjusted life years* (DALYs) sarebbe superiore a 1 milione di DALYs; le perdite economiche, derivanti dalla malattia nell'uomo, sarebbero di circa 764 milioni di dollari, mentre quelle derivanti da danni alle produzioni sono stimate in oltre 2 miliardi di dollari.

Eziologia

L'echinococcosi può essere causata da *E. granulosus*, *E. multilocularis*, *E. oligarthrus* o da *E. vogeli*. Questi piccoli vermi piatti sono parassiti ermafroditi, hanno dimensioni ridotte e un ciclo biologico in cui sono coinvolti ospiti definitivi carnivori e ospiti intermedi o accidentali.

E. granulosus ha come ospite definitivo il cane domestico e i canidi selvatici. Gli ospiti intermedi, nei quali è causa di echinococcosi cistica, sono i ruminanti e i roditori; l'uomo è un ospite intermedio accidentale (figura 1). All'interno della specie sono stati identificati nove genotipi (sette dei quali certamente zoonosici), che si differenziano per specificità d'ospite (definitivo e intermedio) e per distribuzione geografica. Nel bacino del Mediterraneo il genotipo più comune ha come principali ospiti intermedi gli ovini.

E. multilocularis (o *alveolaris* o *sibiricensis*) parassita volpi, cani e gatti selvatici (con minore frequenza anche domestici) ed è presente nell'emisfero nord. Determina la malattia idatidea multiloculare, solitamente molto grave.

E oligarthrus determina malattia nei roditori.

E. vogeli è diffuso nei cani selvatici.

Le forme patogene di maggiore rilievo epidemiologico sono la cistica e la multiloculare. La prima, da ascrivere a *E. granulosus*, è caratterizzata da formazioni cistiche uniloculari che possono raggiungere dimensioni notevoli. La forma multiloculare, o idatidea alveolare, si differenzia in quanto si comporta in modo analogo a un tumore metastatizzante, con diffusione rapida e invasiva, tanto da rendere spesso inutile qualsiasi intervento chirurgico.

Il parassita adulto ha dimensioni ridotte: 3-6 mm di lunghezza per *E. granulosus*, meno ancora per gli altri. L'estremità cefalica o scolice è dotata di 30-42 uncini; il corpo è costituito da 3-5 segmenti o proglottidi: testicoli, ovaia e utero sono

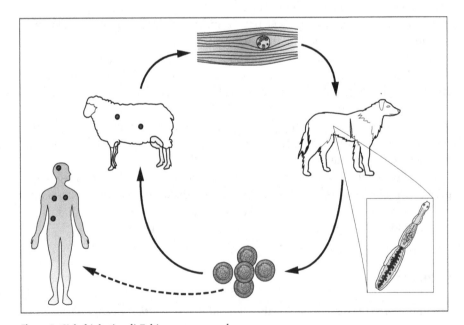

Figura 1. Ciclo biologico di *Echinococcus granulosus*.

contenuti negli ultimi due. Sulla superficie delle proglottidi sono presenti pori genitali che consentono la fecondazione. Attraverso le feci, le proglottidi gravide contenenti diverse centinaia di uova fecondate vengono eliminate nell'ambiente, dove possono sopravvivere fino a un anno a temperatura compresa tra 4 e 15 °C; sono sensibili all'essiccamento e vengono distrutte in meno di cinque minuti a temperature superiori a 60 °C.

L'oncosfera penetra nella mucosa enterica dell'ospite intermedio, dove si schiude, quindi migra fino alla sede elettiva, nella quale si trasforma nella forma larvale o idatide. Quest'ultima, che appare come una vescicola dalle pareti bianche, opache, lattescenti e tese, è piena di liquido cistico trasparente e incolore (anche alcuni litri); lo sviluppo è lento e giunge a completamento in 6-12 mesi. È costituita da una membrana esterna chitinosa e da una più sottile interna germinativa dalla quale si differenziano le cellule che originano le vescicole proligere o cisti nido, al cui interno si sviluppano i protoscolici. Se ingerite con tessuti e organi infetti dall'ospite definitivo, queste forme larvali si schiudono a livello enterico ed evolvono fino allo stadio adulto, completando il ciclo biologico.

Epidemiologia

La prevalenza della malattia è maggiore dove vi è stretto contatto diretto tra uomo e ospite definitivo del parassita. I dati aggregati a livello globale riguardano prevalentemente *E. granulosus* e *E. multilocularis*.

E. granulosus è la specie a maggiore prevalenza; è diffuso soprattutto in Eurasia (bacino del Mediterraneo, Stati dell'ex Unione Sovietica), Africa (settentrionale e orientale), Australia e Sud America. In Uruguay, nel 1997, si stimavano 6,5 casi per 100 000 abitanti. L'ospite definitivo infettante è quasi sempre il cane.

E. multilocularis è presente nell'emisfero settentrionale: Nord America, Europa orientale e centrale, ex Unione Sovietica, Turchia, Giappone, India del Nord e Cina centrale (a Xinjiang, nel 1990, l'incidenza stimata era di 8,0 casi su 100 000 abitanti). L'ospite definitivo principale è la volpe e l'uomo si infetta per ingestione di frutti di bosco contaminati oppure, molto raramente, nel caso di cacciatori, tramite manipolazione di carni o pelli infette. In Italia, dove prevale *E. granulosus*, recentemente è stato isolato *E. multilocularis* in quattro volpi rosse nella provincia di Bolzano.

Episodi sporadici sono segnalati nelle regioni del Pacifico e nei Caraibi. Nuova Zelanda, Tasmania, Cipro meridionale, Islanda e Groenlandia vengono considerati temporaneamente indenni, grazie a campagne di educazione sanitaria e di controllo ed eradicazione decennali, seguite da fasi di consolidamento.

Il ciclo sinantropico cane-ospite intermedio rappresenta la via prevalente di diffusione del parassita. Abitudini alimentari e costumi locali ne condizionano fortemente la distribuzione geografica; in Libano, per esempio, la malattia è più frequente tra i cristiani, che usano convivere con il cane, mentre lo è molto meno tra gli islamici, che tengono i cani a debita distanza considerandoli animali "impuri".

A ulteriore dimostrazione di quanto la diffusione e l'incidenza della malattia dipendano da fattori ambientali e antropici, un recente studio condotto nella provincia cinese del Sichuan, ha documentato una condizione di co-endemia fra *E. granulosus* e *E. multilocularis*: per entrambe le parassitosi la percentuale di popolazione infetta è la più alta mai riscontrata in un villaggio rurale. Le donne sono maggiormente colpite, in percentuale crescente con l'età. È risultato che diversi fattori – oltre alle scarse condizioni igieniche generali – amplificano la capacità di diffusione della malattia: tra questi, la stretta convivenza con i cani e l'abitudine di averne molti in ogni famiglia, che determina un forte inquinamento da feci infette delle acque utilizzate per bere e lavare i vegetali.

Europa

Nel 2004, 19 Stati membri dell'UE hanno riportato 343 casi di malattia umana dovuti a *Echinococcus* spp. (dei quali almeno il 57% causato da *E. granulosus*). Rispetto al 2003 si è registrato un netto decremento complessivo, determinato da un calo del 20% in Spagna, mentre vi è stato un incremento in Portogallo e Lituania.

Italia

In Italia la diffusione della malattia è certamente sottostimata. Tra gli animali da reddito la prevalenza è elevata nelle regioni centromeridionali e insulari; i più colpiti sono gli ovini e, in misura minore, i bovini. I casi di echinococcosi negli animali da macello sono notificati e i dati registrati vengono inoltrati periodicamente al Ministero della salute attraverso le Regioni. La comunicazione dei casi nel cane è praticamente assente. L'echinococcosi umana è inclusa genericamente nella classe V del DM 15.12.1990: è previsto il riepilogo annuale al Ministero della salute, senza inoltro all'ISTAT; di conseguenza, i dati epidemiologici relativi sono poco attendibili. Tuttavia, studi condotti a livello regionale segnalano incidenze tutt'altro che trascurabili: una recente analisi condotta sulle schede di dimissione degli ospedali toscani (tabella 1) ha mostrato valori superiori a ogni previsione (oltre 1,6 per 100 000 abitanti). Va sottolineato che l'afflusso di immigrati provenienti da paesi in cui il rapporto con gli animali e il cibo può esporre a un rischio maggiore, dovrebbe essere motivo di particolare attenzione verso questa e altre patologie parassitarie emergenti o riemergenti.

Tabella 1. Casi di idatidosi in Toscana, per anno di prima diagnosi e sesso

Anno	Maschi	Femmine	Totale
1995	38	40	78
1996	48	45	93
1997	56	37	93
1998	38	41	79
1999	35	16	51
2000	32	25	57
2001	34	26	60
Totale	281	230	511

Fonte: Montinaro et al., 2004

Patogenesi

L'oncosfera penetra nella parete intestinale e raggiunge, attraverso il circolo ematico, il fegato, i polmoni e, meno frequentemente, il cervello, le ossa e altri organi, dove si ha spesso la formazione della vescicola contenente la larva, o idatide, che accrescendosi può dar luogo a una cisti di dimensioni notevoli (20 cm e più). L'oncosfera può attraversare anche la barriera placentare e infestare il feto.

L'idatide si nutre per osmosi e ha un accrescimento molto lento. Attorno a essa si accumulano cellule reticolo-endoteliali; più esternamente si forma uno strato di fibroblasti circondati da una rete di capillari neoformati. A distanza di qualche anno la cisti può raggiungere le dimensioni di un'arancia o anche maggiori.

La malattia da *E. multilocularis* è spesso più grave di quella causata da *E. granulosus* a causa della struttura dell'idatide: la cisti, infatti, è sempre a più concamerazioni (multiloculare) e presenta notevoli proprietà invasive, a livello sia locale sia sistemico, dimostrando una vera capacità metastatica. Analogamente a quelle originate da neoplasia maligna, le metastasi idatidee possono causare danni ancora più gravi di quelli provocati dalla cisti originaria.

La malattia nell'uomo

L'echinococcosi può manifestarsi nell'uomo in forme diverse: silenti, croniche (più o meno gravi) e diffuse (spesso letali). In relazione all'agente eziologico, si distinguono, inoltre, le forme cistiche, le forme alveolari e quelle policistiche, causate rispettivamente da *E. granulosus*, *E. alveolaris* e da *E. vogeli* e *oligarthrus*.

Echinococcosi cistica

È diffusa negli ambienti rurali dove vi sono allevamenti di ovini e bovini e la convivenza tra persone (pastori, allevatori), greggi, mandrie e cani da guardia è stretta. Spesso in questi ambienti è diffusa la consuetudine di dar da mangiare ai cani i visceri degli animali macellati (soprattutto ovini).

La sintomatologia dipende dalle dimensioni e dalla localizzazione della cisti e può manifestarsi tardivamente. Le localizzazioni più frequenti sono il fegato (65-70%) e i polmoni (25%). Una cisti di grosse dimensioni, o localizzata molto vicino a vasi o organi vitali, può provocare sintomatologia da compressione. Inoltre la cisti può rompersi causando shock anafilattico ed edema polmonare, per reazione all'antigene e per assorbimento rapido del liquido idatideo attraverso la sierosa peritoneale o pleurica. Altra conseguenza della rottura può essere la caduta della sabbia idatidea nella cavità addominale, con successiva formazione di nuove cisti. La rottura può determinare anche embolie polmonari o a carico di altri organi. Quindi, la diagnosi precoce sarebbe essenziale, purtroppo ciò è raramente possibile, proprio perché i sintomi si manifestano tardivamente.

L'idatidosi epatica, la forma più frequente, può localizzarsi nel parenchima o a livello della capsula di Glisson. Nel primo caso determina atrofia del tessuto circostante la cisti, compressione dei vasi e dei canalicoli biliari, con conseguente congestione e stasi biliare ed eventuale infezione secondaria. Le cisti sottocapsulari possono determinare aderenze al diaframma e compressioni nella cavità peritoneale con aderenze intestinali. Clinicamente si manifesta con dispepsia (60%), epatomegalia e dolorabilità alla regione epatica.

La malattia negli animali

Cane

Il cane si infesta, generalmente, ingerendo visceri di ovini o di altri ospiti intermedi parassitati. Il parassita penetra nei villi intestinali e si attacca all'epitelio cominciando il suo ciclo. Normalmente le lesioni sono confinate all'intestino e asintomatiche; solo nelle infestazioni massive si possono apprezzare segni di enterite mucosa.

Al microscopio le uova di *E. granulosus* espulse con le feci sono poco differenziabili da quelle di *E. multilocularis* e della tenia. La ricerca delle forme adulte può essere eseguita, dopo somministrazione di un purgante come bromoidrato di arecolina, ricercando l'antigene nelle feci mediante ELISA, IFA o PCR.

L'utilizzo ciclico di antiparassitari è l'unico mezzo valido per ridurre la circolazione dell'echinococco nell'ambiente. Attualmente il principio attivo più efficace è il praziquantel: un'unica somministrazione allontana il parassita dal cane. Durante il trattamento, per evitare reinfestazioni, è essenziale igienizzare l'ambiente in cui defeca il cane.

Ospiti intermedi

L'ospite intermedio più importante in tutto il mondo è l'ovino. Le pecore infestate non manifestano sintomi particolari, anche se le cisti sono multiple e localizzate al fegato o al polmone. Se l'infestazione è massiva possono comparire segni di insufficienza cardiaca, ittero, diarrea, dimagrimento e cali di produzione. In tutti i casi di parassitosi diffusa nell'allevamento le perdite economiche risultano notevoli, sia per i cali di produzione di carne, latte e lana, sia per l'inevitabile eliminazione dei visceri infestati, che potrebbero altrimenti essere utilizzati dalle industrie produttrici di mangimi.

Le localizzazioni e le lesioni anatomopatologiche sono spesso sovrapponibili a quelle che caratterizzano la malattia nell'uomo.

I bovini hanno un ruolo meno importante nel ciclo di diffusione del parassita; i sintomi e le lesioni sono simili a quelli osservati negli ovini.

Nei bufali, a differenza degli altri ospiti intermedi, circa il 90% delle cisti è sterile; quindi più che ospite intermedio vero e proprio, questo animale può essere definito, al pari dell'uomo, un ospite accidentale.

Nel cavallo l'echinococco si accresce molto lentamente; dopo oltre dieci anni dall'inizio della parassitosi la cisti può essere grande solo pochi centimetri, quindi la malattia decorre quasi sempre in modo asintomatico.

Nei maiali l'organo più colpito è il fegato; le localizzazioni viscerali sono rare.

La diagnosi negli animali è sempre conseguente a esame anatomopatologico al macello.

La terapia farmacologica d'elezione è basata sul praziquantel: un antiparassitario somministrabile in unica dose per ogni ciclo.

Nel polmone (il destro è colpito con maggiore frequenza) la cisti si localizza generalmente a livello del lobo inferiore. La presenza della cisti può essere asintomatica oppure può provocare dolore all'emitorace coinvolto, tosse secca, emottisi e vomito in caso di rottura; se la cisti è molto voluminosa, è possibile la deformazione del torace. L'idatidosi ossea, che si verifica nell'1-2% dei casi, determina necrosi e fratture spontanee. La localizzazione delle larve nel sistema nervoso centrale, nel cuore o nei reni si osserva più raramente, ma in questi casi la prognosi è sempre fatale. La forma cerebrale ha un periodo di latenza di 1-8 mesi negli adulti e 1-4 mesi nei bambini.

Echinococcosi multiloculare

È una forma progressiva e maligna, spesso localizzata al fegato, raramente in altri organi. La cisti si sviluppa a partire da una piccola vescicola dalla quale hanno origine proliferazioni solide invasive piene di connettivo e sostanze gelatinose. La sintomatologia può indirizzare verso un carcinoma epatico; anche radiologicamente può essere difficile differenziare le due patologie. In assenza di infezioni secondarie, può decorrere in modo afebbrile. Negli stadi avanzati, a seguito di ipertensione portale, possono manifestarsi ascite e ittero. Il decorso è lento e la malattia può diventare evidente dopo anni, quando le possibilità di intervento medico o chirurgico sono ormai nulle. In alcuni casi, l'unica possibilità di sopravvivenza è legata al trapianto di fegato, intervento non sempre realizzabile soprattutto nei paesi in via di sviluppo.

Echinococcosi policistica

E. vogeli e *E. oligarthrus* causano nel 75-80% dei casi forme policistiche e calcificate a livello epatico; i sintomi più frequenti sono dolori addominali, epatomegalia, ittero, perdita di peso, febbre e anemia; spesso la massa è palpabile e deforma il profilo addominale.

Sono descritti casi cerebrali gravi, a volte risolvibili chirurgicamente.

Elementi diagnostici

La diagnosi clinica di echinococcosi si presenta quasi sempre piuttosto complessa. Inizialmente la malattia è asintomatica e può restare tale per anni. In relazione alla localizzazione e alle dimensioni della cisti, il quadro clinico è variabile: epatomegalia, dolore a livello epatico, ittero, dispnea da compressione polmonare. In caso di rottura della cisti sono possibili reazioni anafilattiche anche gravi. Una diagnosi precoce può condizionare fortemente l'esito della terapia, sia farmacologica sia chirurgica.

Le indagini diagnostiche utilizzate comprendono la TAC, l'ultrasonografia o la radiografia: tecniche che consentono l'evidenziazione delle cisti, senza però for-

Diagnosi differenziale

- Cirrosi
- Lesioni cistiche
- Mixoma atriale
- Teniasi
- Tubercolosi
- Tumori e ascessi epatici
- Tumori polmonari
- Tumori cerebrali

nire indicazioni diagnostiche precise. Per la diagnosi sierologica si ricorre sia all'ELISA sia al western blot. In tutti i casi le percentuali di falsi positivi o falsi negativi (per cisti allo stadio iniziale) sono elevate.

Va sottolineato che le tecniche e gli antigeni impiegati per la diagnosi non sono ancora standardizzati a livello internazionale.

Terapia

Per il trattamento dell'echinococcosi non sono disponibili linee guida ufficiali; ogni caso va valutato in maniera specifica. In alcune situazioni è sufficiente controllare periodicamente il paziente, in altre sono necessari interventi immediati. Per decenni il trattamento più diffuso è stato l'intervento chirurgico; tuttavia, questo è generalmente gravato dal rischio di rottura della cisti, con possibile reazione allergica o shock anafilattico, di lesioni agli organi sui quali è impiantata la cisti, di embolie o lesioni vasali gravi. Attualmente si è orientati, quando possibile, al trattamento con farmaci o con la tecnica PAIR (Puntura della cisti, Aspirazione del liquido idatideo, Iniezione di sostanze antiscolicide, Riaspirazione). In caso di rottura spontanea della cisti, si può somministrare albendazolo o mebendazolo, tenendo sempre presente che la terapia deve essere personalizzata e monitorata, in quanto si tratta di farmaci antiparassitari con gravi effetti secondari, in particolare epatotossici.

Prevenzione e controllo

L'echinococcosi è considerata dal WHO una parassitosi eradicabile, purché la lotta sia basata su scelte di politica sanitaria. Per ottenere risultati efficaci e duraturi, sono necessari programmi mirati centrati su:
- educazione sanitaria;
- stretto controllo delle macellazioni, con allontanamento e distruzione dei visceri infestati;
- controllo del randagismo e trattamenti periodici nelle aree endemiche o in caso di focolaio.

Nelle aree endemiche o iperendemiche, è ragionevole mirare al controllo della parassitosi, senza tendere necessariamente alla scomparsa del parassita dal territorio; nelle altre regioni le strategie sanitarie integrate possono essere finalizzate all'eradicazione della malattia, ossia alla scomparsa del parassita dall'ambiente.

La strategia di eradicazione adottata in Nuova Zelanda è un buon esempio di politica sanitaria corretta: a seguito di programmi decennali integrati, il territorio neozelandese, pur essendo ad alta densità di allevamenti ovini, è considerato temporaneamente libero da echinococco.

Un esempio di come non si possa abbassare la guardia, anche dopo aver conseguito risultati positivi, può essere rappresentato dall'esperienza bulgara. In questo paese, negli anni cinquanta il livello di diffusione del parassita era elevato sia negli animali sia nell'uomo: durante il periodo 1950-1962 furono registrati 6469 nuovi casi, chirurgicamente confermati, di idatidosi. Nel 1960 fu inaugurata una campagna di controllo con l'attuazione di interventi su tutto il territorio: il programma, adeguatamente finanziato e sostenuto dalle istituzioni pubbliche, fu attuato dai servizi medici e veterinari locali, furono potenziati i laboratori di analisi, venne intensificata la lotta al randagismo e realizzata una campagna di educazione sanitaria volta particolarmente alle popolazioni rurali. La situazione migliorò gradualmente: dal 1950 al 1982, l'incidenza annuale passò da 6,5 a 2,0 casi per 100 000 abitanti; parallelamente diminuì il numero di animali trovati infestati al macello. Durante il periodo 1983-1995, le misure di controllo si interruppero per mancanza di finanziamenti: l'incidenza della malattia risalì velocemente a 3,3 per 100 000 e in alcune regioni la malattia divenne nuovamente endemica e iperendemica.

Normativa di rilievo

L'echinococcosi è soggetta a controllo obbligatorio al macello con sequestro e distruzione dei visceri infetti (OM 21.04.1964; DLgs 286/94). I casi di idatidosi animale non sono soggetti a denuncia; tuttavia, i veterinari addetti all'ispezione delle carni devono riportare su un registro i casi riscontrati negli animali da macello. Tali dati sono poi inoltrati al Ministero della salute attraverso le Regioni.

La malattia è inclusa nella classe V del DM 15.12.1990 ed è soggetta a denuncia obbligatoria da parte del medico curante all'Ispettorato del Lavoro, ai sensi del DM 27.04.2004. La Direttiva 2003/99/CE include l'echinococcosi tra le zoonosi e gli agenti zoonosici da sottoporre a sorveglianza (allegato I, elenco A).

Tra le principali norme, si segnalano:
- DPR 08.02.1954 Regolamento di Polizia veterinaria
- OM 21.04.1964
- DM 15.12.1990 Sistema informativo delle malattie infettive e diffusive.
- DLgs 286 del 18.04.1994. Attuazione delle direttive 91/497/CEE e 91/498/CEE concernenti problemi sanitari in materia di produzione e immissione sul mercato di carni fresche e successive modificazioni e integrazioni.
- Direttiva 2003/99/CE del Parlamento Europeo e del Consiglio, del 17.11.2003, sulle misure di sorveglianza delle zoonosi e degli agenti zoonotici, recante mo-

difica della Decisione 90/424/CEE del Consiglio e che abroga la Direttiva 92/117/CEE del Consiglio.

- DM 27.04.2004 del Ministero del lavoro e delle politiche sociali. Elenco delle malattie per le quali è obbligatoria la denuncia, ai sensi e per gli effetti dell'art. 139 del testo unico, approvato con Decreto del Presidente della Repubblica 30 giugno 1965, n. 1124, e successive modificazioni e integrazioni.

Encefalopatie spongiformi da prioni

L'epizoozia di encefalopatia spongiforme bovina (BSE, *Bovine Spongiform Enceph-alopathy*) – cui ha fatto seguito la comparsa della nuova variante della malattia di Creutzfeldt-Jacob (vCJD, *variant Creutzfeldt-Jakob Disease*) nell'uomo – rappresenta l'evento patologico di origine zoonosica che ha destato le maggiori preoccupazioni nell'opinione pubblica e nelle autorità sanitarie dei paesi europei, tra il 1986 e il 2001. I costi sostenuti per affrontare l'emergenza sono stati enormi, ma anche negli anni successivi il sistema di sorveglianza ha comportato un notevole impegno economico: da gennaio 2001 a dicembre 2004, i costi per i controlli effettuati sui bovini considerati non a rischio, regolarmente macellati, sono stati superiori a 1600 milioni di euro.

Nonostante alcuni scenari catastrofici prospettati inizialmente, l'epidemia appare in declino. Secondo i dati dell'Health Protection Agency Centre for Infections di Londra, dall'inizio dell'epidemia alla fine di agosto 2006, nel Regno Unito il numero complessivo di casi umani confermati (o probabili) ammontava a 162; gli altri due paesi più colpiti, Francia (20 casi) e Irlanda (4 casi), sono "confinanti" con il Regno Unito; in tutto il resto del mondo si sono verificati complessivamente 10 altri casi. Nel Regno Unito il picco epidemico è stato raggiunto nel 2000, con 28 decessi, e da allora il numero annuale di casi è in declino: nel 2005 sono stati registrati 5 decessi (figura 1).

La comparsa della BSE, una zoonosi sconosciuta e inattesa, ha provocato effetti sanitari, mediatici ed economici profondi e, soprattutto, ha determinato un ripensamento radicale che ha investito le politiche sanitarie veterinarie e l'impianto normativo comunitario. Infatti, da un lato si sono dovuti affrontare nuovi scenari nel campo della prevenzione e della sicurezza dei prodotti di origine animale e dei mangimi, dall'altro sono stati messi in evidenza i pericoli insiti in errate scelte economiche e produttive, che hanno reso possibile l'epidemia.

La gestione della crisi sanitaria, che ha causato la distruzione del patrimonio bovino inglese, il crollo del mercato delle carni bovine, oltre che la morte di circa 200 persone, è stata difficile, spesso inefficace, e ha rivelato l'incapacità dei paesi dell'Unione Europea di affrontare emergenze sanitarie globali.

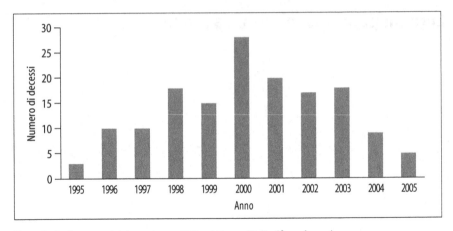

Figura 1. Andamento dei decessi per vCJD nel Regno Unito (fino al 2005).

Fonte: www.cjd.ed.ac.uk

All'evento BSE hanno fatto seguito fenomeni come il ritrovamento di diossina nelle carni suine e di aflatossine nel latte, senza parlare delle minacce connesse all'influenza aviaria, che hanno messo ulteriormente in luce la necessità di un approccio trasversale alle zoonosi e alla sicurezza alimentare.

Eziologia

Le encefalopatie spongiformi, o TSE (*Transmissible Spongiform Encephalopathies*), sono malattie neurodegenerative dell'uomo e degli animali, caratterizzate da assenza di reazioni infiammatorie, lunghi periodi di incubazione e da esito inevitabilmente fatale. Pur essendo tutte trasmissibili sperimentalmente o accidentalmente (per esempio per contagio iatrogeno) tra individui diversi, queste patologie possono presentarsi ed essere distinte in tre tipologie principali:
- forme sporadiche, dovute presumibilmente a mutazioni genetiche occasionali;
- forme ereditarie, dovute a mutazioni congenite (poiché tale origine è rilevabile solo mediante analisi specifiche, questo gruppo è perlopiù aggregato, soprattutto a livello statistico, a quello delle forme sporadiche);
- forme infettive, trasmesse principalmente per via alimentare (ma anche iatrogena e verticale).

Gli agenti responsabili delle TSE non sono riferibili ai patogeni tradizionalmente conosciuti. Nel corso degli anni erano state elaborate diverse ipotesi eziologiche, tutte basate sull'assunto che l'agente infettante fosse riconducibile o analogo a un virus e avesse un genoma proprio (si sono proposti virus lenti, viroidi, virini, virus filamentosi, retrovirus, amiloidosi virus-indotte eccetera). Queste ipotesi furono definitivamente escluse dalle ricerche condotte per identificare la natura dell'agente responsabile della scrapie (l'encefalopatia spongiforme delle pecore, la prima malattia conosciuta del gruppo delle TSE): infatti apparve ben presto evidente che non poteva trattarsi né di un batterio né di un virus, data la sua resistenza a tutti i trattamenti di denaturazione degli acidi nucleici.

Nel 1982 *Science* pubblicò un articolo di Stanley B. Prusiner, nel quale l'autore (insignito nel 1997 del premio Nobel per la medicina) presentava i risultati delle sue ricerche, avviate circa dieci anni prima, sull'agente eziologico della scrapie. Prusiner, partendo dai risultati degli studi di Alper e Griffith – che sostenevano la possibilità che l'agente eziologico della scrapie fosse privo di acidi nucleici – era riuscito a isolare da preparati di cervelli di criceti infettati con scrapie ovino una proteina infettiva, che egli denominò *prion* (acronimo di *proteinaceous infectious particle*). Questa scoperta venne accolta dall'ambiente scientifico con grande scetticismo; tuttavia, dopo soli due anni, Prusiner dimostrò che il gene codificante per la "proteina infettiva" era normalmente presente nel genoma dell'animale ospite. In seguito si è scoperto che il gene responsabile del prione è in realtà presente in tutti i mammiferi in cui è stato ricercato.

Dai successivi studi di purificazione e sequenziamento, è risultato che il prione (definito PrPsc, ossia proteina della scrapie) deriva dall'idrolisi enzimatica di una normale proteina di membrana (detta PrPc, ossia proteina cellulare).

La PrPc è una glicoproteina – espressa soprattutto nei neuroni, ma anche in alcuni tessuti periferici, nei leucociti e nelle cellule spermatiche – la cui funzione in condizioni fisiologiche è sconosciuta, anche se si è ipotizzato che funga da carrier degli ioni rame.

Si ritiene che la proteina alterata (PrPsc), venendo a contatto con la proteina normale (PrPc), sia in grado di modificarla definitivamente, innescando una sorta di reazione a catena, con accumulo crescente di proteina alterata. Questa ipotesi patogenetica spiegherebbe sia la forma infettiva, sia quelle sporadica e ereditaria, delle encefalopatie spongiformi umane. Le forme infettive si spiegano con l'assunzione dall'esterno di proteina PrPsc patogena; quelle sporadiche ed ereditarie sarebbero determinate, rispettivamente, da una mutazione occasionale della proteina normale in PrPsc, oppure dalla predisposizione ereditaria alla trasformazione di proteine PrP in PrPsc.

Epidemiologia

L'epizoozia di BSE

La BSE comparve nei bovini nel 1986 in Gran Bretagna. Inizialmente, questa malattia sconosciuta venne considerata una *oddity*, cioè una stranezza, di interesse esclusivamente veterinario. La nuova malattia fu chiamata encefalopatia spongiforme bovina o "mucca pazza", per le caratteristiche alterazioni comportamentali che si osservavano nei bovini colpiti.

Con l'aumentare del numero di casi, si constatò che la malattia non si presentava come un'epizoozia a macchia d'olio, ma con caratteristiche focali; l'incidenza era maggiore negli allevamenti da latte e i capi colpiti avevano 3-5 anni. Considerando il lungo periodo di incubazione della malattia, successive valutazioni hanno collocato l'inizio dell'epizoozia intorno ai primi anni ottanta.

Da una serie di studi osservazionali risultò che il fattore di rischio costantemente presente negli allevamenti colpiti era l'utilizzo di farine di carne e ossa.

Poiché una patologia analoga, la scrapie, era conosciuta da secoli negli ovini ma non era mai comparsa nei bovini, nonostante le farine di carne provenissero in gran parte da carcasse di ovini morti per scrapie, ci si chiese che cosa avesse potuto determinare il salto di specie. In breve tempo, si giunse alla conclusione che il passaggio del prione della scrapie al bovino era stato causato dal cambiamento nel processo di produzione delle farine di carne destinate all'alimentazione dei bovini.

Negli anni settanta, sul territorio britannico erano presenti 45 milioni di pecore e circa 12 milioni di bovini e la scrapie, una malattia degli ovini determinata da un prione, era endemica negli allevamenti; inoltre, era diffusa l'abitudine di alimentare i vitelli con farine di carne proveniente da animali morti, comprese le pecore decedute per scrapie. Per motivi economici, i processi di trasformazione delle carcasse destinate alla produzione di mangimi furono modificati, abbandonando l'uso di alte temperature e dei solventi organici per l'estrazione dei grassi e abbreviando i tempi di produzione. In tal modo, i prioni presenti nelle carcasse infette non venivano denaturati e si ritrovavano in quantità elevate nelle farine, la cui ingestione ne determinava il passaggio nell'organismo dei bovini.

Nel 1988 nel Regno Unito furono, così, bandite dall'alimentazione dei ruminanti le farine di carne, che, tuttavia, continuarono a essere commercializzate per diverso tempo negli altri Stati della Comunità.

Dal 1986 al 1994 i casi di malattia nei bovini continuarono a crescere, dal 1995 è invece iniziato un costante decremento. Dal 1986 al 2005 i capi risultati positivi sono stati oltre 184 000; l'inevitabile abbattimento di tutti gli animali presenti negli allevamenti colpiti ha praticamente azzerato il patrimonio bovino inglese. Nel resto del mondo, alla fine del 2005, il numero complessivo dei casi di BSE ammontava a circa 5100 (figura 2).

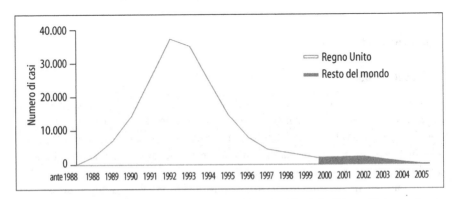

Figura 2. Andamento dell'epizoozia di BSE: casi confermati nei bovini nel Regno Unito e nel resto del mondo (fino al 2005).   *Fonte: European Commission, 2006*

A partire dal 1989 si sono verificati casi di encefalopatia spongiforme bovina nella maggior parte dei paesi dell'Europa occidentale; nel nostro paese i primi due casi sono stati riconosciuti nel 1994.

In Italia, nel 1990, è stato attivato un sistema di sorveglianza passiva; l'anno successivo il Ministero della salute ha istituito, presso l'Istituto zooprofilattico sperimentale del Piemonte, Liguria e Valle d'Aosta, il Centro di referenza nazionale per lo studio e le ricerche sulle encefalopatie animali e neuropatologie comparate (CEA). Tuttavia, le azioni per ridurre il rischio di BSE hanno subito gravi ritardi. Dal 1990 al 1995 si sono verificate ancora importazioni di animali provenienti dal Regno Unito e solo nel 1994 è entrato in vigore il divieto di utilizzo di farine di carne per i ruminanti.

Il sospetto di BSE si emette a seguito della raccolta di dati anamnestici e sintomatologici codificati e comuni ai sistemi di sorveglianza di tutti i paesi europei. La conferma della diagnosi è ancora possibile solo post mortem, mediante l'identificazione della PrPsc tramite indagini immunoistochimiche o western blot (test rapidi) e successivamente con esame istopatologico (test di conferma).

Nel 2001 in Italia, come nel resto dell'Unione Europea, è stato messo in atto anche un sistema di sorveglianza attiva, che prevede l'esecuzione di un test rapido su campioni di tronco encefalico prelevati dai bovini regolarmente macellati di età superiore a 30 mesi, o dai bovini a rischio (ossia morti in stalla, macellati d'urgenza o per macellazione differita) di oltre 24 mesi. In seguito alcuni paesi, tra cui l'Italia, hanno deciso di abbassare a 24 mesi, anche per i capi regolarmente macellati, la soglia di età per l'effettuazione del test rapido.

Questo sistema di sorvaglianza è stato concepito in modo da coinvolgere attivamente tutti gli attori della filiera zootecnica: dall'allevatore, costantemente presente in stalla, ai veterinari aziendale e ufficiale.

Nel nostro paese, come nel resto dell'Europa, la BSE è in netto decremento. La prevalenza annua nei bovini è scesa da 1,07 per 10 000 test di screening effettuati nel 2001 a 0,12 per 10 000 nel 2005 (8 casi su oltre 690 000 test effettuati).

Tuttavia, lo scenario potrebbe cambiare. Infatti, i prioni sembrano mostrare una discreta capacità di variazione e di adattamento. In varie specie animali sono state identificate nuove varianti delle TSE già note: nel 2004 ricercatori italiani hanno identificato nei bovini un nuovo prione che determina negli animali un'encefalopatia con caratteristiche più simili alla CJD che alla BSE (la malattia è stata denominata BASE, *Bovine amyloidotic spongiform encephalopathy*). Inoltre, nel 2005 è stato confermato in Francia il primo caso di BSE in una capra: l'eventuale diffusione di questa patologia negli ovicaprini potrebbe porre problemi di sorveglianza sanitaria di difficile soluzione (vedi box a pag. 93).

Il salto di specie: l'epidemia nell'uomo

Nel 1996 venne descritta per la prima volta una forma di encefalopatia spongiforme simile alla malattia di Creutzfeld-Jackob (CJD), una patologia neurodege-

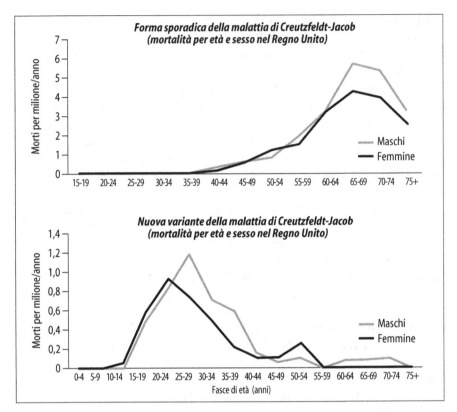

Figura 3. Confronto tra le età di insorgenza della CJD e della vCJD.

Fonte: The National CJD Surveillance Unit, 2005

nerativa già conosciuta nell'uomo; i primi casi si erano registrati due anni prima tra agricoltori e allevatori, di giovane età, che avevano avuto casi di BSE nella loro azienda. I primi sospetti circa una possibile correlazione tra l'epizoozia di BSE e la comparsa della nuova malattia nell'uomo erano sorti proprio per la giovane età delle persone colpite: in media 26 anni, contro i 63 della CJD classica (figura 3). La comunità scientifica cominciò a valutare l'ipotesi di un nuovo salto di specie da parte del prione, questa volta dal bovino all'uomo; la malattia venne denominata variante di Creutzfeld-Jackob (vCJD).

Tutti i casi umani verificatisi dal 1995 a oggi (circa 200 in tutto il mondo, tabella 1) presentano alcuni tra i seguenti fattori di rischio: giovane età, omozigosi per la metionina al codone 129 del gene della proteina prionica, residenza nel Regno Unito e consumo di carne di bovini importati da questo paese oppure alimentati con farine derivate da carcasse. L'importanza della permanenza nel Regno Unito come fattore di rischio ha comportato, negli altri paesi europei, la non idoneità alla donazione di sangue delle persone che avevano soggiornato oltremanica per almeno sei mesi, nel periodo dal 1980 al 1996.

Patogenesi

Le malattie appartenenti al gruppo delle TSE non mostrano tutte lo stesso meccanismo patogenetico; ciò è dovuto alle diverse caratteristiche dei prioni e, soprattutto, al loro tropismo cellulare, estremamente variabile da una specie animale all'altra. In ogni caso, possono essere distinte tre fasi successive: infezione e replicazione periferica, neuroinvasione e neurodegenerazione.

La maggior parte delle conoscenze sulla patogenesi deriva da studi sull'infezione prodotta sperimentalmente in topi e bovini, rispettivamente con l'agente della scrapie e con quello della BSE. Sono state condotte anche ricerche su pecore, capre, primati non umani e visoni, tutti sensibili all'infezione da agente della BSE.

Da tutte le sperimentazioni è emerso che il periodo di incubazione, analogamente a quanto si verifica in natura, è molto lungo: per esempio, nei bovini è di 35-37 mesi, nei primati non umani di 46-47 mesi.

Dopo l'infezione segue un lungo periodo di latenza, durante il quale il prione non è rilevabile in alcuna sede. Successivamente, l'agente comincia a replicarsi nei tessuti linforeticolari (linfonodi, tonsille, milza, placche del Peyer), probabilmente a livello delle cellule dendritiche.

Alla replicazione a livello intestinale fa seguito la neuroinvasione, che procede con modalità differenti a seconda del prione e delle specie infettate ed è tuttora oggetto di studio. Per esempio dai modelli sperimentali di scrapie trasmessa per via orale, risulta che, dalla milza, il prione raggiungerebbe il cervello attraverso il nervo splancnico e il midollo spinale; un percoso alternativo che esclude la milza prevede il transito attraverso il nervo vago. Sia le ricerche sperimentali, sia lo studio dei reperti anatomopatologici, hanno confermato che la patologia vera e propria si attua nel sistema nervoso centrale, dove il prione converte le proteine PrPc in PrPsc, che si aggregano formando le caratteristiche placche amiloidi. Queste circondano i neuroni, dando luogo a lesioni spongiformi degenerative, con gliosi e vacuolizzazione progressiva dei tessuti, da cui conseguono i danni neurologici irreversibili. Il meccanismo di questa azione distruttiva non è tuttavia ancora chiaro, essendo esclusa una tossicità diretta della proteina.

Tabella 1. Numero di casi di vCJD (confermati o probabili) a tutto novembre 2006

Paese	Numero totale
Regno Unito	164*
Francia	21 (1)
Irlanda	4 (2)
Italia	1
Stati Uniti	3 (2)
Canada	1 (1)
Arabia Saudita	1
Giappone	1**
Olanda	2
Portogallo	1
Spagna	1
Totale	200

Tra parentesi i casi che hanno soggiornato nel Regno Unito, per più di 6 mesi, nel periodo 1980-1996.
* 2 casi infettati da trasfusioni.
**Soggiorno di 24 giorni, nel Regno Unito.

Fonte: www.cjd.ed.ac.uk

Alcuni fattori, soprattutto di natura genetica, possono condizionare l'insorgere della malattia. Sia nei bovini sia negli ovini, è stata dimostrata l'esistenza di geni che predispongono fortemente all'infezione. Questa condizione ha spinto le autorità dei paesi europei a finanziare piani di selezione genetica per gli allevamenti ovini finalizzati a costituire gruppi con caratteristiche di resistenza.

La malattia nell'uomo

Nell'uomo l'assunzione del prione risulta correlata principalmente al consumo di alimenti a base di carne bovina infetta o contaminata durante la macellazione. Tuttavia, è stata dimostrata anche la trasmissione interumana verticale e iatrogena, analogamente alla forma classica della malattia di Creutzfeldt-Jacob (CJD). Rispetto alla CJD (vedi box), tuttavia, la nuova variante è caratterizzata da un periodo di

Le encefalopatie spongiformi non zoonosiche

Malattia di Creutzfeldt-Jackob(CJD)
Si tratta di una rara malattia (un caso su 1 milione di abitanti all'anno) diffusa in tutto il mondo. Si presenta perlopiù in forma sporadica (a causa di una mutazione del gene codificante la proteina prionica), più raramente in forma infettiva, soprattutto iatrogena (procedure neurochirurgiche, infissione profonda di elettrodi, trapianto di cornea, somministrazione di ormone della crescita eccetera). Generalmente colpisce soggetti di età compresa tra 50 e 75 anni.
Il periodo di incubazione è molto lungo, potendo variare da due a diversi anni. I primi segni di malattia sono aspecifici: insonnia, cefalea, perdita di peso, malessere generale; segue un quadro di deterioramento mentale (caratterizzato inizialmente da disturbi della memoria, visivi e del comportamento), che evolve rapidamente verso la demenza. Sono spesso presenti disturbi motori, in particolare mioclonie, che persistono durante il sonno e tendono a scomparire nello stadio terminale, quando si instaura mutismo acinetico e subentra il coma. Il decorso varia da 1 a diversi mesi, raramente dura 1-2 anni o più; nella maggior parte dei casi la morte sopraggiunge dopo 4-5 mesi.
L'esame anatomopatologico dei tessuti del SNC evidenzia perdita neuronale, necrosi gliare e degenerazione spongiforme.

Insonnia fatale familiare (FFI) e Sindrome di Gerstmann Straussler Scheinker (GSS)
Queste rare malattie ereditarie, entrambe mortali, sono originate da mutazioni autosomiche dominanti del gene codificante per la proteina prionica. La prima patologia, caratterizzata da insonnia, disturbi del sistema nervoso autonomo e alterazioni motorie e cognitive, provoca morte entro un anno dalla comparsa dei sintomi. La seconda ha un decorso di 2-6 anni, con sintomi che comprendono demenza, atassia cerebellare, disfagia e amiotrofia.

Kuru
Venne scoperta in Nuova Guinea agli inizi degli anni cinquanta, nella tribù Fore, una popolazione dedita a riti che prevedevano il cannibalismo cerebrale sui defunti. La malattia, caratterizzata da ipereccitabilità, tremori e atassia, è stata definita anche "morte che ride" per la costante comparsa di riso incontrollato e discinesia facciale. Il progressivo abbandono di questi riti ha determinato la scomparsa della malattia.

incubazione molto più breve, dalla comparsa anche in soggetti giovani (in media 26 anni contro 63) e da un decorso più lungo (circa 14 mesi contro 4-5, figura 3).

I sintomi di natura psichica (con manifestazioni depressive, ansia, insonnia) e comportamentale precedono generalmente quelli francamente neurologici, che compaiono dopo circa 6 mesi, con dolori agli arti, atassia cerebellare, movimenti incontrollati e distonia. Nella fase più avanzata il quadro assume le caratteristiche

Le encefalopatie da prioni negli animali

Scrapie

Comparsa nel Settecento in Gran Bretagna, questa malattia degli ovicaprini si è successivamente diffusa in buona parte del mondo ed è endemica anche in Italia. Si manifesta con un forte prurito, che induce l'animale a grattarsi (in inglese *to scrape*) e a mordersi fino a sanguinare. L'infezione si trasmette sia per via alimentare sia per via verticale e dà luogo ad alterazioni neurologiche progressivamente più gravi. La malattia può durare da alcune settimane a diversi mesi e, quasi sempre, conduce a morte.

BSE nei bovini

Colpisce con maggiore frequenza bovine da latte adulte (4-5 anni di età). Le prime manifestazioni sono aspecifiche: in particolare si possono osservare calo della produzione lattea e dimagrimento. Successivamente compaiono i sintomi della cosiddetta "mucca pazza": alterazioni comportamentali, apprensione e timore, digrignamento dei denti, sbadigli e aumento delle vocalizzazioni, paura di fronte a ostacoli, iperreattività e aggressività. I numerosi disturbi motori (che comprendono, tra l'altro, ipercinesia, incoordinazione degli arti posteriori, andamento a "passo di gallo", discinesia e perdita dell'orientamento) peggiorano gradualmente fino alla morte, che sopravviene dopo 4-6 mesi dall'esordio.
Sebbene si diffonda prevalentemente per via alimentare, la patologia può trasmettersi anche verticalmente o avere origine iatrogena.

BSE negli ovicaprini

La recente identificazione del prione della BSE in una capra ha sollevato molte preoccupazioni, poiché è stata dimostrata, mediante infezione sperimentale, l'ampia diffusività del prione negli ovicaprini e la possibilità di trasmissione orizzontale. Se la BSE dovesse propagarsi anche in questi animali, dunque, le misure di sorveglianza ed eradicazione adottate per i bovini probabilmente non sarebbero sufficienti per assicurare la salute dei consumatori; infatti negli ovicaprini, a differenza che nei bovini, sembra che i prioni si diffondano e si moltiplichino in più organi e distretti, e non solamente a livello del SNC e dei gangli linfatici. Nell'Unione Europea è in corso, dall'aprile 2005, un programma di selezione degli ovini allo scopo di aumentarne la resistenza alle TSE.

Encefalopatie spongiformi in altre specie

Dopo la scrapie e la BSE sono state identificate diverse altre encefalopatie provocate da prioni (tabella 2). Se ne citano qui alcune che risultano tutte correlate, salvo la prima, con il consumo di alimenti (farine animali) contaminati:
- sindrome del dimagrimento cronico (CWD, Chronic wasting disease): simile alla scrapie, evidenziata in ungulati americani (alce delle Montagne Rocciose);
- encefalopatia spongiforme felina: identificata per la prima volta nel 1990 nel Regno Unito in felini domestici;
- encefalopatia trasmissibile del visone (TME);
- encefalopatia spongiforme degli animali esotici: si è manifestata in ruminanti, felidi selvatici e primati tenuti in cattività in riserve e zoo britannici e francesi.

Tabella 2. Malattie da prioni nell'uomo e negli animali

Malattia	Specie ospite naturale	Eziologia
CJD sporadica	Uomo	Sconosciuta (probabile mutazione somatica del gene PRNP)
CJD genetica	Uomo	Genetica (mutazione ereditaria del gene PRNP)
Insonnia fatale familiare (FFI)	Uomo	Genetica (mutazione ereditaria del gene PRNP)
Sindrome di Gerstmann Sträussler Scheinker	Uomo	Genetica (mutazione ereditaria del gene PRNP)
CJD iatrogenica	Uomo	Infettiva, procedure chirurgiche
Kuru	Uomo	Infettiva, ingestione (cannibalismo cerebrale su defunti)
Nuova variante di CJD	Uomo	Infettiva, ingestione di alimenti contaminati dal prione della BSE
BSE	Bovini	Infettiva, ingestione di alimenti contaminati dal prione della BSE
Encefalopatia spongiforme felina	Gatti	Infettiva, ingestione di alimenti contaminati dal prione della BSE
Encefalopatia spongiforme degli animali esotici	Ruminanti, felidi selvatici, primati	Infettiva, ingestione di alimenti contaminati dal prione della BSE
Scrapie	Ovicaprini	Infettiva, modalità di trasmissione incerta
Sindrome del dimagrimento cronico (CWD)	Cervo, alce	Infettiva, modalità di trasmissione incerta
Encefalopatia trasmissibile del visone (TME)	Visone	Infettiva, ingestione, modalità di trasmissione incerta
Encefalopatia spongiforme amiloidotica bovina (BASE)	Bovini	Forse infettiva, il prione è diverso da quello della BSE

Fonte: Aguzzi et al., 2004 (modificata)

della demenza, spesso con mioclono e mutismo acinetico. L'elettroencefalogramma può essere alterato, ma non presenta la periodicità tipica della CJD classica.

L'esame diagnostico strumentale più attendibile è la RM, che risulta altamente specifica e sensibile, mostrando lesioni caratteristiche nella regione talamica posteriore in oltre il 90% dei casi di vCJD. Inoltre, poiché il prione responsabile di questa patologia si localizza anche nel sistema linforeticolare, nei casi dubbi è possibile utilizzare la biopsia tonsillare a supporto della diagnosi. Sono in fase sperimentale test per l'individuazione precoce dell'infezione nel sangue.

Attualmente, non esiste alcuna terapia efficace. Diversi composti si sono dimostrati capaci di interferire, direttamente o indirettamente, con la neuroinvasione o con il meccanismo di conversione della proteina prionica normale (PrPc) in proteina alterata (PrPsc); nessuno di essi, tuttavia, è effettivamente utilizzabile in vivo, spesso a causa di livelli inaccettabili di tossicità.

Prevenzione e controllo

A partire dalla fine degli anni ottanta sono state messe in atto misure di prevenzione progressivamente più stringenti man mano che andavano delineandosi l'entità dell'epizoozia nel bestiame e, successivamente, l'evidenza dell'infezione umana.

Sia pure con ritardi e differenze da paese a paese, è stata attuata una serie di provvedimenti:
- distruzione dei capi malati e delle relative coorti di nascita e di alimentazione;
- blocco delle movimentazioni di bovini dai paesi a maggior rischio;
- bando delle farine di origine animale dall'alimentazione del bestiame;
- test di screening su tutti i bovini macellati a partire da 24-30 mesi di età;
- eliminazione totale dalle carni dei "materiali specifici a rischio" in cui potrebbe essere presente il prione;
- misure restrittive nella produzione di vaccini, farmaci e cosmetici ottenuti da organi o tessuti bovini.

Particolare rilevanza assume, quindi, il processo della macellazione e della lavorazione delle carni. Dai ruminanti macellati (bovini, ovini e caprini) vengono rimosse ed eliminate, mediante circuiti speciali, tutte le parti dell'organismo considerate a rischio (come cervello e midollo spinale, parte dell'intestino e delle interiora). La norma europea prescrive, inoltre, che siano sottoposte a esami di laboratorio parti dell'encefalo e del midollo di tutti:
- i bovini regolarmente macellati d'età superiore a 30 mesi (24 in Italia e altri paesi);
- i bovini a rischio o morti in allevamento di età superiore a 24 mesi;
- gli ovicaprini morti o macellati in età superiore a 18 mesi.

L'epizoozia di BSE ha determinato una radicale rivoluzione della normativa relativa al *rendering*, ovvero la trasformazione degli scarti di macellazione, alla movimentazione animale, alla produzione di mangimi, alla tracciabilità degli animali, delle carni e dei prodotti derivati, compresa la produzione di sieri, vaccini, farmaci e prodotti cosmetici.

Normativa di rilievo

L'OM del 28 luglio 1994 costituisce il pilastro normativo cui ha fatto seguito un numero enorme di disposizioni legali, tese ad affrontare l'emergenza BSE alla luce delle informazioni scientifiche che progressivamente venivano acquisite.

A livello europeo, la base legale per i programmi di monitoraggio e campionamento e per l'utilizzo di test diagnostici per la BSE, e più in generale per le encefalopatie spongiformi trasmissibili, è rappresentata dal Regolamento 999/2001.

Le TSE sono considerate patologie soggette a specifici controlli anche nel Regolamento CE 854/2004, che stabilisce norme specifiche per l'organizzazione di controlli ufficiali sui prodotti di origine animale destinati al consumo umano.

- OM del 28.07.1994 del Ministero della sanità. Misure di protezione per quanto riguarda l'encefalopatia spongiforme bovina e la somministrazione, con la dieta, di proteine derivate da mammiferi.
- Regolamento CE 999/2001 del Parlamento europeo e del Consiglio, del 22.05.2001, recante disposizioni per la prevenzione, il controllo e l'eradicazione di alcune encefalopatie spongiformi trasmissibili.
- Regolamento CE 854/2004 del Parlamento europeo e del Consiglio, del 29.04.2004, che stabilisce norme specifiche per l'organizzazione di controlli ufficiali sui prodotti di origine animale destinati al consumo umano.
- Regolamento CE 253/2006 della Commissione, del 14.02.2006, che modifica il Regolamento CE n. 999/2001 del Parlamento europeo e del Consiglio per quanto concerne i test diagnostici rapidi e le misure di eradicazione delle TSE negli ovini e nei caprini.

Febbre Q

La febbre Q è una zoonosi a diffusione cosmopolita, causata da *Coxiella burnetii*, un piccolo batterio ritenuto inizialmente una rickettsiale, ma successivamente inserito nello stesso ordine delle legionelle (Legionellales). L'interesse per questa patologia ri-emergente è dovuto, soprattutto, all'aumento di incidenza che si registra anche nei paesi dove è scarsamente diffusa. Sono sensibili all'infezione diverse specie di animali, anche domestici (bovini, ovini e caprini rappresentano i principali serbatoi), e l'uomo, ma solo in quest'ultimo la malattia si sviluppa in modo evidente, determinando una sintomatologia febbrile similinfluenzale, con rare complicanze invalidanti (causa di danni permanenti a cuore, fegato e ossa) e una mortalità intorno all'1%. Le zecche fungono da vettori specialmente nella trasmissione tra animali.

La febbre Q è una malattia professionale tipica degli ambienti rurali; viene trasmessa all'uomo dagli animali d'allevamento ed è diffusa tra allevatori, veterinari, macellatori e operatori dell'industria delle carni.

Eziologia

Coxiella burnetii (classe Gamma Proteobacteria, ordine Legionellales, famiglia Coxiellaceae) è un piccolo bastoncello (di circa 0,2 per 1 micron) Gram negativo, intracellulare obbligato. Normalmente, il microrganismo può essere isolato dalle cellule dei mammiferi infettati, ma è stato anche evidenziato in sede extracellulare nelle zecche, che fungono da vettori naturali.

Coxiella si caratterizza per un marcato pleomorfismo. Sono state, infatti, individuate tre forme, che esprimono antigeni e proteine differenti, distinguibili sia dal punto di vista morfologico, antigenico e metabolico, sia da quello della resistenza: *large-cell variant* (LCV), *small-cell variant* (SCV) e *small dense cell* (SDC). *C. burnetii* è in grado di trasformarsi nell'una o nell'altra forma, secondo un meccanismo non ancora completamente chiarito, seguendo una sorta di "ciclo vitale"; questa strategia consente al batterio sia di sopravvivere all'esterno

Q come *query fever*

Il quadro clinico della febbre Q fu delineato per la prima volta nel 1935, in Australia, da Edward Derrick in occasione di un'epidemia di febbre di origine sconosciuta (*query fever*) tra i lavoratori di un macello. La descrizione dell'eziologia della malattia si deve, invece, a Frank MacFarlane-Burnet e a Mavis Freeman, che nel 1937 isolarono il microrganismo da cavie, nelle quali avevano iniettato sangue o urina prelevati da pazienti di Derrick. L'ultimo, importante tassello nella descrizione di questa patologia venne aggiunto, solo un anno dopo, da Herald Cox, uno dei più importanti batteriologi statunitensi, che isolò l'agente eziologico della febbre Q in una specie di zecca, individuando così una delle modalità di trasmissione dell'infezione.

della cellula ospite, sia al suo interno eludendone la risposta immunitaria. La SCV e la SDC sono considerate le forme di persistenza nell'organismo infettato e di resistenza nell'ambiente. Inoltre, la SDC può essere visualizzata come endospora all'interno della LCV e può essere da questa liberata per lisi o per fissione binaria. Questo tratto specifico di *C. burnetii* spiega la sua notevole resistenza, che le consente di sopravvivere per settimane o mesi all'essiccamento, al calore, alle alte concentrazioni saline, a valori estremi di pH e persino alle radiazioni.

All'interno dell'organismo infettato, *C. burnetii* si localizza in diversi distretti; negli animali si replica abbondantemente nelle ghiandole mammarie e negli annessi fetali (a causa dell'elevata affinità del microrganismo per questi tessuti), di conseguenza viene eliminato attraverso feci, urine, latte e, soprattutto, attraverso la placenta. Il latte non bollito di animali infetti può essere veicolo di infezione. I materiali organici contaminati, presenti nelle stalle o nei pascoli, sono particolarmente pericolosi allo stato secco, quando le particelle infettive si polverizzano e si sollevano nell'aria; infatti, l'uomo si contagia soprattutto inalando pulviscolo contaminato.

La dose infettante è estremamente bassa: si stima che siano sufficienti da 1 a 10 microrganismi per determinare infezione.

Per le caratteristiche di virulenza, facilità di disseminazione e resistenza, *Coxiella burnetii* è considerata una possibile arma biologica ed ed è stata inclusa nella lista dei potenziali agenti biologici.

Epidemiologia

Come risulta dalle indagini di sieroprevalenza umana e animale, la malattia è presente in tutto il mondo, eccetto che in Antartide e, probabilmente, in Nuova Zelanda, ed è segnalata in circa 50 nazioni. L'infezione nell'uomo è certamente sottostimata, poiché viene spesso confusa con forme influenzali o altre zoonosi. Le caratteristiche epidemiologiche della malattia sono piuttosto complesse, in quanto l'infezione viene diffusa sia nel circuito degli allevamenti rurali di ruminanti, sia negli ambienti silvestri, veicolata da zecche o materiale organico infetto. Spesso, inoltre, i due circuiti si intersecano.

In Australia, dove vi è obbligo di notifica e si registrano circa 600 casi all'anno, la febbre Q rappresenta una malattia occupazionale piuttosto diffusa. Risale al 2005 la segnalazione della prima epidemia che ha coinvolto alcuni lavoratori di una piccola azienda "non a rischio", nella quale si lavoravano prodotti animali (inclusi derivati di feti e annessi fetali) destinati all'industria dei cosmetici. La comparsa della patologia in settori precedentemente non presi in considerazione ha imposto la revisione dei criteri di classificazione del rischio occupazionale. Nel 2001, il governo australiano ha avviato, primo nel mondo, un Programma nazionale per la gestione della febbre Q, che in alcune regioni è stato prorogato fino a giugno 2007. Il programma prevede lo screening degli abitanti delle zone a rischio e la vaccinazione dei sieronegativi.

Negli Stati Uniti, *C. burnetii* è la seconda causa di infezione acquisita dal personale di laboratorio; la malattia, comunque poco diffusa, è soggetta a denuncia obbligatoria dal 1999. Dal 2000 al 2004 sono stati registrati, complessivamente, poco più di 250 casi umani, con un'incidenza media annuale pari a 0,28 per milione.

In Europa, le epidemie più recenti si sono avute in Germania, Svizzera, Francia, Spagna, Regno Unito e Bulgaria.

In Germania, dove vi è obbligo di denuncia (dal 1962, nella ex Germania Ovest, e dal 1979, nella ex Germania dell'Est), il numero di persone colpite ogni anno è notevolmente aumentato nel corso degli anni novanta. L'incidenza media annuale registrata dal 1990 al 1999 è stata di 1,4 per milione di abitanti, contro lo 0,8 per milione del decennio precedente. Le regioni meridionali, specie il Baden-Württemberg, sono le più interessate.

Nel 1984, in Svizzera, fu registrata un'eccezionale epidemia che coinvolse più di 300 persone; in tutte il quadro clinico era caratterizzato da febbre elevata, malessere generale, cefalea e artralgia. Dalle indagini risultò che l'epidemia, verificatasi durante un'estate particolarmente asciutta, era stata causata dal passaggio di pecore infette, che avevano sollevato grosse quantità di pulviscolo contaminato, poi inalato dalla popolazione residente nel territorio attraversato. Origini analoghe ha avuto l'epidemia registrata tra giugno e novembre 2002 in Francia, a Chamonix, dove 88 persone sono state colpite da febbre Q per la presenza nella valle di greggi al pascolo.

In Inghilterra e Galles nel decennio 1984-1994 si sono registrati oltre 1100 casi, il 47% dei quali caratterizzato da sintomi respiratori, il 7% da sintomatologia cardiaca e il 5% da epatite.

Nel 2004 a Botevgrad, in Bulgaria, 220 persone colpite da polmonite atipica sono state ricoverate tra maggio e giungo; le indagini epidemiologiche e cliniche hanno poi confermato il sospetto di febbre Q. Solo pochi, tra i pazienti intervistati, hanno riferito contatti con animali, mentre molti hanno riferito di una tempesta di polvere che avrebbe coperto l'intera città all'inizio del mese di maggio: ciò confermerebbe la natura prevalentemente aerea della trasmissione dell'infezione.

Tabella 1. Alcune epidemie di febbre Q registrate negli ultimi anni

Anno	Paese	Fonte	Numero di casi
1996	Francia	Ovini	29
1996-2000	Guiana francese	Serbatoi selvatici	132
1997	Bosnia	Ovini	26
1998	Australia	Addetti alla macellazione di ovini	33
1999	Canada	Capre	60
2000	Francia	Letame di ovini	5
2000	Australia	Sconosciuta	16
2000	Francia	Letame di caprini	10
2002	Francia	Ovini	88
2003	Italia	Ovini	133
2004	Bulgaria	Tempesta di polvere	220
2006	Spagna	Visita a una fattoria	22

Fonte: Arricau-Bouvery et al., 2005 (modificata)

La malattia è presente anche in Italia; dove viene spesso confusa con altre zoonosi, in particolare con la brucellosi, maggiormente diffusa nelle regioni mediterranee. Alcuni dei principali focolai epidemici registrati nel mondo negli ultimi anni sono elencati nella tabella 1.

Patogenesi

L'uomo si infetta essenzialmente attraverso l'inalazione di aerosol o particelle contaminate. Penetrata nell'organismo ospite, *C. burnetii* viene fagocitata dai macrofagi (probabilmente grazie alla presenza di recettori di superficie specifici), all'interno dei quali si fonde con i lisosomi, con formazione di fagolisosomi. Le caratteristiche di acidità dei fagolisosomi stimolano la crescita e la moltiplicazione del batterio, fino alla lisi della cellula ospite con conseguente disseminazione e batteriemia. *C. burnetii* esplica la propria azione patogena a livello dell'endotelio dei vasi, determinando endotelite, infiltrati cellulari e processi necrotici.

Sebbene possano essere interessati diversi organi, nella maggior parte dei casi umani la sintomatologia è soprattutto a carico dell'apparato respiratorio – con un quadro di polmonite con localizzazione prevalentemente interstiziale – e, in misura minore, del fegato, dove si osservano infiltrati costituiti da macrofagi e cellule mononucleate.

La malattia nell'uomo

In oltre la metà dei soggetti colpiti, l'infezione determina sieroconversione senza provocare segni di malattia.

Nelle persone che, invece, sviluppano la malattia, i quadri clinici possono essere piuttosto differenziati e variare anche in relazione all'area geografica, al sesso e all'età. Si distinguono una forma acuta e una forma cronica: lo sviluppo dell'una o dell'altra sembra non correlato alle caratteristiche patogenetiche del batterio, ma dipendente dallo stato immunitario del soggetto colpito. Nelle forme acute, si osservano prevalentemente sintomi a carico del sistema respiratorio, in quelle croniche prevale la sintomatologia cardiaca.

Il periodo di incubazione può variare da 1 a 5 settimane, essendo inversamente correlato al numero di microrganismi inalati. Nella maggior parte dei soggetti l'esordio è improvviso, con febbre elevata (40-41 °C), forte cefalea, mialgia e tosse secca; possono anche essere presenti nausea, vomito, artralgia, dolori addominali e toracici, stato confusionale e perdita di peso (anche oltre 7 kg). La febbre può persistere per 1-3 settimane o più; la durata maggiore si osserva nei pazienti anziani. In una bassa percentuale di casi, si riscontra una rigidità del collo di tale entità da far sospettare una meningite batterica. Dal 30 al 50% dei pazienti sviluppa una polmonite atipica o un'epatite granulomatosa. La polmonite, che si manifesta soprattutto nei soggetti in età più avanzata, è spesso associata a febbre, mal di testa e dolori muscolari, mentre la tosse può anche essere assente. Il coinvolgimento polmonare non sempre è accompagnato da anomalie radiologiche, che d'altra parte non sempre sono indicative di interessamento polmonare. L'epatite può essere asintomatica e manifestarsi solo con un innalzamento delle transaminasi, oppure può essere associata a febbre persistente inspiegata e a epatomegalia; è raramente presente ittero.

Nella forma acuta, le complicanze gravi (come meningoencefalite, pericardite, pancreatite e aborto) si sviluppano in una percentuale estremamente bassa di casi.

La malattia negli animali

La malattia negli animali è diffusa in tutto il mondo ed è soggetta a notifica in molti paesi, tra cui l'Italia (dal 1954). *Coxiella burnetii* può infettare moltissime specie, compresi volatili e artropodi, ma i più sensibili sono i ruminanti domestici e selvatici e i marsupiali; cane e gatto possono infettarsi mangiando placente infette.

Nei ruminanti, generalmente, l'infezione è subclinica e può persistere per tutta la vita; la gravidanza può riattivare la moltiplicazione del batterio. *C. burnetii* si localizza nella mammella, nei linfonodi sopramammari, nell'utero e in particolare nella placenta; pertanto latte, feto e invogli fetali rappresentano importanti mezzi di diffusione.

Sporadicamente il batterio può essere causa di anoressia e aborto in capre e bovini, più raramente in pecore e ruminanti selvatici. Le feci possono rimanere infettanti anche per settimane dopo l'aborto.

I sintomi regrediscono in alcuni mesi, anche in assenza di terapia antibiotica; solo l'1-2% delle forme acute può causare morte.

In una bassa percentuale di pazienti, in particolare immunocompromessi, malati di cancro, dializzati o affetti da patologie vascolari o cardiache, la forma acuta può essere seguita da una forma cronica (definita da una persistenza del batterio nell'organismo superiore a 6 mesi) caratterizzata da endocardite, sindrome da affaticamento cronico e aborti ripetuti. Le infezioni croniche possono rimanere asintomatiche anche per anni prima di dare luogo alle sequele della malattia, che sono associate a elevata mortalità (circa 60%).

Elementi diagnostici

Il sospetto di malattia è legato all'esposizione occupazionale (attività in laboratorio o attività zootecnica in ambiente dove la patologia si presenta con relativa frequenza), alla possibile esposizione causata dall'assistenza al parto di animali oppure al morso di zecca (seppure questa modalità di trasmissione sia infrequente). Per la sintomatologia aspecifica e la sporadicità della malattia, la diagnosi non può essere basata sulla clinica ma necessita di indagini di laboratorio.

Poiché l'isolamento del microrganismo è complesso e rischioso, non viene mai utilizzato nelle diagnosi di routine e si ricorre soprattutto alle analisi sierologiche.

La ricerca degli anticorpi anti *C. burnetii*, mediante il test di immunofluorescenza indiretta (IFA), è considerato il metodo di scelta per la diagnosi nell'uomo, perché oltre a essere semplice e accurato, consente di distinguere tra forma acuta e cronica della malattia. Per la diagnosi diretta è invece sempre più utilizzata la PCR, che rappresenta uno strumento rapido, sensibile e specifico per individuare l'agente infettivo in diversi campioni biologici.

In ambito veterinario, le tecniche più utilizzate sono il test di immunofluorescenza indiretta, il test ELISA e la fissazione del complemento; quest'ultimo è specifico ma meno sensibile rispetto ai primi due. Va però sottolineato che, poiché l'eliminazione del microrganismo non sempre è associata a sieropositività, solo la PCR consente di individuare gli animali infetti che diffondono *C. burnetii* attraverso le feci, il latte o le secrezioni vaginali.

Diagnosi differenziale

- Clamidiosi	- Malattia di Lyme
- Mononucleosi	- Meningite asettica
- Erlichiosi	- Miocardite non virale
- Endocardite batterica	- Pericardite batterica
- Epatite B	- Polmonite
- Epatite C	- Rickettsiosi
- Legionellosi	- Tularemia

Terapia

La forma acuta della malattia si risolve nella maggior parte dei casi spontanea-mente; inoltre spesso la diagnosi sierologica giunge quando il paziente è già in fase di guarigione. *Coxiella burnetii* è sensibile agli antibiotici: doxiciclina e tetra-cicline rappresentano i farmaci d'elezione nelle forme acute. In ogni caso la tera-pia antibiotica diminuisce il rischio di forme croniche.

Le forme croniche sono più difficili da trattare; i protocolli terapeutici in uso sono di lunga durata e spesso prevedono l'associazione di più farmaci. Ogni sin-golo caso dovrebbe, quindi, essere valutato e monitorato da uno specialista infet-tivologo. I due schemi terapeutici più diffusi prevedono:

1. doxiciclina associata a chinoloni per almeno 4 anni;
2. doxiciclina in combinazione con idrossiclorochina per un periodo variabile da 1,5 a 3 anni.

Il secondo trattamento determina una percentuale minore di recidive, ma ri-chiede periodoci controlli oculistici per i possibili danni retinici associati alla clorochina.

Prevenzione e controllo

Le misure preventive devono essere mirate soprattutto al rigoroso controllo del-la contaminazione animale e ambientale e all'applicazione di precise regole com-portamentali da parte delle categorie a rischio di esposizione, per minimizzare il contatto con animali potenzialmente infetti. La profilassi ambientale è di dimo-strata efficacia e prevede:

- il rispetto di severe misure igieniche negli allevamenti a rischio e, in particola-re, l'allontanamento e la distruzione di placente e invogli fetali (per prevenirne l'ingestione da parte di animali domestici o selvatici);
- l'utilizzo negli allevamenti di indumenti puliti o monouso;
- l'effettuazione di test sierologici e l'isolamento dei nuovi capi prima che siano introdotti negli allevamenti indenni da febbre Q;
- l'allestimento di locali e utensili appositi destinati al parto degli animali infet-ti e l'accurata disinfezione al termine del parto;
- il trattamento del letame, raccolto e coperto in apposite vasche, con calcio cia-namide prima che venga disperso nei campi.

Per quanto riguarda la profilassi comportamentale, è bene evitare il consumo di latte crudo, anche se raramente l'infezione si trasmette per ingestione; inoltre tutti i lavoratori esposti al rischio di infezione (segnatamente allevatori, persona-le addetto alla cura del bestiame, personale impiegato nei macelli, veterinari e tec-nici di laboratorio) dovrebbero indossare dispositivi di protezione (guanti, ma-scherina eccetera), sia quando prestano assistenza ad animali partorienti, sia du-rante le normali attività di pulizia delle stalle.

Profilassi vaccinale

In Australia, dal 1989, viene prodotto un vaccino inattivato, utilizzato nel programma governativo per i soggetti a rischio. Nelle altre parti del mondo non esistono vaccini; tuttavia nonostante i numerosi studi in corso, considerata la bassa percentuale di complicanze e mortalità, l'utilità della vaccinazione contro la febbre Q negli uomini è oggetto di dibattito.

Normativa di rilievo

La febbre Q rientra tra le zoonosi con obbligo di denuncia ai sensi del Regolamento di Polizia veterinaria; gli articoli 142 e 143 dello stesso Regolamento contenengono i provvedimenti da adottare nei riguardi degli animali che, direttamente o indirettamente, abbiano avuto contatto con persone ammalate (quando vi siano casi accertati di malattia nell'uomo).

La malattia è considerata una zoonosi professionale ed è soggetta scambio di informazioni tra servizio medico e veterinario; è inoltre compresa nella classe II del DM 15.12.1990.

- DPR 320/54 Regolamento di Polizia veterinaria (artt. 154-158).
- DM 15.12.1990 del Ministero della sanità. Sistema informativo delle malattie infettive e diffusive.

Infezioni da *E. coli* enteroemorragici

Sono ormai più di vent'anni che le infezioni causate da ceppi di *E. coli* O157 suscitano interesse e grande preoccupazione. La scoperta del ruolo di questo ceppo quale causa di malattia gastroenterica risale, infatti, al 1982, quando negli Stati Uniti venne identificato per la prima volta come responsabile di un'epidemia di colite emorragica associata al consumo di hamburger contaminati. Dopo la tipizzazione, il batterio in causa fu indicato come *Escherichia coli* verocitotossigeno O157:H7. In seguito, sono stati individuati circa 150 sierotipi di *E. coli* verocitotossigeno, ma quello più frequentemente isolato nelle coliti emorragiche e nella sindrome emolitico uremica (SEU) è il sierotipo O157:H7. Attualmente dal 75 al 100% dei casi sporadici di SEU che si verificano in Europa, Nord America, Canada e America Latina (in particolare Argentina) è ascritto a *E. coli* O157:H7.

Escherichia coli appartiene al gruppo di batteri che normalmente colonizzano l'intestino degli animali omeotermi, compreso l'uomo, vivendo con essi un rapporto di tipo simbiotico. Questo batterio è caratterizzato da notevole variabilità: sono stati identificati centinaia di sierotipi in base alle diverse caratteristiche antigeniche. È il germe più frequente nelle feci di soggetti sani e solitamente non determina malattia. Tuttavia alcuni ceppi si sono evoluti sviluppando caratteristiche di virulenza dovute all'acquisizione di plasmidi, batteriofagi o segmenti di DNA (isole di patogenicità). Tali ceppi sono in grado, per esempio, di produrre tossine o di esprimere fattori di adesione e invasione della mucosa intestinale, provocando infezioni sia nell'uomo sia negli animali. Dal punto di vista patologico il gruppo più importante è rappresentato dai ceppi produttori di verocitotossine (VTEC), di cui fa parte *E. coli* enteroemorragico (EHEC). Il quadro clinico provocato dalle infezioni da VTEC varia, a seconda della virulenza del ceppo responsabile e della resistenza dei soggetti colpiti, da diarrea acquosa anche sanguinolenta con dolori addominali a forme gravi di colite emorragica (CE), fino alla sindrome emolitico uremica (SEU). Le sindromi da *E. coli* O157:H7 rientrano sia nel gruppo delle tossinfezioni alimentari sia in quello delle zoonosi, poiché i ruminanti, in particolare i bovini, costituiscono il serbatoio principale del batterio, mentre latte e derivati e carni poco cotte fungono da veicolo dell'infezione.

Eziologia

Gli *E. coli* appartengono alla famiglia delle Enterobacteriaceae: Gram negativi, mobili, aerobi o anaerobi facoltativi, resistenti in ambiente esterno all'essiccamento e all'azione di molti disinfettanti.

Sono dotati di antigeni superficiali O termostabili (somatici), H (flagellari) e K (capsulari). Pur essendo organismi unicellulari possiedono notevole versatilità e capacità di adattamento alle diverse condizioni ambientali; per esempio, possono modificare morfologia e metabolismo, a seconda dei gas e dei nutrienti presenti, e riescono a vivere entro un ampio intervallo di temperatura e osmolarità. Queste caratteristiche determinano un'alta capacità di sopravvivenza e anche, in particolari condizioni, una notevole aggressività.

Gli *E. coli* patogeni sono classificati in diversi gruppi in base alle caratteristiche di patogeneticità e virulenza, alla sindrome clinica causata e al sierogruppo cui appartengono:
- enteropatogeni (EPEC);
- enterotossigeni (ETEC);
- enteroinvasivi (EIEC);
- enteroaderenti (EAEC);
- enteroemorragici (EHEC).

Su quest'ultimo gruppo, il cui principale fattore di virulenza è la verocitotossina, è concentrata l'attenzione delle autorità sanitarie, per la rilevanza quale patologia zoonosica, per le numerose epidemie registrate nei paesi sviluppati e per la gravità di alcuni quadri clinici determinati dall'infezione.

Epidemiologia

Da quando è stato identificato, *E.coli* O157:H7 è stato isolato nella maggior parte dei paesi industrializzati e in via di sviluppo, dove rappresenta un grave problema di salute pubblica. Ogni anno vengono registrati episodi sporadici ed epidemie, con una stima di oltre 70 000 casi e 60 morti solo negli Stati Uniti. Una delle più recenti epidemie statunitensi si è verificata nell'autunno del 2006, in relazione al consumo di spinaci freschi confezionati: nell'arco di circa tre settimane, nei 26 stati coinvolti sono state colpite 199 persone, con oltre 100 ospedalizzazioni, 31 casi di SEU e 3 decessi.

In Europa, nel 2004, 17 paesi della Comunità più la Norvegia hanno riportato 4143 casi, pari a un'incidenza di 1,3 per 100 000 abitanti. Rispetto ai dati del 2003 (circa 2400 casi), si è quindi osservato un netto aumento.

La nazione più colpita è la Repubblica Ceca, dove si è concentrato oltre il 40% del numero complessivo dei casi segnalati nel 2004, con un'incidenza di 17,1 per 100 000 abitanti. Seguono la Germania (903 casi), il Regno Unito (898 casi), la Danimarca (163 casi) e la Svezia (149 casi).

Dalle analisi eseguite sui prodotti alimentari, è risultato che il latte crudo e la carne bovina sono gli alimenti maggiormente coinvolti, anche se il batterio è stato trovato anche in carni suine e ovine, pollame e prodotti della pesca.

In Italia il primo caso di infezione da *E.coli* O157 è stato segnalato nel 1988, ma ancora oggi la notifica dei casi di infezione da VTEC O157 e dei casi di SEU non è obbligatoria. La sorveglianza epidemiologica fa quindi riferimento ai dati raccolti, su base volontaria, nell'ambito di Enter-Net Italia, dal sistema di sorveglianza nazionale della SEU in età pediatrica (promosso dalla Società italiana di nefrologia pediatrica e attivo dal 1988), che fornisce alla sorveglianza VTEC il maggior numero di casi (73%), e dal programma di sorveglianza delle diarree emorragiche (condotto in collaborazione con l'Associazione microbiologi clinici italiani). Quasi tutti i centri di nefrologia pediatrica italiani collaborano notificando i casi osservati e inviando campioni di feci e siero all'ISS per la diagnosi di laboratorio dell'infezione da VTEC. Tra il 1988 e il 2004 sono stati notificati 344 casi di VTEC e 439 casi di SEU pediatrica (figura 1), questi ultimi sono pari a un'incidenza media di 0,27 per 100 000 abitanti di età compresa tra 0 e 15 anni, inferiore a quella registrata in altri paesi europei (figura 2). Le regioni italiane maggiormente colpite sono *Lombardia, Piemonte, Lazio* e *Puglia.* La grande maggioranza dei casi si verifica in età pediatrica (90%), in particolare tra 0 e 6 anni (80%).

Il bovino è considerato la riserva primaria di *E. coli* enterotossigeno. Le dinamiche di diffusione e sopravvivenza nell'ambiente non sono ancora ben conosciute.

La modalità di trasmissione del batterio è essenzialmente oro-fecale; l'infezione si può verificare a seguito del consumo di carni e latte contaminato poco cotti, non cotti o non pastorizzati, vegetali, frutta o acqua contaminati direttamente dall'animale al pascolo o a seguito di concimazione con letame contaminato non maturo. La trasmissione interumana è molto frequente.

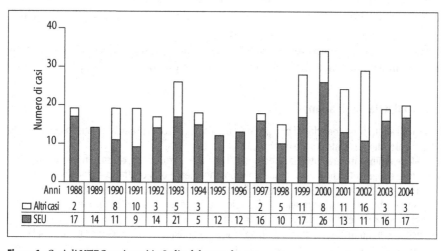

Anni	1988	1989	1990	1991	1992	1993	1994	1995	1996	1997	1998	1999	2000	2001	2002	2003	2004
☐ Altri casi	2		8	10	3	5	3			2	5	11	8	11	16	3	3
▨ SEU	17	14	11	9	14	21	5	12	12	16	10	17	26	13	11	16	17

Figura 1. Casi di VTEC registrati in Italia dal 1988 al 2004.

Fonte: Enter-Net Italia

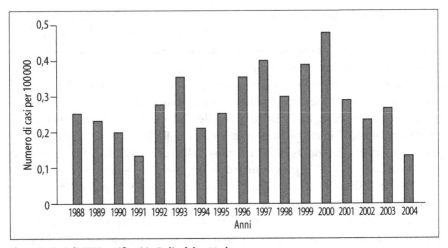

Figura 2. Casi di SEU notificati in Italia dal 1988 al 2004.

Fonte: Enter-Net Italia

Patogenesi

Per causare infezione sono sufficienti 8-10 microrganismi. Penetrati nell'organismo, i batteri colonizzano la mucosa intestinale aderendo agli enterociti. Si ha quindi il rilascio e il passaggio in circolo delle verocitotossine, strettamente correlate a quella prodotta da *S. dysenteriae* tipo 1 e perciò definite *Shiga-like toxin*. Queste potenti tossine raggiungono i tessuti bersaglio rappresentati dagli endoteli vasali dell'intestino e, eventualmente, dei reni, dove causano fenomeni trombotici e le caratteristiche lesioni microangiopatiche. Le tossine prodotte da *E.coli* O157:H7 costituiscono un fattore di patogenicità multipla. Alcune possiedono la capacità di inibire la sintesi proteica nelle cellule ospiti inducendone la necrosi, altre svolgono un'azione distruttiva diretta sulla parete intestinale. In relazione al tipo e alla quantità di tossine prodotte, la sintomatologia può variare: dallo stato di portatore asintomatico, alla diarrea acquosa, alla colite ulcerosa emorragica (causata da necrosi dei vasi intestinali) fino alla gravissima sindrome emolitico uremica.

La malattia negli animali

I bovini adulti sono considerati principale serbatoio degli *E. coli* enteropatogeni. Nella maggior parte dei casi l'infezione è asintomatica.

Nelle femmine lattifere, tuttavia, sono possibili mastiti necrotizzanti, causa di forme febbrili acute e iperacute, che possono guarire spontaneamente o, al contrario, esitare in morte. Forme croniche di mastite, conseguenti alle forme acute, causano alterazioni della secrezione lattea, che può presentarsi emorragica o sierosa. Nei vitelli si osservano, fin dai primi giorni di vita, forme setticemiche acute o iperacute.

Anche se meno frequenti, quadri patologici sovrapponibili a quelli riscontrati nei bovini si possono osservare anche negli ovini e nei suini.

In alcuni casi, a seguito del massiccio danno ischemico intestinale, le tossine possono entrare in circolo; il principale organo bersaglio è il rene. Dopo un iniziale danno endoteliale a livello delle arteriole renali, si può avere aggregazione piastrinica intravasale e formazione di trombi. I danni renali determinati da questo processo tossico causano la sindrome emolitico uremica, principale causa di insufficienza renale acuta nei primi quattro anni di vita dei bambini.

La malattia nell'uomo

Negli adulti, dopo un periodo di incubazione variabile da 1 a 8 giorni (mediamente 3), la malattia esordisce con forti crampi addominali e diarrea acquosa, che può divenire emorragica dopo circa 48 ore; occasionalmente è presente vomito; la febbre, se compare, è modesta.

Normalmente in 8-10 giorni la malattia si risolve senza sequele.

Nel 5-10% dei casi, rappresentati soprattutto da bambini molto piccoli e da anziani, la colite emorragica evolve in sindrome emolitico uremica, una complicanza molto grave caratterizzata da insufficienza renale acuta e anemia emolitica migroangiopatica. La SEU può tuttavia manifestarsi pure negli adulti, anche senza essere preceduta da sintomatologia enterica grave. I pazienti sottoposti a terapia adeguata guariscono nell'85% dei casi; tuttavia possono avere postumi permanenti come ipertensione, deficit neurologici, insufficienza renale e sindrome da malassorbimento per l'eventuale rimozione di un tratto dell'intestino. Circa un terzo dei pazienti colpiti da sindrome emolitico uremica riporta danni renali persistenti per mesi o anni e alcuni devono essere sottoposti a dialisi. La SEU è gravata da una mortalità del 5% circa.

Un'altra grave complicanza dell'infezione, osservata più spesso negli adulti che nei bambini, è rappresentata dalla porpora trombotica trombocitopenica (TTP), nella quale oltre ai sintomi caratteristici della SEU si associano febbre e manifestazioni neurologiche.

Elementi diagnostici

Il sospetto diagnostico può sorgere in presenza di manifestazioni enteritiche di notevole gravità, afebbrili, eventualmente a carattere emorragico, in particolare se associate ad anamnesi favorevole per consumo recente di carne cruda o poco cotta, di latte crudo oppure per balneazione in acque contaminate. Nei bambini di età inferiore ai 5 anni, in presenza di sintomatologia diarroica e/o insufficienza renale acuta, va sempre considerata la possibilità di infezione da *E. coli* O157.

La diagnosi di laboratorio si basa inizialmente sull'isolamento del germe mediante coprocoltura su terreno di MacConkey, cui deve seguire la tipizzazione con tecniche immunoenzimatiche o PCR.

In Italia il laboratorio di riferimento per la tipizzazione dei ceppi di *E. coli* enterotossigeni è presso l'Istituto superiore di sanità, che rappresenta il nostro paese nel progetto Enter-Net, il cui obiettivo è il monitoraggio e la sorveglianza delle infezioni da salmonella, *E. coli* O157 e altri coli produttori di verocitotossina.

Terapia

Nell'adulto la terapia è fondata essenzialmente sulla reidratazione e sulla correzione delle alterazioni elettrolitiche.

La somministrazione precoce di antibatterici (chinoloni nell'adulto e cotrimoxazolo nel bambino) è controversa, poiché può indurre un aumento del rilascio di tossine, determinando l'evoluzione repentina verso la sindrome emolitico uremica. Nei bambini e negli adulti con coinvolgimento renale è fondamentale il trattamento dialitico.

Prevenzione e controllo

Per la potenziale gravità dei danni, a volte irreversibili, che può determinare, la malattia da *E. coli* enterotossigena richiede un elevato livello di attenzione da parte delle autorità sanitarie locali, in particolare per l'individuazione di fonti di pericolo o rischio.

Per prevenire efficacemente la diffusione dell'infezione, è essenziale adottare misure di biosicurezza a partire dalla produzione primaria: allevamenti con adeguata densità di animali, sorveglianza epidemiologica, igienizzazione e corretto smaltimento dei reflui di stalla.

Le misure devono essere assicurate all'interno di tutta la filiera produttiva: macelli, laboratori di sezionamento e lavorazione delle carni, stabilimenti di produzione del latte, punti di ristoro. In particolare, per quanto riguarda l'igiene degli alimenti, sono indispensabili campagne di sensibilizzazione rivolte agli operatori alimentaristi e alla popolazione generale.

Altrettanto importante è il costante monitoraggio della qualità delle acque pubbliche, comprese quelle delle piscine e le acque destinate all'irrigazione delle coltivazioni di frutta e ortaggi.

Profilassi comportamentale

L'adozione di corrette norme igieniche è essenziale per prevenire l'infezione da *E. coli*. Il CDC raccomanda ai consumatori di osservare le seguenti regole comportamentali, che sono comunque efficaci nella prevenzione di buona parte delle tossinfezioni alimentari:
- cuocete accuratamente la carne bovina e gli hamburger, verificando che anche nelle parti più spesse la temperatura raggiunga almeno i 71 °C (a tale scopo si

trovano in commercio appositi termometri da cucina); se non disponete di un termometro, verificate che nelle parti più spesse la carne non sia ancora rosa;
- se al ristorante vi servono hamburger o carne bovina poco cotta, chiedete che sia fatta cuocere ulteriormente;
- evitate di contaminare la cucina con batteri dannosi: tenete sempre separati gli alimenti crudi dai cibi già cotti; dopo il contatto con alimenti crudi, in particolare carne, lavate con acqua calda e sapone mani, contenitori e utensili; non poggiate mai cibi cotti su piatti non lavati che hanno contenuto carne cruda;
- bevete solo latte e succhi di frutta pastorizzati;
- lavate frutta e verdura sotto acqua corrente, in particolar modo quelli che si consumano crudi; scartate le foglie più esterne delle verdure; i bambini con meno di 5 anni e le persone con sistema immunitario compromesso dovrebbero mangiare frutta e verdura solo se sbucciata o cotta;
- bevete solo acqua potabile adeguatamente trattata con cloro;
- evitate di inghiottire acqua mentre nuotate nei laghi o negli stagni;
- accertatevi che le persone affette da diarrea, in particolare i bambini, si lavino accuratamente le mani dopo essere state in bagno; qualsiasi persona affetta da diarrea non dovrebbe fare il bagno nelle piscine pubbliche, condividere i servizi igienici o preparare il cibo per altre persone.

Normativa di rilievo

Il Comitato scientifico per le misure veterinarie in relazione alla salute pubblica (CSMVSP) della Comunità Europea ha emesso nel 2003 un parere sulla presenza di *E.coli* produttori di verocitotossine (VTEC) negli alimenti e, al fine di ridurre i rischi per la salute pubblica, ha individuato le categorie di alimenti più a rischio. Nel Regolamento CE 2073/2005 sono stati fissati i criteri microbiologici per la ricerca del batterio nei prodotti alimentari.

La malattia da *E. coli* produttori di verocitotossine è inclusa tra le zoonosi da sottoporre a sorveglianza (Direttiva 2003/99/CE, allegato I, elenco A).

- Direttiva 2003/99/CE del Parlamento europeo e del Consiglio del 17 novembre 2003 sulle misure di sorveglianza delle zoonosi e degli agenti zoonotici, recante modifica della Decisione 90/424/CEE del Consiglio e che abroga la Direttiva 92/117/CEE del Consiglio.
- Regolamento CE 2073/2005 della Commissione, del 15 novembre 2005, sui criteri microbiologici applicabili ai prodotti alimentari.
- DLgs 191 del 04.04.2006. Attuazione della Direttiva 2003/99/CE sulle misure di sorveglianza delle zoonosi e degli agenti zoonotici.

Influenza aviaria

Siamo preparati a prevenire e ad affrontare la morbilità, la mortalità e le conseguenze sociali ed economiche provocate da una pandemia influenzale?

È difficile rispondere a questa domanda ricorrente: infatti, nonostante gli importanti progressi compiuti nella conoscenza del virus influenzale, la scoperta di nuovi farmaci antivirali e la messa a punto sempre più tempestiva di vaccini specifici, non è dato sapere quando si verificherà la prossima pandemia, quanto sarà patogeno il virus che la causerà, come e con quale velocità si diffonderà e quanti milioni di persone saranno colpite.

Il timore di gravi pandemie influenzali si fonda sugli elevati tassi di morbilità e mortalità di questa patologia, dimostrati da una serie di precedenti che dai tempi più antichi giungono fino all'età contemporanea. Dall'esame delle fonti storiche, la prima descrizione di un'epidemia influenzale in Europa viene fatta risalire al 1173-1174, mentre la prima pandemia si sarebbe registrata nel 1580.

La Spagnola, che nel 1918 provocò la morte di 20-40 milioni di persone (ma alcune fonti ipotizzano fino a 100 milioni di morti), fu causata da H1N1: un virus all'origine esclusivamente aviario, divenuto patogeno e aggressivo per l'uomo in seguito a progressivo adattamento. L'Asiatica, del 1957, e la Hong Kong, del 1968, furono causate rispettivamente da H2N2 e H3N2, entrambi derivanti da riassortimenti di virus aviari con virus umani (tabella 1).

Tali mutazioni si sono probabilmente verificate nei suini, capaci di ospitare virus influenzali sia umani sia aviari. Gli animali, infatti, svolgono un ruolo determinante nella comparsa di nuovi sottotipi virali verso i quali l'uomo è sprovvisto di copertura immunitaria.

Affinché si verifichi una pandemia influenzale da virus aviario devono coesistere tre condizioni:

1. che a seguito di importanti riassortimenti genetici compaia un nuovo sottotipo virale con caratteristiche antigeniche totalmente nuove;
2. che il nuovo sottotipo sia patogeno per l'uomo;
3. che abbia competenza e stabilità tali da poter conservare la propria virulenza anche dopo ripetuti passaggi interumani.

Tabella 1. Comparsa di nuovi ceppi e pandemie registrate dalla fine del XIX secolo

Anno di insorgenza	Ceppo responsabile e caratteristiche	Numero di morti
1889	H2N2 (ipotesi su base sierologica)	*n.d.*
1900	H3N8 (ipotesi su base sierologica)	*n.d.*
1918	H1N1 (di origine aviaria) *Spagnola*	20-40 milioni
1957	H2N2 (di origine aviaria) *Asiatica*	Circa 1 milione
1968	H3N2 (di origine aviaria) *Hong Kong*	Circa 700 mila
1997	H5N1 (prima comparsa a Hong Kong)	143 (2003 - settembre 2006)

Ogni anno si verificano in tutto il mondo focolai di influenza o epidemie provocati da virus di tipo A o B. Essi sono il risultato di cambiamenti minori, molto instabili, che consentono al virus di evadere, almeno parzialmente, la risposta immunitaria sviluppata nella popolazione umana a seguito di epidemie precedenti. Il manifestarsi di mutazioni importanti e particolarmente virulente è all'origine di pandemie, ossia di epidemie in grado di colpire almeno il 25% della popolazione mondiale.

Il WHO definisce con esattezza le diverse fasi che caratterizzano un ciclo pandemico. Per ciascuna fase sono anche definiti diversi livelli di rischio per un determinato paese (tabella 2).

Eziologia

I virus dell'influenza appartenengono alla famiglia *Orthomyxoviridae*; hanno dimensioni variabili da 80 a 120 nm, sono costituiti da una singola catena di RNA e da una componente proteica, comprendente due tipi di glicoproteine (emoagglutinine e neuraminidasi), situate a livello dell'involucro lipidico (envelope), che conferiscono specificità antigenica.

Gli *Influenzavirus* sono classificati in tre tipi.
- Tipo A: può infettare sia i volatili sia i mammiferi, compreso l'uomo.
- Tipo B: può infettare solo l'uomo, ma è clinicamente meno grave del Tipo A (dà luogo a epidemie limitate).
- Tipo C: può infettare l'uomo solo raramente (per lo più in forma subclinica).

I virus dell'influenza aviaria che possono infettare l'uomo appartengono tutti al tipo A e sono caratterizzati da un genoma segmentato che consente processi di riassortimento genetico, assicurando notevoli capacità di adattamento a nuovi ospiti e la continua comparsa di nuovi ceppi virali.

Particolare importanza hanno le principali componenti proteiche dell'envelope: le emoagglutinine (H), che mediano l'interazione tra virus e recettori della cellula ospite, e le neuramminidasi (N), che favoriscono il rilascio della progenie vi-

Tabella 2. Periodi, fasi e livelli di rischio del ciclo pandemico secondo il WHO

Periodo	Fase	Livello di rischio
Interpandemico	1 Nessun nuovo sottotipo di virus influenzale isolato nell'uomo. Un sottotipo di virus influenzale che ha causato infezione nell'uomo può essere presente negli animali. Se presente negli animali, il rischio di infezione o malattia nell'uomo è considerato basso.	0 *Assenza di rischio nel paese.* 1 *Presenza di rischio nel paese.*
	2 Nessun nuovo sottotipo di virus influenzale isolato nell'uomo. Tuttavia, la circolazione negli animali di sottotipi virali influenzali pone un rischio concreto di malattia nell'uomo.	0 *Assenza di rischio nel paese.* 1 *Presenza di rischio nel paese.*
Allerta	3 Infezione nell'uomo con un nuovo sottotipo, ma assenza di trasmissione interumana o solo rare prove di trasmissione in contatti stretti.	0 *Assenza di infezione nel paese.* 1 *Presenza di infezione nel paese.*
	4 Piccoli cluster con limitata trasmissione interumana e con diffusione altamente localizzata, che indicano che il virus non è ben adattato all'uomo.	0 *Assenza di piccoli cluster nel paese.* 1 *Presenza di piccoli cluster nel paese.*
	5 Grandi cluster, ma diffusione interumana ancora localizzata, che indicano che il virus migliora il suo adattamento all'uomo, ma non è ancora pienamente trasmissibile (concreto rischio pandemico).	0 *Assenza di grandi cluster nel paese.* 1 *Presenza di grandi cluster nel paese.*
Pandemico	6 Accresciuta e prolungata trasmissione nella popolazione generale.	0 *Assenza di casi nel paese.* 1 *Presenza di casi nel paese.* 2 *Decremento.* 3 *Nuova ondata.*
Postpandemico	Ritorno al periodo interpandemico.	

rale dalle cellule infettate. Queste glicoproteine di superficie sono soggette a frequenti variazioni antigeniche che consentono al virus di non essere immediatamente riconosciuto dall'ospite, aggirandone le difese immunitarie. Per gli *Influenzavirus A* si conoscono 16 diversi tipi di emoagglutinine (da H1 a H16) e 9 diverse neuramminidasi (da N1 a N9).

Ogni anno, a seguito di fenomeni di riassortimento genetico, possono comparire nuovi sottotipi. Nelle comuni epidemie influenzali annuali, variazioni antigeniche modeste (*antigenic drift*) sono associate a incidenze minori della malattia, mentre variazioni importanti (*antigenic shift*) determinano tassi di ospedalizzazione e mortalità più elevati.

Epidemiologia

L'influenza aviaria è una malattia infettiva caratteristica dei volatili selvatici. Sporadicamente può colpire i volatili domestici e alcuni mammiferi (come suini, felini, equini e uomo) dando luogo, in determinate condizioni, a epizoozie/epidemie.

I serbatoi naturali del virus sono i volatili acquatici, in particolare gli anseriformi (anatre e oche). In queste specie animali si è determinato una sorta di adattamento reciproco tra ospite e virus, che spiega l'assenza di sintomatologia apprezzabile negli animali ospiti e la trasmissione da adulto a giovane attraverso la via oro-fecale, con conseguente contaminazione delle acque di superficie. Occasionalmente, quando il contatto è più facile, il virus passa dai volatili selvatici a quelli di allevamento, nei quali può anche causare epizoozie a elevatissima mortalità (fino al 90-100%).

Negli allevamenti situati lungo le rotte migratorie naturali dei volatili selvatici si osservano ciclicamente focolai di influenza aviaria. Conosciuta da secoli dagli allevatori, e nota un tempo anche come "peste aviaria", la malattia fu descritta per la prima volta nel 1878 dal famoso veterinario e patologo Edoardo Perroncito, in occasione di una grave moria (che oggi sappiamo essere stata causata da una variante del virus H7N1) che colpì gli allevamenti avicoli piemontesi.

Da allora, i motivi di preoccupazione rispetto a questa patologia e ai suoi agenti sono stati riferiti essenzialmente al danno economico derivante dalle morie di animali. Fino alla metà degli anni novanta, infatti, sebbene fosse nota da tempo la stretta connessione tra i virus influenzali umani e quelli avicoli, l'influenza aviaria non aveva mai suscitato particolari timori per la salute pubblica.

Ma nel 1995 si osservarono i primi sporadici casi umani, a seguito di esposizione a volatili di allevamento infetti. Nel 1997, a Hong Kong, l'infezione si manifestò in 18 persone, 6 delle quali morirono; in quell'occasione il virus responsabile risultò appartenere al sottotipo H5N1. Le autorità sanitarie adottarono severe misure di *stamping out* e l'epizoozia parve debellata.

Una nuova epizoozia di influenza aviaria, questa volta del sottotipo H7N7, si manifestò in Olanda nel 2003: furono abbattuti 30 milioni di volatili, si registrarono numerosi casi umani confermati e la morte di un veterinario.

Nello stesso anno, il sottotipo H5N1 è ricomparso nel Sudest asiatico, determinando morie e abbattimenti negli allevamenti di pollame e numerosi casi umani con elevata mortalità. Negli anni successivi, il virus è stato segnalato nei volatili in oltre 50 paesi di Africa, Europa, Asia e Medio Oriente. Da dicembre 2003 a ottobre 2006, si sono registrati oltre 250 casi umani, con una mortalità di circa il 60%. Nonostante l'elevata mortalità, tenendo conto del numero di persone esposte al virus, al momento l'incidenza è modesta. H5N1 ha obbligato a modificare ulteriormente le convinzioni epidemiologiche riguardo all'influenza aviaria: infatti ha inaspettatamente determinato una significativa mortalità anche nei suoi naturali serbatoi, i volatili selvatici (nel 2005 in Cina sono morti migliaia di uccelli acquatici). Casi letali sono stati segnalati anche tra i felini, in cattività e selvatici. Nell'inverno del 2005, a seguito di un'eccezionale ondata di freddo, si è verificato uno spostamento verso sud delle normali rotte migratorie; di conseguenza il virus è stato isolato sporadicamente sia in volatili selvatici morti sia in allevamenti, anche in aree considerate a basso rischio (come Francia, Italia e Turchia).

Patogenesi

Tutti i casi di malattia umana per infezione da H5N1 si sono verificati in zone dove il contatto tra uomo e volatili è molto stretto e dove la possibilità di contaminazione orofecale è elevata. Il contagio per via orale è seguito dalla penetrazione del virus direttamente nei tratti profondi dell'apparato respiratorio e digerente, analogamente a quanto avviene nei volatili. Se da un lato questo meccanismo patogenetico ha provocato casi umani gravi e anche mortali, dall'altro indica che il virus non ha ancora acquisito stabilità e capacità diffusiva nell'uomo attraverso le vie aeree superficiali, condizione necessaria per il passaggio diretto da uomo a uomo.

A livello cellulare il meccanismo di infezione del virus dell'influenza aviaria non si differenzia da quello degli altri *Influenzavirus*, caratterizzato dalla fusione dell'involucro virale con la membrana della cellula ospite.

La malattia nei volatili

Nei volatili l'influenza aviaria si manifesta, dopo un'incubazione di 3-5 giorni, in due forme nettamente diverse a seconda del tipo di virus coinvolto nell'infezione:
- LPAI (*Low Pathogenic Avian Influence*), provocata da virus appartenenti a tutti i sottotipi H, è una malattia ad andamento benigno;
- HPAI (*High Pathogenic Avian Influence*), provocata solo da alcuni virus appartenenti ai sottotipi H5 e H7, è una malattia devastante in grado di determinare tassi di mortalità del 100%.

La malattia causata da virus a bassa patogenicità si presenta in forma localizzata. Il virus viene assunto attraverso la via oro-fecale e può replicarsi nell'epitelio del tratto intestinale e respiratorio solo in presenza di tripsina o enzimi tripsinosimili. Negli animali d'allevamento queste forme possono essere asintomatiche o causare sintomi aspecifici: cali di produzione, malessere generale, lacrimazione.

I virus ad alta patogenicità si replicano non solo negli epiteli respiratori e digerenti ma anche in altri distretti dell'organismo, poiché hanno caratteristiche biomolecolari tali che la replicazione è possibile in presenza di enzimi di varia natura e non solo di tripsina o tripsino-simili. Questi virus derivano da mutazioni genetiche adattative di quelli a bassa patogenicità, in seguito al passaggio da specie selvatiche serbatoio a specie domestiche. Da un certo punto di vista, le varianti ad alta patogenicità potrebbero essere considerate "errori adattativi", in quanto la mortalità dell'ospite non favorisce la diffusione del virus.

La malattia da virus ad alta patogenicità è sempre sistemica e grave. Dopo un primo ciclo di replicazione, a livello delle mucose delle prime vie aeree e intestinali, il virus entra in circolo, si replica attivamente nelle cellule endoteliali e si diffonde negli organi bersaglio dell'apparato respiratorio, digerente e nervoso. Gli animali maggiormente sensibili sono tacchini, galline ovaiole e polli. In particolare nei tacchini la malattia può manifestarsi senza prodromi: in un allevamento di animali apparentemente sani possono bastare 12 ore perché tutti i capi siano ammalati e molti già morti. I sintomi più evidenti sono a carico del sistema nervoso, con rotazione all'indietro della testa e paralisi delle ali, interruzione dell'ovodeposizione e depressione del sensorio. All'esame anatomopatologico si osservano frequentemente pancreatite, splenomegalia e lesioni epicardiche.

Gli uccelli acquatici – in particolare anseriformi (anatre, oche, cigni, germani reali), caradriformi (gabbiani), pelicaniformi (cormorani) e ciconiformi (aironi, cicogne) – fungono da serbatoi di infezione; sono, infatti, ospiti ideali per le loro caratteristiche etologiche: vivono in gruppi numerosi, compiono lunghe migrazioni e mostrano spiccata affinità per l'ambiente acquatico, dove eliminano il virus in grandi quantità.

Piccioni, passeri, merli e rondini sono considerati poco recettivi e di scarsissimo rilievo epidemiologico. In generale negli animali serbatoio il virus non determina comparsa di sintomi di malattia. Il virus H5N1, che dal 2003 è presente nel Sudest asiatico e ha successivamente raggiunto l'Europa e l'Africa, rappresenta dunque un'eccezione: nel corso di questa epizoozia sono morti migliaia di uccelli acquatici e, per la prima volta, si ritiene che gli animali serbatoio selvatici possano fungere anche da diffusori di un virus ad alta patogenicità.

La malattia nell'uomo

Gli oltre 250 casi confermati in tutto il mondo dal 2003 a ottobre 2006 si sono manifestati con quadri clinici alquanto diversi. Tra i sintomi più frequenti: ipertermia e tosse associate a linfopenia, trombocitopenia e aumento delle transaminasi. Generalmente le persone colpite hanno presentato polmonite con grave insufficienza respiratoria; in alcuni pazienti si è avuta diffusione sistemica del virus con sintomi gastrointestinali, diarrea e sintomi nervosi da encefalite. Il tasso di mortalità è particolarmente elevato: poco meno del 60%. Per contro, considerando il numero di persone esposte, l'incidenza risulta decisamente modesta.

Elementi diagnostici

Negli animali il sospetto di influenza aviaria è d'obbligo in presenza di morie improvvise e repentine di volatili di allevamento e, alla luce delle nuove condizioni epidemiologiche, di volatili acquatici migratori.

Nell'uomo la comparsa di sintomi respiratori in presenza di fattori di rischio (territori in cui è presente l'influenza aviaria, attività professionali a rischio, stretta convivenza con volatili, uso di carni o sangue di volatili crudi), deve far sospettare la malattia. Una diagnosi certa è possibile solo con indagini di laboratorio. Il test di screening più usato è l'immunodiffusione, che consente di riconoscere gli *Influenzavirus* di tipo A. In caso di positività, per la conferma si ricorre al test di inibizione dell'emoagglutinazione. Per lo screening è usato anche il test ELISA.

La diagnosi virologica segue o si affianca a quella sierologica: con l'isolamento del virus in uova embrionate di pollo, ottenuto in 3-15 giorni, è possibile procedere alla tipizzazione del virus. È inoltre sempre più diffusa la diagnosi molecolare mediante RT-PCR, in grado di fornire risultati in poche ore.

Terapia

In campo umano il trattamento di casi sporadici di influenza aviaria si basa sulla terapia sintomatica e sull'impiego di inibitori della neuramminidasi, quali oseltamivir e zanamivir.

In caso di pandemia è prevista la distribuzione mirata di antivirali, previamente depositati dall'autorità sanitaria, e l'immediata tipizzazione del virus, con produzione di vaccini specifici a partire dalla dichiarazione di pandemia.

Nei volatili non sono previsti piani terapeutici per il trattamento della malattia. Gli animali malati, sospetti infetti o sospetti di contaminazione devono essere abbattuti e distrutti. In vari paesi sono stati adottati programmi vaccinali preventivi, dopo tipizzazione del virus presente sul territorio.

Profilassi

Negli ultimi dieci anni, le epizoozie di influenza aviaria hanno rappresentato per i sistemi di sanità pubblica mondiali un banco di prova per mettere a punto i piani per riconoscere tempestivamente e affrontare una futura pandemia.

Nei volatili, l'influenza aviaria è caratterizzata da alta contagiosità e diffusività. Tra il 1997 e il 2005, in Italia si sono registrate sei epizoozie di influenza aviaria, due ad alta e quattro a bassa patogenicità, che hanno interessato principalmente gli allevamenti avicoli di Lombardia, Veneto ed Emilia-Romagna.

Le prime azioni di prevenzione e poi di lotta alla malattia sono state condotte dai servizi veterinari pubblici, in collaborazione con i veterinari di allevamento e gli allevatori: decine di milioni di capi sono stati abbattuti mediante stamping out, è stato fatto il vuoto sanitario intorno alle aree più densamente popolate da avicoli, sono stati previsti piani di risarcimento economico per gli allevatori al fine di incentivarne la collaborazione. Contemporaneamente nelle zone a maggiore rischio sono stati previsti programmi vaccinali.

L'esperienza acquisita ha consentito di approntare piani di sorveglianza e controllo specifici per la malattia. In particolare è emersa la necessità di un censimento accurato degli allevamenti e della loro ubicazione, al fine di intervenire tempestivamente in caso di epizoozia e per poter monitorare costantemente la situazione epidemiologica del virus. Sono stati localizzati gli allevamenti mediante georeferenziazione satellitare e questi dati sono stati integrati con le conoscenze sulle rotte migratorie dei volatili.

Questa complessa operazione è stata possibile grazie alla collaborazione tra esperti di numerose discipline: statistica, geografia informatica, zoologia, etologia, ecologia, meteorologia eccetera. Ne sono scaturiti programmi nazionali di sorveglianza attiva e passiva rivolti non solo agli allevamenti avicoli, ma anche alla fauna selvatica.

Il Piano pandemico nazionale

Contemporaneamente alle azioni mirate al controllo e alla profilassi dell'influenza aviaria da H5N1, o da eventuali altri nuovi virus ad alta patogenicità, gli organismi internazionali hanno elaborato piani generali per affrontare eventuali pandemie influenzali. Ogni Stato è tenuto a recepire le indicazioni delle autorità internazionali e a elaborare propri piani nazionali.

All'inizio del 2006 il Ministero della salute ha indicato le misure da attuare, in ciascuna fase del ciclo pandemico (tabella 2), nel *Piano nazionale di preparazione e risposta a una pandemia influenzale*, che recepisce le disposizioni del *Global influenza preparedness plan* pubblicato dal WHO nel 2005.

Nel Piano nazionale sono definiti, tra l'altro, gli obiettivi e le azioni per la prevenzione e il monitoraggio della malattia.

Misure preventive nel settore della salute pubblica

Il Piano prevede il potenziamento del sistema di sorveglianza epidemiologica e virologica dell'influenza umana e animale, tramite la stipula di convenzioni con l'Istituto superiore di sanità, il Centro interuniversitario ricerca influenza e l'IZS delle Venezie, per rafforzare il sistema di sorveglianza sentinella dell'influenza INFLUNET e scambiare informazioni con il sistema di sorveglianza veterinario. Sono inoltre individuati i seguenti obiettivi prioritari.

- Migliorare, e rendere idonea per la rilevazione in periodi pandemici, la sorveglianza sentinella clinico-epidemiologica e virologica attraverso il network dei medici sentinella e dei laboratori di riferimento.
- Aumentare la copertura vaccinale delle categorie a rischio (anziani e malati cronici) e dei soggetti addetti a servizi pubblici di primario interesse collettivo attraverso la sensibilizzazione degli operatori sanitari.
- Modificare e implementare il sistema di rilevazione delle coperture vaccinali in modo che consenta di valutare le coperture nelle categorie a rischio e negli addetti ai servizi di primario interesse collettivo.

- Attuare la sorveglianza virologica sulla circolazione di virus influenzali negli animali.
- Dotare il paese di scorte stagionali adeguate di vaccino influenzale.
- Prelazionare il vaccino pandemico.
- Incentivare le attività di ricerca e sperimentazione finalizzate alla produzione di vaccini strategici.
- Dotare il paese di scorte adeguate di antivirali.
- Portare a conoscenza degli operatori e della popolazione generale elementi utili per la sensibilizzazione alla prevenzione.

Misure preventive nel settore veterinario

Il Piano fa riferimento alle Ordinanze Ministeriali del 26 agosto 2005 e del 10 ottobre 2005, che prevedono tra l'altro:
- obbligo di registrazione delle aziende di volatili da cortile presso le ASL (con divieto di commercializzazione di animali e prodotti dell'avicoltura in caso di inadempienza);
- periodo di quarantena di 21 giorni per i volatili che vengono introdotti nelle aziende;
- obbligo di etichettatura delle carni avicole fresche, delle preparazioni e dei prodotti a base di carne di pollame, allo scopo di fornire elementi di rintracciabilità immediata a fini di polizia veterinaria e di informare il consumatore circa l'origine delle carni;
- estensione delle disposizioni a tutte le specie sensibili.

È previsto, inoltre, un programma di controllo virologico campionario delle specie selvatiche più rappresentative (anatidi), nelle zone umide a maggiore densità di allevamenti di volatili da cortile, e un sistema di monitoraggio degli uccelli selvatici trovati morti.

Misure preventive sulle importazioni

Infine, il Piano fa riferimento a diversi provvedimenti del 2005, che hanno stabilito:
- sospensione delle importazioni, dai paesi affetti, di prodotti e animali a rischio per influenza aviaria;
- intensificazione dei controlli all'importazione su prodotti di origine animale ottenuti da specie sensibili all'infezione (anche trasportati dai passeggeri), selvaggina uccisa, merci di qualsiasi tipo provenienti da tutte le aree geografiche a rischio di importazioni illegali di prodotti di origine animale;
- divieto di importazione da tutti i paesi terzi dei volatili destinati a essere utilizzati come selvaggina da ripopolamento (quali fagiani, pernici e starne) e obbligo di quarantena per i volatili introdotti dai paesi membri dell'UE e destinati a essere utilizzati come selvaggina da ripopolamento;
- divieto di importazione di volatili di qualsiasi specie (compresi quelli a seguito di viaggiatori) dall'intero continente asiatico.

Normativa di rilievo

L'influenza aviaria è soggetta a denuncia ai sensi del Regolamento di Polizia veterinaria. La malattia nell'uomo è compresa nella classe I del DM 15.12.1990.

- DPR 320/54 Regolamento di Polizia veterinaria (artt. 154-158).
- Direttiva 82/894/CEE del Consiglio, del 21.12.1982, concernente la notifica delle malattie degli animali nella Comunità.
- Direttiva 90/539/CEE del Consiglio, del 15.10.1990, relativa alle norme di Polizia sanitaria per gli scambi intracomunitari e le importazioni in provenienza dai paesi terzi di pollame e uova da cova.
- DM 15.12.1990 del Ministero della sanità. Sistema informativo delle malattie infettive e diffusive.
- Direttiva 91/494/CEE del Consiglio, del 26.06.1991, relativa alle norme di Polizia sanitaria per gli scambi intracomunitari e le importazioni in provenienza dai paesi terzi di carni fresche di volatili da cortile.
- Direttiva 92/40/CEE del Consiglio, del 19.05.1992, che istituisce delle misure comunitarie di lotta contro l'influenza aviaria.
- Direttiva 92/65/CEE del Consiglio, del 13.07.1992, che stabilisce norme sanitarie per gli scambi e le importazioni nella comunità di animali, sperma, ovuli e embrioni non soggetti, per quanto riguarda le condizioni di Polizia sanitaria, alle normative comunitarie specifiche di cui all'allegato A, sezione I, della Direttiva 90/425/CEE.
- Direttiva 93/119/CEE del Consiglio, del 22.12.1993, relativa alla protezione degli animali durante la macellazione o l'abbattimento.
- OM del 26.08.2005. Misure di Polizia veterinaria in materia di malattie infettive e diffusive dei volatili da cortile.
- Nota del 22.09.2005 del Ministero della Salute. Influenza aviaria - Piano di monitoraggio nazionale.
- OM del 10.10.2005. Modifiche e integrazioni all'Ordinanza ministeriale del 26.08.2005 Misure di Polizia veterinaria in materia di malattie infettive e diffusive dei volatili da cortile.
- OM del 19.10.2005 del Ministero della salute. Misure ulteriori di polizia veterinaria contro l'influenza aviaria.
- OM del 22.10.2005 del Ministero della salute. Misure ulteriori di polizia veterinaria contro l'influenza aviaria (immediatamente in vigore).
- Legge 244 del 30.11.2005. Conversione in legge, con modificazioni, del DL 1 ottobre 2005, n. 202, recante misure urgenti per la prevenzione dell'influenza aviaria.
- OM dell'11.02.2006 del Ministero della Salute. Misure urgenti di protezione per casi di influenza aviaria ad alta patogenicità negli uccelli selvatici.

Leishmaniosi

La leishmaniosi provoca ogni anno decine di migliaia di morti, soprattutto tra le popolazioni più povere di numerosi paesi in via di sviluppo. Nonostante ciò, questa patologia infettiva è ampiamente sottostimata e nel mondo occidentale l'impatto percepito è scarso; non a caso lo Special Programme for Research and Training in Tropical Diseases l'ha inserita tra le malattie emergenti non controllate, la prima delle tre categorie di malattie "neglette".

Il termine leishmaniosi comprende diverse sindromi morbose; infatti a seconda delle caratteristiche della specie responsabile dell'infezione (virulenza e tendenza a diffondere negli organi interni) e della risposta immunitaria dell'ospite possono aversi forme cutanee, mucocutanee e viscerali.

L'infezione è causata da numerose specie di protozoi appartenenti al genere *Leishmania*, trasmessi da insetti ematofagi simili alle zanzare, ma assai più piccoli, i flebotomi (comunemente detti pappataci). Diverse specie di mammiferi possono fungere da serbatoio, in particolare il cane (ma, soprattuto per determinati ceppi e in condizioni favorevoli, anche l'uomo).

Nei soggetti immunocompetenti raramente l'infezione evolve in malattia, mentre in quelli immunodepressi la probabilità è molto più elevata. Difatti un problema che sta assumendo dimensioni sempre più preoccupanti, per le implicazioni di natura sia medica (per esempio difficoltà diagnostiche e terapeutiche) sia di sanità pubblica, è la coinfezione HIV/Leishmania: nelle aree in cui la leishmaniosi è endemica, per un malato di AIDS il rischio di contrarre la malattia in forma viscerale è 100-1000 volte superiore.

Eziologia

La malattia è causata da oltre venti specie diverse di protozoi appartenenti al genere *Leishmania* (classe Zoomastigophorea, ordine Kinetoplastida, famiglia Trypanosomatidae): si tratta di parassiti intracellulari obbligati dei macrofagi e delle cellule dendritiche del cane, dell'uomo e di altri mammiferi selvatici e domestici. La trasmissione avviene attraverso la puntura di varie specie di ditteri ematofagi. Le forme cutanee (un tempo conosciute come "bottone d'Oriente", "bottone di Aleppo" o "foruncolo di Baghdad") sono causate principalmente da *L. major, L. tropica* e *L. aethiopica* in Europa meridionale, Asia e Africa; da *L. infantum* e *L. chagasi* nelle regioni del Mediterraneo e del Mar Caspio; e dal complex di *L. braziliensis* in America centrale e meridionale. La forma mucocutanea è causata soprattutto da *L. viannia braziliensis*. La forma viscerale è provocata da *L. donovani*, nel subcontinente indiano e in varie regioni dell'Asia e dell'Africa, e da *L. infantum* o *L. chagasi*, nell'area mediterranea, in Asia centrale e sudoccidentale e in America meridionale.

Una malattia antica

La forma viscerale, definita con il termine sanscrito *kala azar* (febbre nera), era ben nota ai medici indù; la forma cutanea era conosciuta sotto vari nomi sia in Medio Oriente, sia in America (dagli Inca).
Tuttavia il riconoscimento dell'agente eziologico risale agli inizi del Novecento, quando Leishman isolò dalla milza di un paziente, morto di *febbre Dum-Dum*, un microrganismo che sembrava appartenere al genere *Trypanosoma*. In realtà si trattava di un genere ancora sconosciuto, che venne descritto da Donovan solo un paio di anni più tardi (1903) e venne chiamato, successivamente, *Leishmania*.
Nell'arco di pochi decenni furono poi identificate diverse specie di *Leishmania* responsabili di varie forme della malattia e, soprattutto, furono dimostrati il ruolo del cane come serbatoio principale e quello del pappatacio come vettore.

Ciclo biologico del parassita

Il ciclo biologico della Leishmania si svolge in parte nel mammifero ospite e in parte nel flebotomo (vettore obbligato) (figura 1).

Se il serbatoio del patogeno è rappresentato da canidi o altri animali (selvatici o domestici), il ciclo è effettivamente zoonotico; se invece è l'uomo l'unico ospite riserva (come accade, per esempio, nel subcontinente indiano per *L. donovani*), si parla di ciclo antroponotico.

Durante il pasto di sangue, la femmina infetta del flebotomo inocula nell'ospite saliva contenente il promastigote (forma flagellata del protozoo) che, inglobato all'interno dei macrofagi, si trasforma in amastigote (forma non flagellata) e si moltiplica fino alla lisi della cellula per poi diffondersi nell'organismo infettando altre cellule. A sua volta il flebotomo, durante il pasto di sangue su un mammifero infetto, può ingerire macrofagi parassitati da amastigoti; nell'intestino del vettore, in ambiente extracellulare, ha inizio entro poche ore la trasformazione degli amastigoti in promastigoti, questi si riproducono per scissione binaria e, dopo 4 o 5 giorni, migrano verso l'esofago e le ghiandole salivari dell'insetto.

Vettore

I ditteri ematofagi responsabili della trasmissione dell'infezione appartengono essenzialmente a due generi: *Phlebotomus*, in Europa, Asia e Africa, e *Lutzomya*

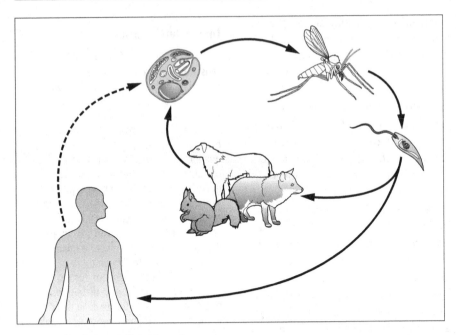

Figura 1. Ciclo biologico di *Leishmania.*

nel nuovo mondo. Questi insetti, lunghi circa 2-3 mm e diffusi lungo tutta la fascia tropicale e nelle zone temperate, hanno attività stagionale, da primavera a tardo autunno, in relazione alle condizioni climatiche. In Italia i flebotomi sono più diffusi nelle zone montane e pedemontane comprese tra 100 e 800 metri di altitudine (appennino tosco-emiliano, umbro-marchigiano, lucano e calabro).

Le femmine di flebotomo depongono le uova in aree calde e umide, ricche di materiale organico in decomposizione (fogliame, vecchi tronchi, rifiuti domestici, letame eccetera).

Secondo un'ampia indagine, condotta per circa vent'anni (1976-1994) dai ricercatori dell'Istituto superiore di sanità nei più importanti focolai di leishmaniosi dell'Italia centrale e meridionale e delle isole maggiori, i vettori della malattia maggiormente diffusi sono *P. perniciosus* (oltre 46%), *P. perfiliewi* (circa 44%), seguiti da *P. papatasi, P. neglectus* e *P. mascitti.*

P. perniciosus è una specie antropofila e zoofila, vettore provato della leishmaniosi viscerale umana e della leishmaniosi canina, presente sia in ambiente domestico sia in quello silvestre. L'adattabilità di questo flebotomo ad ambienti molto diversi favorisce la diffusione dell'infezione anche a distanze elevate da un focolaio. *P. perfiliewi* è il vettore più probabile della leishmaniosi cutanea dell'uomo. Sta inoltre assumendo un ruolo sempre maggiore anche *P. neglectus,* diffuso fino a pochi anni fa solo nel meridione, ma reperito recentemente anche in alcuni focolai dell'Italia settentrionale.

Epidemiologia

La leishmaniosi è diffusa in circa 90 nazioni, per la maggior parte in via di sviluppo. È presente nell'Asia centrale e meridionale (tranne le regioni del Sudest), nel Medio Oriente, nell'Europa meridionale, nell'Africa settentrionale e in gran parte dell'America latina (esclusi Uruguay e Cile).

Le diverse forme della malattia si concentrano in alcune aree geografiche: la leishmaniosi viscerale soprattutto in India, Bangladesh, Nepal, Sudan e Brasile; la forma mucocutanea in Bolivia, Brasile e Perù; quella cutanea in Afghanistan, Brasile, Iran, Perù, Arabia Saudita e Siria.

Per molti anni l'impatto della malattia è stato notevolmente sottostimato per la carenza sia di informazioni, sia di sistemi di sorveglianza (la denuncia è obbligatoria solo in 32 degli 88 paesi in cui la patologia è endemica). Attualmente, a livello mondiale, i casi registrati ogni anno sono circa 600 mila, ma l'incidenza stimata è di 1,5-2 milioni di casi per la forma cutanea e di circa 500 mila per quella viscerale. La prevalenza delle diverse forme sarebbe di 12 milioni di casi (in forma manifesta o subclinica): sono considerate a rischio 350 milioni di persone. Secondo il WHO, solo nel 2001 la leishmaniosi ha provocato circa 60 mila morti (un dato che ne fa la seconda causa di morte tra le malattie parassitarie, preceduta solo dalla malaria).

Pur in assenza di dati statistici attendibili, si ritiene che le massicce migrazioni umane dalle aree rurali alle città, i conflitti, le condizioni igieniche precarie, nonché la crescente incidenza dell'infezione da HIV abbiano determinato un notevole aumento nella diffusione della leishmaniosi. Si è stimato che, nell'arco di un decennio (1984-1994), un'epidemia della forma viscerale abbia provocato nel Sudan meridionale 100 mila morti tra i circa 300 mila abitanti dell'area colpita.

Nel corso del 2002 in Afghanistan, dove la malattia è endemica, un'epidemia di leishmaniosi cutanea ha colpito oltre 200 mila persone, un terzo delle quali nella sola capitale Kabul.

In tutta l'area mediterranea la malattia è riemergente: nel corso degli anni novanta l'aumento della diffusione di *Leishmania* è stato costante. Nel bacino mediterraneo questo fenomeno, che è sempre strettamente correlato a precisi fattori ambientali, è legato in particolare sia alla comparsa di nuovi ospiti di riserva secondari e di nuove specie vettore, sia allo spostamento degli ospiti tradizionali dal loro habitat naturale.

In Europa la malattia è causata principalmente da *L. infantum*, che dà luogo sia alla forma viscerale (prevalente) sia a quella cutanea, ed è presente in 16 paesi, tra cui Francia, Italia, Grecia, Malta, Spagna e Portogallo. Nelle regioni meridionali le aree endemiche diventano sempre più vaste e, da diversi anni, la malattia si manifesta con maggiore frequenza soprattutto in relazione alla diffusione dell'infezione da HIV e all'aumento delle altre condizioni di immunodepressione.

In Italia l'unica specie presente è *L. infantum*, il cui ciclo biologico è di tipo zoonotico: il principale serbatoio è rappresentato dal cane domestico, che per

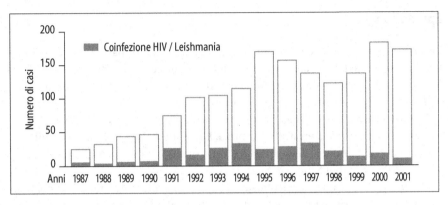

Figura 2. Casi di leishmaniosi viscerale umana registrati in Italia dal 1987 al 2001.

Fonte: Gradoni et al., 2003 (modificata)

l'elevata suscettibilità costituisce un ottimo indicatore della diffusione dell'infezione nel territorio, mentre l'uomo rappresenta un ospite occasionale. Ancora nella prima metà del Novecento la leishmaniosi viscerale era una malattia tipicamente infantile, diffusa nelle regioni meridionali e nelle isole, dove ogni anno era causa di centinaia di decessi. Dopo la seconda guerra mondiale, a seguito delle campagne di bonifica ambientale con DDT, l'incidenza annuale si è ridotta a 10-20 casi, mantenendosi costante fino agli inizi degli anni novanta, quando la patologia è riemersa improvvisamente superando i 200 casi nel 2000 (figura 2). Mentre in passato la malattia colpiva soprattutto persone anziane e bambini, attualmente non vi è distinzione tra le diverse fasce d'età. Va inoltre sottolineato che i dati epidemiologici nazionali sono molto probabilmente sottostimati; secondo l'Istituto superiore di sanità, infatti, esiste un problema rilevante di sottonotifica e solo in alcune regioni sono stati attuati programmi di sorveglianza attiva (Campania, Sicilia e Liguria).

Il riemergere della patologia è riconducibile a diversi fattori, tra i quali:

- diminuzione nella popolazione adulta dell'immunità acquisita, conseguente all'esteso utilizzo di insetticidi durante le campagne per l'eradicazione della malaria;
- spostamento della malattia dalle aree tradizionali di trasmissione a nuovi foci stabili nell'Italia centrale e settentrionale, evidenziato sia dalle rilevazioni sulla presenza dei flebotomi sia dai casi di leishmaniosi canina autoctona;
- comparsa di leishmaniosi in soggetti immunodepressi.

Coinfezione HIV/Leishmania

Tra i gruppi di popolazione più colpiti dalla leishmaniosi, vi sono i pazienti immunodepressi, in particolare portatori di HIV, spesso affetti da sindromi correlate: dopo toxoplasmosi e criptosporidiosi, la leishmaniosi viscerale è l'infezione protozoaria più comune nei pazienti HIV positivi.

L'aumento del numero di casi di coinfezione HIV/Leishmania si registra a livello mondiale, anche al di fuori delle regioni considerate tradizionalmente endemiche. Il sovrapporsi delle aree geografiche colpite dalle due malattie è dovuto essenzialmente a due fenomeni contemporanei e convergenti: da un lato l'estensione dell'epidemia di AIDS dai centri urbani verso le aree suburbane e rurali del
pianeta, dall'altro la diffusione della leishmaniosi viscerale dalle aree rurali a
quelle suburbane.

Casi di coinfezione sono segnalati al WHO da decine di nazioni, ma la maggior parte si registra nell'area sudoccidentale dell'Europa; in Spagna, Francia,
Italia e Portogallo un'elevata percentuale dei casi di leishmaniosi viscerale è associata all'infezione da HIV. Dal punto di vista epidemiologico, il rischio maggiore è che questi pazienti, a causa dell'elevato numero di leishmanie presente
nel loro sangue, diventino un serbatoio della malattia; peraltro il problema appare tanto più preoccupante se si considera che un'alta percentuale di soggetti
affetti da coinfezione fa uso di droghe per via intravenosa e che la trasmissione
della malattia, in questo gruppo di popolazione, avviene attraverso lo scambio di
siringhe. Il dato positivo è che, in queste regioni europee, l'impiego delle nuove
potenti terapie antiretrovirali sta determinando una riduzione dell'incidenza
della coinfezione.

Un dato rilevante è che in oltre il 90% dei casi di coinfezione la leishmaniosi viscerale deriva da riattivazione di precedenti forme subcliniche della parassitosi.

Nell'Africa orientale e nel subcontinente indiano, invece, si prevede un aumento dell'incidenza della coinfezione; in queste regioni il problema è aggravato dalle migrazioni di massa, dalle guerre e dai conflitti civili e colpisce soprattutto migranti, lavoratori stagionali, rifugiati, prostitute e camionisti. Nel continente americano la maggior parte dei casi di coinfezione si registra in Brasile, dove la prevalenza di HIV ha raggiunto lo 0,7%.

Nel 1998, WHO e UNAIDS hanno costituito uno specifico network di sorveglianza mondiale; tuttavia il numero di casi di coinfezione HIV/Leishmania continua a essere sottostimato, soprattutto a causa della mancanza di sistemi di ri-
levamento attivi, per i quali sarebbero necessarie maggiori risorse economiche e
umane. Peraltro non essendo ufficialmente considerata un'infezione opportuni-
stica, la leishmaniosi viscerale viene raramente segnalata attraverso i sistemi di
notifica dell'AIDS.

Patogenesi

Nella patogenesi della leishmaniosi sono coinvolti sia fattori legati alle caratteristiche del parassita (infettività, patogenicità e virulenza), sia meccanismi di risposta immunitaria dell'ospite.

Una volta penetrata nell'organismo ospite, la forma promastigote del parassita viene fagocitata, ma non uccisa, dai granulociti neutrofili polimorfonuclea-

ti, che vengono a loro volta inglobati dai macrofagi. In questo processo, i granulociti si comportano come "cavalli di Troia", tramite i quali il parassita riesce a penetrare all'interno dei macrofagi, evitando il contatto con gli antigeni di superficie; in tal modo i macrofagi sono mantenuti allo stato inattivo, consentendo la moltiplicazione del parassita. In condizioni ottimali, alla fine i macrofagi riescono ad attivarsi dando luogo a una risposta immunitaria protettiva cellulo-mediata di tipo Th 1, che consente il contenimento dell'infezione e la guarigione. Se invece il parassita riesce a evadere i meccanismi effettori del macrofago e a deprimerne l'immunocompetenza, la risposta di tipo Th 1 risulta inibita, mentre prevale quella di tipo Th 2, che favorisce l'evoluzione dell'infezione e il progredire della malattia.

La risposta immunitaria dell'ospite – in parte innata (non specifica), in parte basata su meccanismi specifici acquisiti (immunità cellulo-mediata, ipersensibilità ritardata) – determina sia l'espressione della malattia e la sua gravità, sia la risposta alla terapia farmacologica. Tutti gli stati di immunodepressione, di origine sia infettiva sia iatrogena, favoriscono la sopravvivenza della leishmania all'interno dei macrofagi e, quindi, lo sviluppo della malattia, in particolare della forma viscerale.

Nelle forme cutanee localizzate, la moltiplicazione intracellulare degli amastigoti avviene all'interno dei macrofagi e delle cellule dendritiche presenti nell'area immediatamente circostante il punto di inoculo.

Nella forma cutanea diffusa e in quella mucocutanea il parassita è trasportato attraverso il sistema linfatico fino ai gangli drenanti, dai quali si diffonde a diverse regioni cutanee e mucosali.

Nella leishmaniosi viscerale il parassita, trasportato dai monociti circolanti, diffonde e penetra nelle cellule macrofagiche degli organi del sistema dei fagociti mononucleati (soprattutto milza, fegato e midollo osseo).

La malattia nell'uomo

Nell'uomo la leishmaniosi può presentarsi con quadri clinici assai diversi, essenzialmente si possono distinguere quattro forme a gravità crescente:
- cutanea localizzata;
- cutanea disseminata;
- mucocutanea;
- viscerale.

Se non viene trattata precocemente con opportuna terapia, la forma viscerale è quasi sempre fatale, mentre quella mucocutanea può essere fortemente invalidante; sebbene meno gravi delle precedenti, le forme cutanee (soprattutto se diffuse o caratterizzate da lesioni multiple) possono determinare conseguenze rilevanti, anche in termini sociali. Pertanto, la malattia rappresenta sempre un grave problema di salute pubblica.

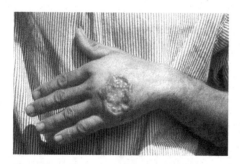

Figura 3. Leishmaniosi cutanea localizzata.
CDC - Public Health Image Library

Leishmaniosi cutanea localizzata

Tra le diverse forme della malattia, è la più benigna: si manifesta con la comparsa di una o più papule (fino a 200) in prossimità della sede della puntura del flebotomo (viso, braccia e gambe); nell'arco di 1-3 mesi, le papule evolvono in noduli, per poi ulcerarsi centralmente assumendo la caratteristica forma "a vulcano" (figura 3). Generalmente le lesioni guariscono nel giro di alcuni mesi, lasciando esiti cicatriziali che possono causare seri pregiudizi sociali. Sono possibili recidive anche a distanza di anni.

Leishmaniosi cutanea diffusa

Questa forma è piuttosto rara ed è probabilmente causata da un difetto nella risposta immunitaria cellulo-mediata dell'ospite. L'infezione si diffonde dal punto di inoculo a tutto il corpo, determinando lesioni cutanee nodulari, simili a quelle prodotte dalla lebbra, di difficile trattamento.

Leishmaniosi mucocutanea

Si tratta senza dubbio della forma più invalidante: le lesioni ulcerose possono provocare parziale o totale distruzione delle mucose – in particolare del naso, della bocca, della gola e dei genitali – e dei tessuti circostanti. Gli esiti della malattia sono sempre motivo di umiliazione ed emarginazione per le persone colpite.

Leishmaniosi viscerale (kala azar)

È la forma più grave e, se non adeguatamente trattata, conduce quasi sempre a morte. Il quadro clinico è correlato alle condizioni individuali ed è caratterizzato da febbre ondulante (con due o tre picchi nelle 24 ore), brividi, dolori addominali e articolari, affaticamento, anoressia, rilevante perdita di peso, epistassi, diarrea e vomito (soprattutto nei bambini), ingrossamento della milza e del fegato; a livello ematico, si riscontrano anemia, ipergammaglobulinemia, leucopenia o trombocitopenia. I soggetti più colpiti sono i bambini di età inferiore a 1 anno e la suscettibilità è comunque maggiore al di sotto dei 15 anni. Il periodo di incubazione è molto variabile, poiché dipende sia dalla specie responsabile sia dalle condizioni immunitarie del soggetto colpito; la malattia può manifestarsi da 10 giorni a oltre un anno dal contagio, ma in media i sintomi compaiono dopo circa 2-6 mesi.

Questa forma può essere complicata da infezioni batteriche secondarie (quali tubercolosi polmonare, polmoniti e dissenteria) e, più raramente, da anemia emolitica, emorragie mucosali e danni renali acuti.

Elementi diagnostici

Soprattutto nelle fasi iniziali e nelle forme subcliniche, e in particolare in tutti i soggetti con immunodepressione, la diagnosi della malattia può essere piuttosto laboriosa.

Nei pazienti affetti da HIV i sintomi della leishmaniosi potrebbero non manifestarsi pienamente o essere co-

Diagnosi differenziale

- Malaria
- Sifilide
- Lupus eritematoso sistemico
- Tubercolosi
- Malattia di Chagas
- Schistosomiasi
- Toxoplasmosi

perti dalla contemporanea presenza di altri parassiti; in questi pazienti anche i risultati dei test sierologici possono essere alterati, con un'elevata percentuale di falsi negativi (oltre il 40%). Anche nei soggetti trapiantati, dializzati, o sottoposti a radio o chemioterapia, andrebbe sempre considerata la maggiore suscettibilità alla malattia.

Leishmaniosi cutanea

Le caratteristiche macroscopiche della lesione e l'anamnesi sono fondamentali per sospettare la malattia. La conferma della diagnosi si ottiene, di norma, con l'identificazione diretta della forma amastigote del parassita mediante osservazione al microscopio di strisci di materiale prelevato dal bordo o dal fondo della lesione (evitando le parti necrotiche o contaminate da superinfezioni batteriche o fungine). L'osservazione al microscopio rappresenta il test con maggiore specificità; tuttavia la sensibilità è piuttosto bassa (se la lesione è recente, il parassita è visibile nel 70% dei casi) e il rischio di falsi negativi elevato.

Poiché l'ipersensibilità ritardata è una caratteristica delle forme cutanee, si può ricorrere al test specifico (DTH), noto anche come Montenegro test, che diventa positivo dopo circa tre mesi dalla comparsa delle lesioni. Per la diagnosi delle forme cutanee si ricorre raramente ai test sierologici.

Leishmaniosi mucocutanea

Le procedure diagnostiche sono le stesse impiegate per le forme cutanee semplici; tuttavia nelle lesioni mucocutanee l'isolamento del parassita risulta più difficile. Il test cutaneo specifico (DTH) è positivo dopo 2-3 mesi dall'infezione.

Leishmaniosi viscerale

La diagnosi della forma viscerale si basa sull'identificazione diretta del parassita oppure su diversi test sierologici.

La ricerca al microscopio della forma amastigote della leishmania si effettua sull'aspirato di midollo osseo, milza, fegato o linfonodi. La sensibilità del test è maggiore con materiale prelevato dalla milza (superiore al 95%); tuttavia la pun-

La leishmaniosi canina

Nel bacino del Mediterraneo la leishmaniosi canina è dovuta a *L. infantum*.

In Italia, la leishmaniosi canina era tradizionalmente presente solo nelle isole e nelle aree costiere tirreniche meridionali. Negli ultimi decenni, vari fattori ambientali (cambiamenti climatici, incremento di aree dismesse, movimenti di animali infetti) hanno modificato gli areali dei vettori della *Leishmania* e si sono registrati nuovi focolai di leishmaniosi in zone prima considerate indenni, come la fascia prealpina. Dal 1995 sono stati descritti focolai autoctoni in Liguria, Toscana, Lombardia, Valle D'Aosta e Piemonte; focolai sporadici sono stati descritti in Veneto, Trentino e Friuli. Attualmente tutto il territorio nazionale può essere considerato endemico.

La leishmaniosi canina classica si manifesta con forme cliniche asintomatiche, paucisintomatiche o plurisintomatiche. La malattia, che nella maggior parte dei casi ha andamento subacuto o cronico, può comparire a distanza di tempo dal periodo di esposizione al parassita, in relazione al periodo di incubazione, che può variare da tre mesi a due anni (talora fino a 7 anni).

Risultano più colpiti i cani di età compresa fra 3 e 7 anni, indipendentemente da sesso e razza. I segni più evidenti sono progressivo dimagrimento, disoressia più o meno marcata, astenia e lesioni cutanee. Anche nel cane si ha sempre interessamento del sistema reticoloendoteliale, in particolare con coinvolgimento di linfonodi, milza, fegato e midollo osseo; si osservano anche polimiositi e artrosinoviti (causa di zoppie intermittenti). Le lesioni oculari (cheratocongiuntivite secca, uveite anteriore e irite) sono un segno caratteristico della malattia. Per quanto riguarda la cute, il sintomo più frequente è la dermatite secca esfoliativa o furfuracea, che si manifesta con ipotricosi, seborrea secca e aree alopeciche simmetriche e colpisce soprattutto la testa, il dorso del naso, i padiglioni auricolari e la regione perioculare (segno degli occhiali). L'ipercheratosi ungueale, o onicogrifosi, se associata agli altri sintomi, può essere considerata un segno tipico della leishmaniosi.

Il controllo della malattia nel cane è fondamentale anche per la salvaguardia della salute umana. Per evitare la selezione di ceppi di *Leishmania* farmacoresistenti, dai protocolli terapeutici per la leishmaniosi canina vanno esclusi i farmaci impiegati per la cura della patologia nell'uomo.

---

tura splenica può comportare serie complicanze iatrogene (soprattutto nei pazienti anemici o con difetti di coagulazione). Si tratta comunque di tecniche invasive, la cui sensibilità è spesso insoddisfacente.

I test sierologici più utilizzati si basano sulla titolazione delle immunoglobuline G antileishmania.

- *Test a fluorescenza indiretta* (IFAT): ha buona sensibilità ed elevata specificità, tuttavia può dare falsi positivi in presenza di altre patologie infettive.
- *Test di agglutinazione diretta* (DAT): è altamente sensibile, economico e non richiede particolari attrezzature di laboratorio; tuttavia, può rimanere positivo anche per diversi anni dopo la guarigione.
- *Test immunoenzimatico* (ELISA): ha una sensibilità variabile in funzione del tipo di antigene impiegato; è particolarmente indicato per la diagnosi nei soggetti immunocompromessi.

– *Test rapido immunocromatografico* (rK39): per l'elevata sensibilità (90-100%
nei pazienti sintomatici) e la praticità d'uso è considerato un valido strumento soprattutto nelle regioni endemiche periferiche.

Il test per la ricerca degli antigeni o degli anticorpi nelle urine è ancora in fase
sperimentale; mentre la PCR, che consente la dimostrazione del DNA della *Leishmania* in vitro, benché molto attendibile, non è utilizzabile su larga scala.

Terapia

I protocolli terapeutici adottati nei diversi paesi variano notevolmente in relazione al quadro clinico, all'efficacia, alla sicurezza e al costo dei farmaci disponibili.

Forma viscerale

Gli antimoniali pentavalenti, nonostante gli effetti collaterali (importanti in circa
il 30% dei pazienti), sono tuttora i farmaci principali nella maggior parte delle
aree endemiche. Tuttavia in alcune regioni – come l'Europa meridionale e lo stato indiano del Bihar – si sono sviluppate crescenti resistenze a questi principi attivi (anche del 70%): il fenomeno sembra attribuibile all'uso generalizzato degli
antimoniali nel trattamento della leishmaniosi canina.

Non presenta problemi di resistenza l'amfotericina B, il più efficace farmaco
oggi disponibile, i cui effetti collaterali sono ridotti impiegando la forma liposo-
miale. In Italia questo farmaco è attualmente di gran lunga il più utilizzato per il
trattamento della leishmaniosi viscerale; al contrario, nei paesi in via di sviluppo
il suo impiego è fortemente limitato dal costo molto elevato.

In India sono state effettuate sperimentazioni con pentamidina; questo anti-
protozooario, pur mostrando una buona risposta iniziale, è associato a un elevato tasso di recidive e a gravi effetti collaterali. Un altro farmaco, la miltefosina,
già utilizzato come antineoplastico, mostra buona efficacia con effetti collaterali
contenuti; inoltre, essendo somministrato per via orale, potrebbe consentire
l'autogestione della terapia da parte del paziente; tuttavia, il farmaco è costoso e
teratogeno. Forti speranze sono riposte, infine, nella paromomicina in forma
iniettabile, in fase avanzata di sperimentazione in India e Africa orientale: questo antibiotico, economico e con bassa tossicità, si candida come alternativa agli
antimoniali e all'amfotericina B.

Forma mucocutanea

Il trattamento mediante somministrazione di antimoniali per via parenterale è
sempre necessario e dà luogo a guarigione nel 75% dei casi di media gravità. Per
le forme più gravi, che rispondono meno a questa terapia, può risultare efficace
l'impiego di amfotericina B.

Forma cutanea

Spesso le lesioni guariscono spontaneamente con riepitelizzazione cicatrizzante, il processo richiede tempi diversi a seconda della specie di leishmania responsabile; nel vecchio mondo, la guarigione delle forme causate da *L. major* e *L. tropica* si ha, rispettivamente, nell'arco di 2-4 e 6-15 mesi. Le forme cutanee presenti nel nuovo mondo guariscono in minor tempo. Per accelerare la guarigione, ridurre i danni cicatriziali e prevenire la disseminazione delle lesioni è efficace l'uso di un composto antimoniale pentavalente per via parenterale. Per le forme cutanee localizzate per le quali non vi è il rischio di disseminazione, viene utilizzata anche la paromomicina per via topica.

Prevenzione e controllo

In considerazione della gravità della malattia, appare evidente l'esigenza di un efficace approccio preventivo. Tuttavia, sia la mancanza di un vaccino (umano o canino), sia la difficoltà e l'inefficacia delle misure di controllo ambientale dei vettori mettono inevitabilmente al primo posto il controllo dei serbatoi, in Italia rappresentati essenzialmente dai cani.

Controllo degli animali serbatoio

Nelle aree geografiche in cui è presente il ciclo zoonotico della leishmaniosi, è necessario mettere in atto piani di sorveglianza e controllo degli animali serbatoio. In Italia per il controllo della forma viscerale sono state elaborate delle linee guida, che prevedono:
- *sorveglianza attiva nelle zone endemiche*, mediante programmi di screening, interventi di educazione sanitaria sui proprietari di cani e iniziative a livello territoriale con associazioni di volontariato e veterinari liberi professionisti (è di grande importanza anche la sorveglianza passiva, attraverso la segnalazione di casi diagnosticati da parte dei veterinari liberi professionisti);
- *terapia dei cani infetti*, da effettuare al momento della diagnosi e da ripetere ogni anno, iniziando la cura in primavera, prima della comparsa del vettore;
- *misure antivettoriali* per il controllo della trasmissione al cane, con applicazione di principi attivi per via topica o mediante collare impregnato.

Controllo dei vettori

Il controllo dei flebotomi dipende prevalentemente dal corretto uso di insetticidi (soprattutto piretroidi, meno tossici). In ambienti domestici, i repellenti spray usati costantemente possono ridurre il rischio di leishmaniosi cutanea.

Nelle maggior parte delle zone endemiche l'uso di zanzariere (alle finestre e sui letti), in particolare se intrise di insetticida, rappresenta una protezione effica-

> ### Misure controproducenti
>
> Può sembrare paradossale, ma non sempre l'eliminazione degli animali riserva di un parassita mantenuto in natura da più ospiti è utile per ridurre il rischio di infezione umana. Anzi, l'incidenza della malattia nell'uomo può aumentare.
> Secondo modelli matematici elaborati presso l'Università di Tubinga per descrivere la trasmissione di leishmania, la riduzione del numero di cani e roditori (ospiti preferiti) concentrerebbe l'azione dei vettori sulla residua popolazione di ospiti preferiti, aumentando la percentuale degli infetti. Inoltre, i flebotomi sarebbero costretti a cercare fonti alternative per il loro pasto di sangue, indirizzandosi su ospiti di "seconda scelta", cioè sugli animali domestici e sull'uomo.

ce, con una spesa relativamente contenuta (elemento non secondario nei paesi più poveri). Le reti protettive devono, però, essere a maglia particolarmente fitta e periodicamente reimpregnate. In alternativa sono oggi disponibili reti prodotte con materiale che incorpora insetticidi a lento rilascio.

Vaccinazione

I meccanismi patogenetici e le prove sia epidemiologiche sia sperimentali di immunità acquisita, indicano che la leishmaniosi potrebbe essere prevenuta con la vaccinazione. Tuttavia, le ricerche non hanno ancora condotto a risultati soddisfacenti: l'unico vaccino vivo sperimentato in campo umano è stato abbandonato per gli effetti collaterali giudicati inaccettabili.

Grande efficacia potrebbe avere anche la vaccinazione del cane: nei paesi in cui questo animale rappresenta il principale serbatoio della malattia, un simile trattamento profilattico, se generalizzato, potrebbe assicurare un rapido decremento anche dell'incidenza della leishmaniosi umana. Recentemente un gruppo di ricerca francese ha sperimentato nel cane un vaccino (profilattico e terapeutico) composto di proteine antigeniche secrete dal parassita, ottenendo risultati molto incoraggianti.

Normativa di rilievo

Il Regolamento di Polizia veterinaria non include la leishmaniosi nell'elenco delle malattie infettive soggette a denuncia; tuttavia prevede lo scambio di informazioni tra veterinario e medico (art. 5).

La malattia, in forma cutanea e viscerale, è inclusa nella classe II delle malattie soggette a notifica del DM 15.12.1990.

La leishmaniosi non è inclusa tra le malattie per le quali è prevista una rete di sorveglianza a livello europeo; inoltre, non essendo considerata in modo specifico nella direttiva 2003/99/CE, è da considerarsi inclusa nella classe IV (elenco B) dell'allegato I della stessa direttiva (Altre zoonosi e agenti zoonotici), che comprende le zoonosi soggette a sorveglianza in relazione alla situazione epidemiologica.

- DPR 320/54 Regolamento di Polizia veterinaria.
- DM 15.12.1990 del Ministero della sanità. Sistema informativo delle malattie infettive e diffusive.
- Direttiva 2003/99/CE del Parlamento europeo e del Consiglio, del 17 novembre 2003, sulle misure di sorveglianza delle zoonosi e degli agenti zoonotici, recante modifica della Decisione 90/424/CEE del Consiglio e che abroga la Direttiva 92/117/CEE del Consiglio.

Leptospirosi

Il termine leptospirosi comprende diverse sindromi infettive causate da batteri del genere *Leptospira*. L'infezione si contrae attraverso il contatto delle mucose o della cute (specialmente se abrasa) con urine, feci o annessi fetali di animali infetti (soprattutto roditori). A livello mondiale la leptospirosi è una delle zoonosi emergenti con maggiore prevalenza; tuttavia, soprattutto per le caratteristiche cliniche poco specifiche e le difficoltà diagnostiche (specie in assenza di test di laboratorio), è largamente sottostimata e non ancora ben conosciuta dagli stessi medici. La malattia è insidiosa, può presentarsi con quadri clinici assai diversi: dalle forme asintomatiche a quelle molto gravi, per la cui guarigione sono essenziali una diagnosi tempestiva e un trattamento adeguato.

La diffusione della patologia è fortemente condizionata da fattori ambientali: presenza di zone umide e acquitrinose, impiego di letame come fertilizzante, inquinamento organico dei corsi d'acqua, presenza di insediamenti zootecnici e scarsa igiene ambientale.

Le aree a maggiore incidenza sono nei paesi in via di sviluppo delle zone tropicali e subtropicali, dove spesso la malattia è endemica e presenta recrudescenze durante la stagione delle piogge o in occasione di alluvioni e terremoti.

Le leptospirosi sono state a lungo considerate patologie correlate con le professioni che comportano un contatto prolungato con le acque superficiali o con animali, rifiuti alimentari o prodotti di origine animale contaminati. Dall'anamnesi di molti soggetti colpiti, in particolare nel mondo occidentale, risulta tuttavia che anche alcune attività ricreative o sportive acquatiche (nuoto in acque dolci, canoa, rafting, escursionismo, pesca, caccia) possono essere causa di contagio.

Eziologia

Le leptospirosi sono zoonosi dirette, o ortozoonosi, causate da batteri spiraliformi di piccolissime dimensioni (classe Spirochaetes, ordine Spirochaetales, famiglia Leptospiraceae, genere *Leptospira*). Il genere *Leptospira* comprende numero-

La febbre delle risaie

Ben prima dell'identificazione dell'agente eziologico, la leptospirosi era conosciuta in varie zone del pianeta e spesso associata a specifiche attività lavorative: in Cina era nota come malattia dei coltivatori di riso, in Giappone come febbre dei sette giorni (*nanukayami*), più tardi in Europa come febbre delle risaie, malattia dei porcai, tifo biliare, ittero emorragico eccetera. La prima descrizione accurata del quadro clinico si deve al medico tedesco Adolf Weil, che nel 1886 riscontrò in quattro pazienti la grave forma itteroemorragica oggi conosciuta come *sindrome di Weil* (caratterizzata da itterizia, febbre, emorragie e coinvolgimento renale). L'agente eziologico venne identificato, contemporaneamente, in Germania e Giappone nel 1915; poco dopo, ricercatori giapponesi riconobbero il ruolo dei topi nel mantenimento e nella diffusione dell'infezione.

se specie presenti in habitat e ambienti diversi; i sierotipi patogeni sono oltre 200 (raggruppati in circa 25 sierogruppi, tutti appartenenti alla specie *L. interrogans*). Le leptospire patogene possono infettare numerosi mammiferi (domestici e selvatici); anche se non esiste una vera e propria esclusività, alcune sierovarianti sono maggiormente specifiche per determinati animali serbatoio, che dopo essere stati infettati possono ospitare (in particolare nel rene e nell'apparato genitale) ed eliminare il batterio per periodi molto lunghi, se non per tutta la vita. La funzione di serbatoio è svolta principalmente da piccoli roditori, ma hanno un ruolo importante anche altri mammiferi selvatici (scoiattoli, nutrie, cervi, opossum, volpi e mammiferi marini) e domestici (maiale, cane, gatto, bovini).

Di particolare virulenza *L. interrogans* Icterohaemorrhagiae, principale responsabile del morbo di Weil, che mostra stretta specificità per i muridi; sono molto diffusi anche i sierotipi Canicola, Hardjo, Hebdomadis, Grippotyphosa e Pomona. L'uomo è sensibile a un elevato numero di sierovarianti.

La presenza nelle acque dei sierotipi saprofitici è, comunque, indice di possibile contaminazione anche da parte di quelli patogeni, che non si moltiplicano al di fuori dei tessuti animali, ma sopravvivono nell'acqua e nel terreno umido per periodi piuttosto lunghi (in condizioni ottimali, per esempio di pH e temperatura).

Modalità di trasmissione

L'agente infettante viene trasmesso da un animale serbatoio a un altro ospite (anche accidentale) attraverso il contatto, diretto o indiretto, delle mucose o della cute con urine infette o (più raramente) con altri fluidi organici capaci di veicolare le leptospire (feci, annessi fetali). Il contagio può essere causato anche dall'acqua ingerita per via alimentare o inalata sotto forma di aerosol (figura 1).

Diverse categorie professionali sono considerate maggiormente a rischio (il 30-50% dei casi umani è correlato a specifiche attività lavorative: tra queste, in particolare gli allevatori, i veterinari, gli addetti ai macelli, i raccoglitori di riso e canna da zucchero, i conciatori di pelli e i militari (vedi box a pagina 140).

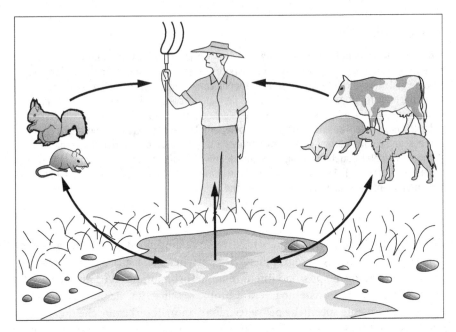

Figura 1. Ciclo biologico di *Leptospira interrogans*.

La trasmissione interumana (genito-urinaria, transplacentare o attraverso il latte materno) avviene molto raramente. Poiché il batterio può essere trasmesso anche attraverso trasfusioni di sangue, sono allo studio tecniche di diagnosi rapida cui sottoporre tutti i donatori.

Epidemiologia

Le leptospire sono diffuse in tutto il mondo, in particolare nelle regioni temperate o tropicali. La distribuzione geografica e la diffusione del microrganismo sono influenzate da vari fattori: instabilità ecologica delle popolazioni selvatiche, cambiamenti ambientali o disastri naturali (numerosi casi si sono registrati in America centrale e meridionale in seguito alle alluvioni associate a El Niño nel 1998), cicli stagionali (da indagini di sieroprevalenza, risulta che in Francia la diffusione dell'infezione nel corso dell'anno è caratterizzata da un picco in corrispondenza della fine dell'estate).

Nei paesi in via di sviluppo, la leptospirosi è considerata una malattia diffusa prevalentemente in ambienti rurali. In realtà, nicchie ecologiche favorevoli al diffondersi del batterio sono spesso presenti in aree urbane periferiche o quartieri degradati delle metropoli, caratterizzati da condizioni igieniche scadenti, fogne malsane o a cielo aperto, dove il rischio di contatto con urine di topo infetto è molto elevato: in questi ambienti, infatti, l'incidenza è in netta crescita. Mentre nelle campagne la malattia colpisce per lo più maschi adulti, occupati in attività lavorative a rischio, nelle aree urbane sono maggiormente colpiti i bambini, le donne e i soggetti debilitati. Nel mondo occidentale, inoltre, sono sempre più numerosi i casi di persone che contraggono l'infezione praticando in ambienti umidi o acquatici attività sportive o ricreative.

I dati epidemiologici sulla leptospirosi umana sono limitati e poco attendibili, sia perché in molti paesi la notifica non è obbligatoria, sia perché la diagnosi viene posta mediante criteri e procedure non standardizzate e spesso non può essere confermata da indagini sierologiche. Secondo dati dell'International Leptospirosis Society, nel 2002, a livello mondiale, si sarebbero avuti circa 300-500.000 casi di leptospirosi in forma grave (con ospedalizzazione).

Stando ai pochi dati disponibili, l'incidenza annuale sarebbe di 0,1-1 caso per 100 000 persone nei climi temperati e di 10-100 per 100 000 nelle zone tropicali. In occasione di epidemie, o per gruppi di soggetti particolarmente a rischio, l'incidenza annuale può superare largamente i 100 casi per 100 000 abitanti. Tuttavia, secondo il Leptospirosis Information Center (un'organizzazione indipendente che si occupa soprattutto della malattia nell'uomo), i dati reali sarebbero da 5 a 20 volte più elevati.

L'incidenza della malattia è massima in Asia (in particolare nelle regioni sudorientali) ed elevata nel Pacifico, in Australia, nell'Oceano Indiano e in America centrale e meridionale (i dati relativi al continente africano sono assai scarsi). Negli Stati Uniti l'incidenza è complessivamente bassa e dal 1995 la malattia non è più soggetta a notifica.

In Europa l'infezione non sembra molto diffusa. Il paese con il tasso più alto (più di 1 caso per 100 000) è la Francia; va tuttavia considerato che oltre la metà dei casi si registra nei Dipartimenti francesi d'oltremare (Guadalupa, Martinica, La Reunion e Guyana francese). In Germania nell'arco di oltre quarant'anni (1962-2003) si sono registrati circa 2700 casi; dopo un costante calo, osservato dal 1962 al 1997, l'incidenza sembra nuovamente in ascesa, essendo passata da 0,04 a 0,06 per 100 000 abitanti dal 1998 al 2003.

In Italia i casi umani sono segnalati per lo più nelle regioni centro-settentrionali, sia per le condizioni idrogeologiche del territorio sia per la presenza intensiva di allevamenti, in particolare suinicoli, che hanno probabilmente un ruolo epidemiologicamente rilevante nella diffusione delle leptospire nell'ambiente.

Patogenesi

Penetrate nell'ospite, le leptospire si diffondono e si moltiplicano (con un tempo di generazione di circa 8 ore) nel sangue e, successivamente, all'interno degli organi bersaglio, in primo luogo fegato e rene. La moltiplicazione avviene nell'endotelio dei piccoli vasi, con conseguente danno vasculitico, responsabile delle principali manifestazioni cliniche. Tutti gli organi interni possono essere colpiti

Categorie professionali a rischio per leptospirosi

- Allevatori di bestiame	- Addetti ai depuratori
- Agricoltori	- Addetti allo smaltimento di rifiuti solidi
- Veterinari	- Barcaioli
- Addetti alla macellazione	- Pescatori
- Minatori	- Cacciatori
- Speleologi	- Laboratoristi
- Addetti alle fognature	- Sportivi (nuoto, pesca, canoa in acque dolci)

(oltre a fegato e reni, anche cuore, meningi, polmoni eccetera) e ciò spiega l'ampio spettro di sintomi. La localizzazione elettiva è rappresentata dai tubuli renali, dai quali il batterio viene eliminato attraverso le urine (a partire dai primi giorni della malattia fino alla terza settimana). La patogenesi della leptospirosi non è, comunque, ancora del tutto chiara, anche se un ruolo determinante nella moltiplicazione e diffusione del batterio sembra essere riconducibile a processi che si svolgono nel fegato nella fase iniziale della malattia.

La malattia nell'uomo

L'infezione non sempre evolve in malattia: il 15-40% dei soggetti con sierologia positiva non manifesta segni della patologia. Nella grande maggioranza dei casi sintomatici (80-90%) la leptospirosi è benigna e autolimitante (forma anitterica); nella restante parte la sintomatologia e le possibili complicanze sono invece assai più gravi (sindrome di Weil o forma itteroemorragica) e, in assenza di terapie adeguate, possono essere letali. La malattia presenta un tipico andamento bifasico: nella fase iniziale – analoga in entrambe le forme – non è possibile prevedere se la patologia evolverà nella forma benigna o in quella itteroemorragica. L'evoluzione dipende, infatti, da diversi fattori, tra i quali: sierotipo responsabile dell'infezione, condizioni generali del paziente (stato di salute e nutrizionale, età) e tempestività del trattamento.

Se contratta in gravidanza, l'infezione può determinare aborto spontaneo o leptospirosi congenita.

Forma benigna

Dopo un periodo di incubazione variabile tra 2 e 20 giorni (in media 7-12), si ha esordio improvviso della fase acuta (definita setticemica o leptospiremica), della durata di una settimana circa, durante la quale il batterio può essere isolato da fluidi organici, come sangue e liquor, e da altri tessuti. I sintomi osservati più frequentemente sono febbre elevata (39-40 °C), brividi, astenia, cefalea resistente agli antidolorifici (spesso associata a dolori retrobulbari e fotofobia), forti dolori muscolari (soprattutto ai polpacci, alla schiena e all'addome), diarrea; possono essere presenti anche tosse, mal di gola, dolore toracico ed emottisi; in alcuni casi compare un rash cutaneo di breve durata. Un segno caratteristico di questa fase è una marcata iperemia congiuntivale, che generalmente compare dopo 3-4 giorni dall'esordio.

Dopo un breve intervallo (2-3 giorni), durante il quale si osserva un miglioramento dei sintomi, ha inizio la seconda fase, o fase immune, caratterizzata da rialzo febbrile moderato, forte produzione di anticorpi ed escrezione di leptospire nelle urine. Questo stadio, più o meno prolungato (4-30 giorni), è associato a forte astenia, cefalea e, sovente, a sintomi meningei (da pleiocitosi del liquor). Tra le possibili complicanze – che possono manifestarsi anche a distanza di mesi o anni – vi sono: uveiti, iridocicliti e altre affezioni oculari.

La malattia negli animali

È ormai certo che la maggiore sensibilità, osservata in alcune specie per particolari sierovarianti, non sempre coincide con il ruolo di serbatoio dell'infezione.

Le leptospire possono infettare tutti i mammiferi, ma non sempre determinano manifestazioni patologiche. Il gatto, pur entrando in contatto con la leptospira (come si rileva dai test sierologici), non sviluppa la malattia.

Il cane è tra gli animali più gravemente colpiti; il contagio è generalmente indiretto e indipendente da età, razza e sesso; l'infezione è legata a fattori stagionali (tarda estate, autunno, periodi di piogge) e ad attività particolari come pastorizia, caccia e ricerca di tartufi. I sierotipi più frequenti sono *L. interrogans* Icterohaemorragihae e Canicola, il primo causa una sindrome emorragica acuta simile a quella umana (Weil canino) con interessamento renale e intestinale, il secondo una forma caratterizzata da nefrite interstiziale, gastroenterite emorragica e stomatite ulcerosa (malattia di Stoccarda o tifo canino). Sono diffuse anche infezioni da *L. interrogans* Bratislava, Pomona e Grippothyphosa.

I sintomi più frequenti sono febbre elevata, abbattimento, anoressia, congestione delle mucose e aumento della sete (per compromissione renale), vomito e diarrea con feci vischiose giallastre o con tracce di sangue; si può avere anche interessamento oculare (cambiamento del colore degli occhi, che diventano bluastri e opachi). Possono manifestarsi sintomi nervosi dovuti a meningite e meningoencefalite.

Praticamente tutti i protocolli prevedono la vaccinazione annuale con ceppi di Icterohaemorragihae, Canicola, Pomona e Grippothyphosa; per i cani esposti a rischio maggiore (come i cani da caccia e da guardia) è raccomandato il richiamo semestrale.

Il bovino è ospite di mantenimento del sierotipo Hardjio, causa di infezione endemica in molti paesi. Si è osservata specificità anche per la sierovariante Pomona, che questa specie può eliminare per parecchi mesi dopo l'infezione. Nelle forme gravi la malattia si manifesta con febbre, anemia, ittero, emoglobinuria, agalassia, mastite atipica e aborto; in quelle lievi è spesso asintomatica. I vitelli mostrano sintomatologia più evidente e grave.

Il suino viene infettato da oltre 12 sierotipi (i più frequenti sono Pomona, Hyos, Hicterohemorragiae e Canicola). Il quadro clinico è caratterizzato da ipofertilità, mortalità perinatale e aborto. I feti abortiti sono itterici, mentre i nati vivi sono deboli e muoiono frequentemente poche ore dopo il parto.

Sindrome di Weil o forma itteroemorragica

È la forma più grave di leptospirosi, spesso (ma non sempre) causata dal sierotipo Icterohaemorrhagiae. L'ittero, assai importante, causato dai danni ai capillari epatici, compare dopo 4-9 giorni dall'esordio. Il passaggio dalla prima alla seconda fase della malattia non è sempre netto e la febbre può rimanere elevata. Nella fase immune si osservano innanzitutto scompenso renale, con danni tubulo interstiziali e glomerulopatia (oliguria, uremia), e insufficienza epatica (che può esitare in necrosi fulminante); possono anche manifestarsi: sintomi emorragici dovuti a trombocitopenia; disfunzione polmonare, con gravi difficoltà respiratorie ed emottisi; interessamento meningeo (che può complicarsi in encefalite); miocardite, pericardite e insufficienza cardiaca acuta.

Questa forma è associata a mortalità elevata, che nelle forme più severe e nei pazienti anziani può essere anche del 20-40%; il trattamento richiede ospedalizzazione e può durare mesi.

Elementi diagnostici

Per l'accentuato polimorfismo clinico, la diagnosi risulta particolarmente difficile nelle forme lievi, nella fase iniziale della forma itteroemorragica e nelle aree in cui la malattia è sporadica.

Il sospetto di leptospirosi è giustificato in presenza di:
- anamnesi favorevole, come attività professionali e ricreative a rischio, viaggi in aree endemiche, possibile contatto con animali infetti o scadenti condizioni igieniche dell'ambiente di vita;
- sintomi specifici, in particolare febbre da oltre tre giorni, mialgia marcata (soprattutto ai polpacci e all'area lombare); altri segni, come iperemia congiuntivale, manifestazioni emorragiche o ittero anche lieve (in assenza di altri indizi di epatite virale), sono caratteristici ma non sempre presenti.

Per la conferma della diagnosi in tempi brevi, i metodi più attendibili e promettenti sarebbero quelli basati sulla dimostrazione della presenza delle leptospire. Tuttavia, allo stato attuale, la PCR (che potrebbe confermare la diagnosi sin dai primi giorni della malattia) è troppo costosa e necessita di tecnologie disponibili solo nei laboratori di riferimento. Gli esami colturali non sono molto utili, poiché il microrganismo cresce molto lentamente su terreni artificiali. È possibile l'osservazione microscopica diretta del batterio nei tessuti e nei fluidi corporei (sangue, urine e liquor); tuttavia le leptospire non sono facilmente evidenziabili e sono frequenti i falsi positivi (per la presenza di fibrina e filamenti proteici). Si ricorre, quindi, generalmente alle indagini sierologiche, utilizzando per la ricerca degli anticorpi i sierotipi più diffusi sul territorio.

In ogni caso, nella raccolta dei campioni di tessuti o fluidi e nella valutazione dei risultati, occorre considerare che:

Diagnosi differenziale

- Influenza
- Meningite asettica
- Appendicite
- Febbre di origine sconosciuta
- Avvelenamento da sostanze chimiche o intossicazioni alimentari
- Infezione da hantavirus, inclusa la sindrome polmonare da hantavirus o altre sindromi da distress respiratorio
- Rickettsiosi
- Borreliosi
- Brucellosi

- Pielonefrite
- Malaria
- Dengue e febbre emorragica dengue
- Febbre gialla e altre febbri virali emorragiche
- Febbre tifoide e altre febbri enteriche
- Epatiti virali
- Sieroconversione primaria di HIV
- Legionellosi
- Toxoplasmosi
- Mononucleosi
- Faringite

- nel paziente infetto si ha leptospiremia per 10 giorni circa, a partire dall'esordio della malattia;
- nel liquido cefalorachidiano le leptospire sono presenti per un periodo molto breve (dalla fine della prima settimana alla metà della seconda);
- dal termine della fase acuta, l'escrezione urinaria del microrganismo si protrae per alcune settimane;
- la produzione di anticorpi ha inizio dopo circa 5-7 giorni dall'esordio della malattia (ma può essere ritardata dalle terapie attuate, per esempio dal trattamento antibiotico) e può protrarsi per molti mesi; quindi la positività dei test anticorpali non è sempre indice di malattia acuta; va anche sottolineato che, nelle regioni in cui la patologia è endemica, il titolo anticorpale è elevato in un'alta percentuale di persone (1 su 400 e oltre);
- Sarebbe opportuno ripetere i test sierologici 2-3 volte.

MAT (Microscopic Agglutination Test)
È considerato il test di riferimento, anche se non consente di ottenere la conferma della diagnosi in tempi rapidi. Due campioni di siero (il primo prelevato durante la fase acuta, il secondo nella fase immune) vengono fatti reagire con una sospensione di leptospire (vive o uccise) rappresentativa dei principali sierogruppi (in genere sono contenuti circa 20-23 antigeni); perché l'analisi sia attendibile è importante che siano presenti i sierotipi più diffusi nell'area geografica interessata. Il risultato del test viene letto mediante osservazione microscopica in campo oscuro. La diagnosi viene confermata se, tra la prima e la seconda determinazione, il titolo anticorpale risulta aumentato di almeno 4 volte. È dotato di specificità molto elevata, la sensibilità è maggiore dopo 10 giorni dall'esordio. Questa metodica richiede il mantenimento di colture di numerosi sierotipi di leptospire, quindi è comunque laborioso e comporta un rischio non trascurabile per i tecnici di laboratorio.

ELISA

Le metodiche immunoenzimatiche sono sempre più utilizzate anche per la leptospirosi; nella fase acuta sono più sensibili del MAT e consentono di avere la
conferma della diagnosi anche dopo soli 6-8 giorni dalla comparsa dei sintomi.
Anche se può essere effettuato solo in laboratori attrezzati, questo metodo risulta più semplice del MAT.

Test rapidi

Sono stati sviluppati diversi test rapidi di agglutinazione, come il Lepto Tek Flow
e il LeptoTek Dri Dot. Pur presentando sensibilità e specificità simili a quelle dei
test ELISA e MAT, al momento queste metodiche non sembrano altrettanto affidabili. Tuttavia se ne prevede una diffusione sempre più ampia, soprattutto per i
vantaggi che offrono come strumenti di screening (rapidità del risultato, stabilità dei preparati e possibilità di utilizzo sul campo da parte di personale non spe-
cializzato).

Terapia

La terapia dovrebbe essere iniziata al primo sospetto di malattia, in relazione al
quadro clinico e alla prevalenza locale della patologia, senza attendere la conferma della diagnosi, poiché i test sierologici possono essere negativi fino a una settimana dalla comparsa dei sintomi e gli esami colturali fino ad alcune settimane.
La tempestività della terapia, da iniziare se possibile entro il quinto giorno dalla
comparsa della febbre, è essenziale per abbreviare il decorso naturale della malattia e per ridurre il rischio di complicanze.

I casi gravi richiedono ospedalizzazione e dovrebbero essere trattati con alte
dosi di penicillina G per via intravenosa (sono documentati casi di reazione di Jarisch-Herxheimer). Per le forme benigne è indicato il trattamento antibiotico
(amoxicillina, ampicillina, eritromicina o doxiciclina) per via orale. Si sono dimostrati efficaci anche le cefalosporine di terza generazione (come ceftriaxone e ce-
fotaxima) e i chinoloni, ma la casistica è ancora ridotta.

Per le forme gravi sono indispensabili terapie di supporto e sintomatiche per
ripristinare l'equilibrio elettrolitico, contrastare lo shock tossiemico e le eventuali turbe coagulative; se la compromissione renale è importante il paziente va sottoposto a dialisi (la peritoneale dà buoni risultati).

Prevenzione e controllo

La diffusione in natura di *Leptospira interrogans* è strettamente correlata al ruolo di serbatoio svolto dai roditori selvatici; tuttavia, la riduzione del rischio di
esposizione per l'uomo, e la conseguente riduzione dell'incidenza della malattia,
è possibile soprattutto con interventi rivolti all'ambiente peridomestico e agri-

colo e agli animali ospiti presenti (segnatamente controllo e vaccinazione degli animali domestici e da allevamento). L'adozione di comportamenti individuali adeguati, per evitare il contatto diretto o indiretto con urine di animali infetti, può derivare solo dall'informazione e dalla consapevolezza dei fattori di rischio. Pertanto, gli interventi di sanità pubblica dovrebbero prevedere anche strategie educative rivolte sia alle categorie professionali a rischio, sia a coloro che si recano in zone endemiche o praticano attività sportive o ricreative in ambienti a rischio di infezione.

Profilassi comportamentale

- Sottoporre il cane a regolare vaccinazione contro la leptospirosi ed evitare che frequenti ambienti a rischio o nei quali è possibile la presenza di ratti e animali selvatici (la vaccinazione non garantisce l'immunità verso tutti i sierotipi).
- Rivolgersi immediatamente a un veterinario se il cane presenta segni di malessere persistenti.
- Non bagnarsi in acque dolci, stagnanti o popolate da ratti e nutrie, anche se apparentemente pulite.
- Durante le passeggiate in campagna, nei boschi, in luoghi ricchi d'acqua o in cui sono presenti canali di irrigazione e fossi indossare abiti e calzature protettive (indispensabili per cacciatori, escursionisti, cercatori di funghi eccetera).
- Non attraversare terreni concimati recentemente.
- Non entrare negli allevamenti senza indossare adeguato abbigliamento protettivo (in particolare, stivali).
- Rivolgersi al medico curante se, dopo pochi giorni da un bagno o da una caduta accidentale in acque dolci, si manifestano sintomi similinfluenzali, dolori muscolari (specie localizzati ai polpacci), cefalea, arrossamento congiuntivale o ittero, anche lieve.
- In previsione di un viaggio in aree endemiche per leptospirosi, consultare il medico per l'eventuale terapia antibiotica profilattica.

Categorie a rischio

I lavoratori delle categorie professionali a rischio (vedi box a pagina 140) devono sempre indossare adeguato abbigliamento protettivo, proteggere le mani con guanti impermeabili per evitare il contatto diretto con deiezioni, carcasse, feti e annessi fetali. Al termine o alla sospensione dell'attività lavorativa è indispensabile cambiarsi e lavarsi accuratamente le mani.

Chemioprofilassi

In previsione di brevi viaggi in regioni endemiche, o in caso di possibile contagio (evento non raro per i tecnici dei laboratori di analisi), è indicata la terapia antibiotica profilattica con doxiciclina (dosi settimanali di 200 mg).

Azioni preventive ambientali

I muridi (topi e ratti) rappresentano la principale fonte di pericolo; quindi sia in ambienti rurali sia in ambienti urbani a rischio è indispensabile programmare interventi periodici di derattizzazione, allontanare rifiuti, avanzi di cibo e altro materiale che potrebbe favorire la presenza di questi animali. È inoltre importante evitare il ristagno di acque.

Nelle aziende agricole (in particolare nei depositi, nei silos e nei fienili), negli allevamenti, nei macelli e in tutte le industrie che producono alimenti di origine animale, devono essere attuati periodici interventi di derattizzazione e disinfezione degli ambienti.

Un altro serbatoio potenzialmente pericoloso sembra essere rappresentato dalle nutrie. Da un'indagine sierologica condotta nell'area del fiume Brenta, questi animali risulterebbero avere positività alla leptospira superiore al ratto.

Normativa di rilievo

La leptospirosi animale è soggetta a denuncia obbligatoria ai sensi del Regolamento di Polizia veterinaria, che prescrive anche reciprocità di informazione tra medico e veterinario; è inoltre compresa nell'elenco delle malattie trasmissibili notificabili all'OIE.

La leptospirosi umana è compresa tra le malattie soggette a denuncia obbligatoria dal medico curante all'Ispettorato del lavoro, ai sensi del DM 27.04.2004, in quanto considerata tra i rischi biologici per la salute nel settore zootecnico.

Con il recepimento della Direttiva 2003/99/CE è da considerare tra le zoonosi da sottoporre a sorveglianza in funzione della situazione e epidemiologica.

- DPR 320/54 Regolamento di Polizia veterinaria.
- DM 15.12.1990 del Ministero della sanità. Sistema informativo delle malattie infettive e diffusive.
- Direttiva 2003/99/CE del Parlamento europeo e del Consiglio del 17 novembre 2003 sulle misure di sorveglianza delle zoonosi e degli agenti zoonotici, recante modifica della Decisione 90/424/CEE del Consiglio e che abroga la Direttiva 92/117/CEE del Consiglio.
- DM 27.04.2004 del Ministero del lavoro e delle politiche sociali. Elenco delle malattie per le quali è obbligatoria la denuncia, ai sensi e per gli effetti dell'art. 139 del testo unico, approvato con Decreto del Presidente della Repubblica 30 giugno 1965, n. 1124, e successive modificazioni e integrazioni.
- DLgs 191 del 4.04.2006. Attuazione della Direttiva 2003/99/CE sulle misure di sorveglianza delle zoonosi e degli agenti zoonotici.

Listeriosi

La listeriosi è una malattia cosmopolita trasmessa prevalentemente attraverso il consumo di alimenti contaminati, ma anche per contatto diretto con animali infetti (in particolare durante l'assistenza al loro parto). Rispetto ad altre tossinfezioni alimentari, la listeriosi ha un'incidenza modesta, ma si caratterizza per l'elevato tasso di mortalità delle forme invasive (20-30%).

L'agente responsabile è un batterio del genere *Listeria*, isolato dalla flora intestinale di molte specie animali (mammiferi, volatili, pesci e crostacei), uomo compreso (circa il 10-15% della popolazione umana ne è portatore), e ampiamente diffuso nel terreno, nelle acque, nel materiale fecale e su vegetali e foraggi contaminati. Il microrganismo è stato anche isolato dal latte, dalle secrezioni vaginali e dagli annessi fetali di mammiferi (donne e animali) sani, malati o convalescenti.

Le principali specie patogene conosciute sono *L. monocytogenes* e *L. ivanovii*, la prima è attualmente considerata una delle principali cause di malattie a trasmissione alimentare ed è praticamente l'unica specie responsabile dei casi di listeriosi umana; negli animali la malattia è causata sia da *L. monocytogenes* sia da *L. ivanovii* (in particolare nelle pecore).

Nell'uomo la listeriosi può manifestarsi in forma lieve o in forma invasiva. La prima (identificata solo alla fine degli anni novanta) si manifesta solitamente in individui immunocompetenti ed è spesso associata al consumo di alimenti fortemente contaminati; il quadro clinico più frequente è quello tipico di una gastroenterite febbrile, con cefalea e dolori muscolari.

La forma invasiva, molto più frequente nei soggetti con sistema immunitario compromesso, nelle gestanti, nei neonati e negli anziani, è dovuta alla diffusione dell'infezione dal tessuto intestinale ad altri distretti corporei (torrente ematico, SNC, cuore, utero); i sintomi principali sono meningite, setticemia, aborto spontaneo e infezioni perinatali.

Fino al 1980 circa, la listeriosi era considerata una malattia sporadica, diffusa in Europa e negli Stati Uniti perlopiù in ambienti rurali e connessa a particolari attività lavorative (come agricoltura, allevamento, veterinaria); per questo si riteneva che l'infezione fosse causata prevalentemente dal contatto con feci di animali infetti o con acque e foraggi contaminati. In seguito alla comparsa – anche in ambienti urbani – di numerosi focolai epidemici, si è compreso il ruolo preponderante che gli alimenti svolgono nella trasmissione dell'infezione all'uomo.

La listeriosi umana è oggi soggetta a notifica negli Stati Uniti e in tutti i paesi dell'Unione Europea (e in Norvegia), con l'esclusione di Cipro, Paesi Bassi e Regno Unito; negli animali la notifica è obbligatoria in undici Stati europei (Belgio, Estonia, Finlandia, Grecia, Lettonia, Lituania, Slovacchia, Slovenia, Spagna, Svezia, Olanda e Norvegia).

Eziologia

L. monocytogenes e *L. ivanovii* (classe Bacilli, ordine Bacillales, famiglia Listeriaceae) sono le sole specie appartenenti al genere *Listeria* rilevanti per la patologia umana e animale. Questi microrganismi hanno forma bastoncellare, sono Gram positivi, anaerobi facoltativi e asporigeni; tuttavia la caratteristica più im-

Un batterio dai molti nomi

Gia alla fine dell'Ottocento, in Francia e Germania, furono osservati bastoncelli Gram positivi in campioni tissutali di pazienti morti, molto probabilmente, per listeriosi. Nel 1911, in Svezia, venne isolato da tessuto epatico necrotico di coniglio un microrganismo, che fu chiamato *Bacillus hepatis*, dalle caratteristiche molto simili a quelle di *L. monocytogenes*.

Tuttavia, la prima descrizione accurata dell'agente eziologico si deve a Murray, Webb e Swann, che nel 1926 isolarono dal fegato di un coniglio e di una cavia affetti da mononucleosi un batterio che chiamarono *Bacterium monocytogenes*; va sottolineato che negli altri animali e nell'uomo la listeriosi raramente è associata a segni di mononucleosi.

La denominazione del genere in onore di Joseph Lister si deve a J.H.H. Pirie, che assegnò a un batterio del tutto simile a quello già identificato da Murray, il nome *Listerella hepatolytica*, poi mutato in *L. monocytogenes*. Il nome di genere *Listerella* fu sostituito con *Listeria* a partire dal 1940.

A partire dagli anni trenta, in più parti del mondo si riportarono epidemie di encefalite di origine sconosciuta nel bestiame d'allevamento: in Galles venne osservata nelle pecore una forma neurologica, cui venne dato il nome di *circling disease* (un termine ancora in uso per indicare l'encefalite da listeria nei ruminanti) per la strana andatura circolare dei capi ammalati, ma la natura infettiva della patologia e la causa determinante vennero chiarite solo qualche anno dopo.

Il primo caso di listeriosi umana venne descritto nel 1929 da Nyfeldt, che isolò il microrganismo da tre pazienti affetti da una sindrome simile alla mononucleosi; solo quattro anni più tardi, lo stesso agente eziologico venne riconosciuto responsabile di un caso di infezione perinatale.

Agli inizi degli anni sessanta, diversi studi dimostrarono la correlazione tra impiego di insilati e insorgenza della malattia nei ruminanti; non a caso, in Islanda una malattia diffusa negli allevamenti di ovini, che proprio in quegli anni venne ascritta a *L. monocytogenes*, era tradizionalmente indicata con il termine *votheysveiki* (malattia da insilato).

portante è la capacità di adattarsi e moltiplicarsi in ambienti e condizioni generalmente sfavorevoli a batteri non sporigeni. *L. monocytogenes* cresce entro ampi intervalli di temperatura (da 0 a 45 °C, con un optimum intorno a 37 °C) e di pH (4,4-9), mentre lo sviluppo è generalmente inibito a valori di acqua libera inferiori a 0,94; va anche sottolineata la resistenza all'essiccamento e al congelamento. Diversi settori delle industrie alimentari (carni, lattiero-caseario, ittico, vegetali pronti al consumo eccetera) risultano spesso contaminati dal batterio, a livello sia di materie prime sia ambientale (impianti, banchi frigoriferi, piani di lavoro e superfici anche in acciaio inox). Nonostante l'esistenza di ceppi diffusi prevalentemente nell'uomo oppure nell'animale, è stata dimostrata la circolazione tra animali, uomo e alimenti di ceppi comuni, il cui serbatoio di infezione è rappresentato dai ruminanti.

Anche nell'ambiente domestico i frigoriferi risultano frequentemente contaminati, soprattutto per carenze igieniche. *L. monocytogenes* è molto sensibile alle alte temperature: la pastorizzazione garantisce l'inattivazione del patogeno purché condotta a 63 °C per 30 minuti (bassa pastorizzazione) oppure a 72 °C per almeno 15 secondi (trattamento HTST).

Tra i sierotipi di *L. monocytogenes* sinora identificati, quattro (1/2a, 1/2c, 1/2b e 4b) sono responsabili di oltre il 98% dei casi di listeriosi umana.

La carica infettiva minima in grado di causare la malattia nell'uomo dipende strettamente dalle caratteristiche di virulenza del ceppo e dai fattori di rischio dell'organismo ospite; nei soggetti con sistema immunitario indebolito sono sufficienti da 100 a 10 000 cellule per grammo di alimento.

Un ruolo importante nella diffusione della malattia pare sia svolto anche dalle zecche; è stata infatti dimostrata una correlazione epidemiologica tra la presenza della listeria nelle zecche e l'insorgenza della listeriosi nei bovini parassitati da questi artropodi.

Epidemiologia

La listeriosi è diventata un problema di sanità pubblica nei paesi avanzati per l'incremento del numero di casi umani derivanti dal consumo di alimenti contaminati: latte e vegetali crudi, formaggi a crosta molle (erborinati o tipo brie), gelati, carni crude o poco cotte, pesce crudo o affumicato e, soprattutto, cibi pronti da consumare senza cottura (insalate già lavate, frutta pretagliata, prodotti di rosticceria a base di carne). La contaminazione dei prodotti può derivare sia dalle materie prime sia da procedure scorrette di manipolazione e conservazione.

La distribuzione geografica riflette, senza dubbio, il cambiamento delle abitudini alimentari e dei processi di produzione, conservazione e distribuzione degli alimenti che si è verificato nei paesi sviluppati; tuttavia non si può escludere che l'incidenza nelle regioni economicamente svantaggiate sia sottostimata per la mancanza di diagnosi e sistemi di sorveglianza.

La comparsa della malattia è condizionata, tra l'altro, dal numero di batteri presenti nell'alimento al momento dell'ingestione: l'Unione Europea considera non significativa, per la listeriosi umana, una carica di *L. monocytogenes* inferiore a 100 unità formanti colonia per grammo; gli alimenti da consumare senza alcun trattamento termico contenenti cariche superiori costituiscono un grave rischio per la salute pubblica.

Sebbene gli alimenti contaminati rappresentino la principale fonte di infezione, non va sottovalutata la trasmissione da uomo o animali infetti a individui sani (in particolare la trasmissione verticale, madre-figlio, e quella nosocomiale). I soggetti a rischio maggiore, rispetto agli individui sani di età inferiore a 65 anni, sono i trapiantati, i pazienti oncologici e i malati di AIDS (vedi box a pagina 154).

La listeriosi è segnalata soprattutto negli Stati Uniti, in Europa e in Australia. Nei paesi d'oltreoceano, dove sono stati sviluppati piani di prevenzione e sorveglianza e la malattia è soggetta a notifica dal 2001, i casi sono quasi sempre sporadici, ma si segnalano ancora importanti episodi epidemici. Secondo dati del CDC, nel 1997 si sono registrati circa 2500 casi, di cui 500 mortali; nel 2003 l'incidenza annuale riportata dal sistema di sorveglianza Foodnet è stata di 0,33 casi per 100 000 abitanti, il trend sarebbe comunque in calo: dal 1996 al 2002 si è osservata una diminuzione del 38%. Il tasso di incidenza annuale registrato in Australia non si discosta da quello statunitense (0,3 per 100 000).

In Europa, nel periodo 1990-2002, sono stati registrati 19 focolai di listeriosi invasiva. Dal primo rapporto dell'EFSA sulle zoonosi e sugli agenti zoonotici risulta che, nel 2004, nei 25 stati membri e in Norvegia si sono registrati complessivamente 1267 casi, con un'incidenza media pari a 0,3 per 100 000 abitanti (i valori per i singoli paesi variano tra 0,03 della Grecia e 0,8 per 100 000 della Danimarca), i decessi causati dalla malattia sono stati 107. Dove i dati sono disponibili, l'incidenza della malattia nel 2004 risulta aumentata, rispetto ai valori medi del quinquennio 1999-2003, in tutti i paesi, tranne la Svezia (figura 1). Tra i paesi in cui

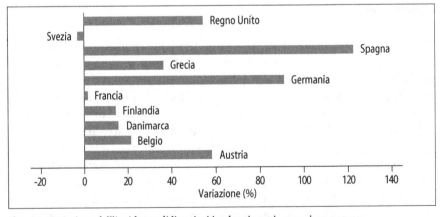

Figura 1. Variazione dell'incidenza di listeriosi in alcuni paesi europei, 1999-2003.

Fonte: EFSA, 2005

Una patologia largamente sottostimata

In Italia *L. monocytogenes* ha una diffusione ambientale e alimentare sovrapponibile a quella degli altri paesi; tuttavia, sulla base dei dati di notifica, l'incidenza della listeriosi e il numero delle epidemie risultano inferiori rispetto al resto dell'Europa.

Per valutare l'entità della sottonotifica e stimare la reale incidenza della malattia, in Lombardia dal 1997 al 2003 è stata condotta un'analisi epidemiologica, basata sul metodo cattura-ricattura, utilizzando sia i dati provenienti dal sistema di notifica, sia quelli delle schede di dimissione ospedaliera.

Ne è emerso che l'incidenza della malattia è sottostimata da entrambe le fonti: l'incidenza regionale sarebbe in realtà di 0,6 casi per 100 000 abitanti, analoga a quella della maggior parte degli altri paesi europei. In particolare, solo la metà circa dei casi verrebbe notificata e resterebbero non identificate soprattutto le infezioni delle partorienti. Inoltre sia il sistema di notifica, sia le schede di dimissione non fornirebbero alcune importanti informazioni (forma clinica, sede dell'isolamento e sierotipo).

l'aumento dell'incidenza appare più rilevante vi sono Spagna, Germania e Austria, con incrementi del 120, 90 e 60% circa rispettivamente.

Va comunque sottolineato che i dati europei attualmente disponibili sono fortemente influenzati dalla sensibilità e rappresentatività dei sistemi di sorveglianza operanti nei singoli paesi e dalla loro copertura geografica; è quindi verosimile che per alcuni paesi i dati siano sottostimati.

Patogenesi

La penetrazione di *L. monocytogenes* avviene solitamente attraverso la via digerente, più raramente attraverso la mucosa oronasale, congiuntivale o cutanea.

Le caratteristiche fondamentali che consentono al batterio di colonizzare l'intestino dell'ospite sono la capacità di sopravvivere all'ambiente acido dello stomaco (sembra che la terapia con antiacidi possa favorire il processo) e quella di sopportare l'elevata osmolarità e la presenza di sali biliari nel lume intestinale.

Nelle forme aperte le cellule di listeria superano la barriera intestinale e si riversano nei sistemi ematico e linfatico, invadendo in particolare il fegato, il sistema nervoso centrale e, nelle donne gravide, l'utero. All'interno degli epatociti il patogeno si replica rapidamente; i macrofagi presenti nel tessuto epatico, e soprattutto le cellule di Kupffer, svolgono un ruolo essenziale per la risposta immunitaria e infiammatoria.

Nonostante non sia ancora del tutto chiarito, il processo che consente alla listeria di invadere le cellule dell'organismo ospite può essere schematizzato in tre fasi successive. Il batterio penetra nelle cellule mediante fagocitosi stimolata da proteine di superficie (internaline) del batterio stesso. Una volta all'interno della cellula, il microrganismo provoca la lisi del vacuolo in cui è stato inglobato, si mol-

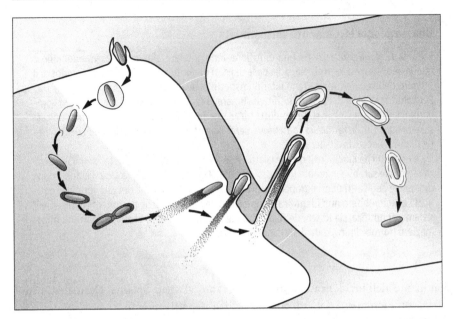

Figura 2. Meccanismo di penetrazione e diffusione di *L. monocytogenes* nelle cellule dell'ospite.

da Tilney et al., 1989 (modificata)

tiplica rapidamente e si sposta all'interno del citoplasma sfruttando un meccanismo di motilità della cellula ospite: il batterio riesce ad addensare attorno a sé una trama di filamenti di actina contrattili che gli consentono di dirigersi verso la membrana cellulare; il passaggio verso le altre cellule è reso possibile da estroflessioni della membrana cellulare che penetrano nel citoplasma della cellula adiacente. Questo meccanismo consente la diffusione dell'infezione evitando la risposta immunitaria (figura 2).

Nella maggior parte dei soggetti immunocompetenti, l'infezione non dà luogo a sintomatologie specifiche o, talora, evolve (dopo 1-2 giorni di incubazione) verso la forma non invasiva con sintomi di tipo gastroenterico o similinfluenzali più o meno accentuati, che generalmente si risolvono spontaneamente (e restano perlopiù non diagnosticati). Soprattutto nei gruppi di popolazione a rischio, dopo periodi di incubazione anche lunghi (fino a 3 mesi), l'infezione può diffondere attraverso il torrente ematico invadendo diversi distretti corporei, dando luogo alla forma invasiva; nelle gravide può verificarsi trasmissione verticale durante la gestazione o al momento del parto.

La malattia nell'uomo

La maggior parte dei casi di listeriosi umana ha natura sporadica; tuttavia sono stati riportati anche focolai epidemici, sebbene il numero di persone coinvolte fosse relativamente esiguo (inferiore a 100). È stato stimato che circa il 95% degli episodi sia da ricondurre all'ingestione di alimenti contaminati.

L. monocytogenes è un patogeno opportunista: i soggetti più esposti al rischio di infezione sono i pazienti con sistema immunitario compromesso, le donne in gravidanza (che hanno un rischio 20 volte maggiore rispetto agli altri adulti sani), i neonati (che rappresentano il 50% dei casi in Francia e circa il 40% negli Stati Uniti) e gli anziani.

Negli individui adulti sani la listeriosi si manifesta in forma lieve, con sintomi similinfluenzali, ed eventualmente gastroenterici, che compaiono dopo un periodo di incubazione molto variabile. Possono presentarsi anche lesioni cutanee papulose nell'area entrata in contatto con il batterio. Questa forma benigna può evolvere, specialmente nei sottogruppi di popolazione adulta a rischio, nella forma invasiva, che comporta sindromi diverse: meningite, setticemia, endocarditi, infezioni polmonari, artriti, epatiti, osteomieliti. Le forme setticemiche, meningoencefalitiche e necrotiche sono associate a elevato tasso di mortalità (20-30%).

Nella donna gravida è possibile l'aborto nella seconda metà della gravidanza. Quando la gestante si infetta nell'ultimo trimestre, è possibile l'infezione del neonato, con congiuntivite purulenta, polmonite, esantemi, vomito, ipereccitabilità.

Listeriosi in gravidanza

Generalmente l'infezione viene contratta nella seconda parte della gravidanza (in particolare nell'ultimo trimestre). Nella donna la malattia può essere asintomatica oppure determinare una batteriemia primaria con sintomatologia similinfluenzale: brividi, rialzo termico, cefalea e dolori muscolari; possono anche essere presenti disturbi gastrointestinali. Anche nei casi asintomatici la listeria può colonizzare il tratto gastrointestinale o la vagina.

La trasmissione dell'infezione da madre a figlio può avvenire nel corso della gravidanza, per via transplacentare, o alla nascita, durante il passaggio attraverso il canale vaginale. Nel primo caso, l'infezione del liquido amniotico (che assume un caratteristico colore marrone scuro) determina generalmente aborto, mortalità fetale, parto pretermine o sepsi neonatale. Se la gravidanza giunge a termine, è comunque molto frequente la listeriosi neonatale.

Dopo il parto, o l'espulsione del feto, i sintomi dell'infezione materna si risolvono completamente, il batterio può però essere isolato per diversi giorni dalla vagina, dal collo dell'utero e dalle urine.

Listeriosi neonatale

Nel neonato la listeriosi è causa di morbilità e mortalità elevate. I segni della malattia possono manifestarsi dopo poche ore dalla nascita (esordio precoce) o a distanza di pochi giorni o settimane (esordio tardivo).

Nel primo caso il quadro clinico è più grave: il neonato è sottopeso e ipereccitabile, sono spesso presenti setticemia o meningite e, più raramente, insufficienza circolatoria e respiratoria. L'infezione disseminata determina la formazione di microascessi e granulomi, a livello sia degli organi interni sia mucocutaneo (granulomatosi infantisettica). La mortalità è molto elevata (fino al 50%).

Nei casi di listeriosi a esordio tardivo (in genere acquisita durante il parto), il bambino è apparentemente sano alla nascita, ma la malattia si manifesta successivamente con meningite purulenta o, più raramente, con setticemia; il tasso di mortalità è elevato (può arrivare al 20%). I bambini sopravvissuti sono affetti frequentemente da idrocefalia, ritardo mentale o da altre sequele a carico del sistema nervoso centrale.

Listeriosi nell'adulto

I casi di listeriosi nell'adulto sono generalmente associati a patologie che, determinando compromissione del sistema immunitario, influenzano la suscettibilità in misura diversa (vedi box).

Le manifestazioni cliniche più frequenti sono setticemia e meningite. Nelle forme setticemiche il quadro clinico può essere di lieve gravità oppure evolvere rapidamente verso lo shock e la morte. Il coinvolgimento del SNC con meningite, meningoencefalite ed encefalite, fa spesso seguito alla fase setticemica; occasionalmente si osservano ascessi cerebrali o lesioni focali. La meningite da *Listeria*

Suscettibilità relativa alla listeriosi per diverse condizioni fisiopatologiche

Condizione	Suscettibilità relativa
Età inferiore a 65 anni, in assenza di altre condizioni	1
Età superiore a 65 anni	7,5
Alcolismo	19
Diabete non insulino dipendente	25
Diabete insulino dipendente	30
Tumori ginecologici	66
Tumore della vescica e della prostata	112
Patologie epatiche non tumorali	143
Tumori gastrointestinali ed epatici	211
Cancro del polmone	229
Dialisi	476
AIDS	865
Tumori ematici	1364
Trapianto d'organo	2584

dati epidemiologici francesi (WHO/FAO, 2004)

La malattia negli animali

La patologia può essere sporadica o epizootica; le specie più colpite sono gli ovini (in particolare pecore), i caprini e i bovini; ma anche la fauna selvatica è frequentemente colpita. Gli animali domestici si infettano ingerendo foraggio mal conservato (insilato) o erba contaminata, se sopravvivono diventano spesso portatori asintomatici. Nei suini prevalgono le forme setticemiche; negli equini, come nei volatili, quelle meningoencefaliche. In genere la malattia si presenta con tre forme: setticemica, nervosa e genitale (aborto).

Gli animali che presentano sintomatologia più evidente e mortalità più elevata sono gli ovini. La forma più frequente è quella encefalica, ma si osservano anche aborto e irite. In genere l'animale colpito manifesta abbattimento, febbre e nel giro di 2-3 giorni muore. Possono essere presenti sintomi neorologici con paralisi, torsione del collo, visione alterata, o cecità improvvisa, e movimenti in circolo tipici definiti (*circling disease*).

Nei bovini la listeriosi è meno evidente e caratterizzata da evoluzione più lenta; gli animali colpiti sopravvivono anche per due settimane dall'esordio. La forma encefalica è frequente nei soggetti di età inferiore a tre anni e più rara negli adulti; negli animali giovani è diffusa anche la forma setticemica con coinvolgimento degli organi addominali. L'infezione è causa di aborto anche a gravidanza inoltrata. L'agente eziologico può localizzarsi nelle mammelle ed essere eliminato attraverso il latte anche dopo la guarigione.

ha un esordio spesso subdolo, con lieve rialzo termico e possibili alterazioni del comportamento; tuttavia sono state osservate anche forme fulminanti. La mortalità, anche se viene praticata tempestivamente adeguata terapia, è elevata; in ogni caso gli esiti della malattia possono essere gravemente invalidanti.

Oltre al sistema nervoso centrale possono essere coinvolti altri organi; nell'adulto la forma viscerale è caratterizzata da granulomatosi settica con compromissione della funzionalità epatica, polmonare o splenica. Anche questa forma è spesso letale, fino al 50% dei colpiti.

Elementi diagnostici

La diagnosi di listeriosi può essere presunta in base alle manifestazioni cliniche; ma la conferma è basata sull'isolamento del batterio da materiale biologico normalmente sterile (sangue, liquor, lochi, meconio eccetera), prestando particolare attenzione a non confondere *L. monocytogenes* con altri batteri Gram positivi. I metodi sierologici tradizionali, non del tutto affidabili, sono sostituiti sempre più frequentemente dalla PCR.

Terapia

È necessario un trattamento antibiotico associato a terapie sintomatiche. La listeria è sensibile a diversi antibiotici di vecchia e nuova generazione, le cefalosporine (comprese quelle di terza generazione) non sono efficaci. La terapia considerata di prima scelta è rappresentata dall'ampicillina associata a un amminoglicoside, come la gentamicina.

In caso di sospetta listeriosi neonatale (meconio scuro, presenza di granulomi e microascessi sulla placenta e nella parte posteriore della faringe), il tempestivo trattamento con antibiotici è indispensabile e cruciale per la sopravvivenza del neonato. La dose raccomandata di ampicillina (da 25 a 100 mg/kg per infusione endovenosa lenta ogni 6 ore) varia con l'età gestazionale e postnatale.

Prevenzione e controllo

Per prevenire la listeriosi è fondamentale aumentare la sicurezza degli alimenti, di origine sia animale sia vegetale, lungo tutta la filiera. Quindi, se da un lato è importante controllare che le procedure di produzione siano corrette e che siano rispettati i limiti microbiologici, dall'altro è indispensabile garantire l'igiene degli ambienti e delle attrezzature (soprattutto dei frigoriferi e dei banchi di esposizione) nelle industrie alimentari.

L'aumento del numero di casi di listeriosi umana, nella maggior parte dei paesi sviluppati, dimostra tuttavia che l'aggiornamento delle norme che regolano le filiere agroalimenteri e l'implementazione delle misure di prevenzione e controllo non sono sufficienti per ridurre la diffusione della malattia. Come dimostrano i risultati positivi ottenuti nell'ultimo decennio da Stati Uniti, Francia e Gran Bretagna, questi strumenti sono utili solo se associati a interventi di educazione e sensibilizzazione della popolazione.

Profilassi comportamentale

Veterinari e allevatori devono adottare le necessarie precauzioni per evitare il contatto diretto con feti abortiti e animali ammalati o morti per encefalite (soprattutto pecore).

Il medico dovrebbe sempre raccomandare ai soggetti a rischio, in particolare alle donne gravide (vedi box a pagina 154), l'adozione di alcune semplici regole comportamentali, come:
- evitare di toccare materiale potenzialmente infetto (specialmente feti e annessi fetali di animali che hanno abortito);
- evitare di consumare latte non pastorizzato e formaggi a pasta molle prodotti con latte non pastorizzato (per esempio brie, gorgonzola, camembert); sono invece consentiti formaggi stagionati o tipo "cottage" e yogurt;
- eliminare dalla dieta pesce crudo o poco cotto (salmone o altri pesci affumicati, sushi e sashimi) e carne cruda o prodotti a base di carne cruda (salsiccia, salame crudo);
- non consumare carne al sangue o poco cotta;

- riscaldare ad alta temperatura i cibi avanzati o acquistati pronti per il consumo (piatti di rosticceria);
- lavare accuratamente frutta e ortaggi da consumare crudi (anche le verdure già lavate che si trovano in commercio);
- conservare i prodotti deperibili in buone condizioni igieniche e consumarli entro breve tempo dall'acquisto.

Normativa di rilievo

Con il recepimento della Direttiva 2003/99/CE, in Italia la listeriosi umana è compresa tra le malattie soggette a sorveglianza, prima di tale Direttiva era soggetta solo alle norme previste dal DM 15.12.1990 (classe II).
La Circolare n. 4 del 13.03.1998 contiene raccomandazioni per le donne in stato di gravidanza e per le persone con alterazioni del sistema immunitario circa l'astensione dal consumo di carni crude e poco cotte e di latte non pastorizzato e prodotti derivati.
A livello europeo, la patologia è inclusa tra le malattie soggette a notifica obbligatoria (Direttiva 2003/99/CE).
Il Regolamento CE 2073/2005 fissa i criteri microbiologici per la ricerca della listeria nei prodotti alimentari e le norme di attuazione che gli operatori del settore alimentare devono rispettare nell'applicazione delle misure di igiene generali e specifiche contenute nel Regolamento CE 852/2004.

- DM 15.12.1990 del Ministero della sanità. Sistema informativo delle malattie infettive e diffusive.
- Circolare 4 del 13.03.1998 del Ministero della sanità. Misure di profilassi per esigenze di sanità pubblica. Provvedimenti da adottare nei confronti di soggetti affetti da alcune malattie infettive e nei confronti di loro conviventi e contatti.
- Direttiva 2003/99/CE del Parlamento europeo e del Consiglio del 17.11.2003 sulle misure di sorveglianza delle zoonosi e degli agenti zoonotici, recante modifica della Decisione 90/424/CEE del Consiglio e che abroga la Direttiva 92/117/CEE del Consiglio.
- DLgs 191 del 4.04.2006. Attuazione della direttiva 2003/99/CE sulle misure di sorveglianza delle zoonosi e degli agenti zoonotici.
- Regolamento CE 2073/2005 della Commissione, del 15.11.2005, sui criteri microbiologici applicabili ai prodotti alimentari.

Monkeypox

Questa zoonosi emergente, causata da un virus del genere *Orthopoxvirus*, è salita alla ribalta nel 2003, quando è evasa per la prima volta dal suo tradizionale areale di distribuzione, l'Africa centroccidentale, per manifestarsi negli Stati Uniti, già in allarme per gli attacchi bioterroristici con l'antrace e per la diffusione epidemica della West Nile disease.

Il *Monkeypox virus* è responsabile di un'infezione sistemica che si manifesta come una forma attenuata di vaiolo, caratterizzata da sintomatologia febbrile, linfoadenopatia e rash papuloso. Di norma la malattia ha andamento benigno e autolimitante, ma può avere maggiore gravità nei soggetti immunocompromessi o con atopia e nei bambini.

I primati e l'uomo sono ospiti occasionali, mentre il serbatoio dell'infezione è rappresentato dai roditori (scoiattoli, topi, altre specie selvatiche).

Eziologia

Monkeypox virus (famiglia Poxviridae, genere *Orthopoxvirus*) è un virus di grandi dimensioni a doppio filamento di DNA, strettamente correlato con il virus del vaiolo umano.

Il meccanismo di mantenimento in natura del patogeno non è ancora del tutto chiaro, ma è certo che l'uomo e i primati non umani non costituiscono il vero serbatoio della malattia, rappresentato piuttosto da varie specie di roditori. La trasmissione tra animali o tra animali e uomo avviene soprattutto attraverso il morso o il graffio, ma

Un vaiolo delle scimmie?

Monkeypox virus venne isolato e identificato per la prima volta in alcune scimmie da laboratorio a Copenhagen, nel 1958; tuttavia solo nel 1970 vennero segnalati i primi casi umani in villaggi sperduti nella foresta pluviale dell'Africa centrale e occidentale. In realtà le successive ricerche, sviluppatesi soprattutto in seguito al focolaio americano della malattia, hanno messo in evidenza un ruolo preponderante dei roditori nel mantenimento in natura del virus.

anche attraverso il contatto con liquidi organici infetti o per via aerea. Il contagio interumano è meno frequente e avviene principalmente per via aerea o in seguito a contatto con secrezioni o liquidi organici di soggetti infetti.

Epidemiologia

Il primo caso umano di monkeypox venne identificato nel 1970 nella Repubblica democratica del Congo. Nel continente africano, dove l'infezione è endemica ed è rimasta confinata fino al 2003, sono presenti due ceppi virali: il Sierra Leone nelle regioni occidentali e lo Zaire in quelle centrali. La maggiore incidenza si registra in tre Stati (Camerun, Repubblica democratica del Congo e Repubblica Centrafricana), nei quali tra il 1970 e il 1986 sono stati segnalati circa 400 casi. Negli Stati occidentali (Sierra Leone, Nigeria, Liberia e Costa d'Avorio) i casi sono sempre stati sporadici e la sintomatologia meno grave.

Nel decennio 1987-1996, il basso numero di casi riportati aveva indotto a pensare che la patologia fosse in declino, ma proprio nel 1996 ebbe inizio una ripresa. In Africa la malattia colpisce prevalentemente bambini e ragazzi di età inferiore ai 16 anni, la maggior parte in Congo, dove la mortalità nei soggetti colpiti non vaccinati contro il vaiolo è superiore al 10%. Tra le ipotesi avanzate per spiegare la crescente diffusione della malattia vi sarebbe un aumento di suscettibilità al virus, determinato dalla fine dei programmi di vaccinazione contro il vaiolo umano (1970). In sostanza l'interruzione del programma vaccinale contro il *Variola virus* avrebbe consentito al *Monkeypox virus*, strettamente correlato al primo ma considerato pericoloso solo per gli animali, di trovare anche nell'uomo condizioni immunitarie tali da renderlo capace di indurre malattia.

Anche in Africa la trasmissione dell'infezione avviene principalmente attraverso il contatto con animali infetti (oltre il 70% dei casi), poiché la trasmissione interumana del *Monkeypox virus* è decisamente più bassa rispetto a quella del virus del vaiolo e tende a estinguersi dopo 4-5 passaggi da un individuo all'altro. Tuttavia nel 2003, durante un'epidemia che si è manifestata in Congo, sarebbero stati documentati 6 passaggi, facendo ipotizzare un'aumentata capacità di adattamento del virus all'uomo.

Nel 2003 il monkeypox si è manifestato per la prima volta negli Stati Uniti. L'epidemia ha avuto origine dal contatto con cani della prateria (roditori autoctoni protetti del genere *Cynomomys*, molto amati dal pubblico americano), che erano stati a loro volta infettati da roditori importati dal Gambia da un commerciante di animali. I casi confermati sono stati 37 (tutti associati a cani della prateria infetti), per la maggior parte di gravità moderata, nessuno letale; non è stata documentata la trasmissione interumana.

Nell'epidemia americana la malattia si è presentata con caratteristiche leggermente diverse da quelle osservate in Africa centrale: età dei soggetti colpiti più elevata (in maggioranza adulti, un terzo dei quali vaccinato contro il vaiolo prima del 1972) e sintomatologia più lieve (durata media del rash più breve; dolore dorsale meno frequente). Queste differenze supporterebbero l'ipotesi che il ceppo virale importato fosse quello presente nelle regioni occidentali dell'Africa. Dopo il 2003 non sono stati segnalati nuovi casi.

Patogenesi

Come gli altri poxvirus, anche il virus del vaiolo delle scimmie ha uno spiccato tropismo per le cellule epiteliali. In una prima fase il virus si localizza nei fagociti mononucleati; quindi viene rilasciato in circolo e si localizza a livello delle cellule cutanee, all'interno delle quali si replica determinando reazioni vescicolo-papulose e febbre.

Mediante l'infezione sperimentale di scimmie (*Macaca fascicularis*) con aerosol contenente dosi letali del virus, si è osservato che l'epitelio delle basse vie aeree rappresenta il bersaglio principale dell'infezione primaria. Nelle fasi iniziali, il virus si replicherebbe anche a livello dei linfonodi tonsillari, mediastinici e mandibolari; la successiva disseminazione per via ematica e linfatica determinerebbe la comparsa di lesioni necrotizzanti a carico di altri linfonodi, timo, milza, cute, mucosa orale, tratto gastrointestinale e sistema riproduttivo. Le cellule maggiormente colpite risultano essere quelle del sistema dei fagociti mononucleati.

La malattia nell'uomo

Il monkeypox si presenta come una forma attenuata di vaiolo umano, ma si caratterizza per un'accentuata linfoadenopatia perlopiù laterocervicale e inguinale. La malattia esordisce con febbre, brividi, cefalea, linfoadenopatia, mialgia, dolori dorsali e, a volte, dolore addominale e vomito; dopo 1-3 giorni compare la caratteristica eruzione papulosa (figura 1). Le lesioni, generalmente monomorfiche, sono inizialmente localizzate nel punto di contatto con l'animale infetto, successivamente si estendono, disseminandosi su più parti del corpo; nell'arco di circa 2-3 settimane si ha l'evoluzione in vescicole, pustole e, infine, croste.

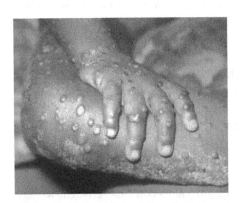

Figura 1. Rash caratteristico del monkeypox.
CDC - Public Health Image Library

Durante l'epidemia statunitense del 2003, sono stati raccolti numerosi dati, sia anamnestici (età, stato vaccinale, eventuale contatto con animali infetti eccetera) sia clinici (sintomatologia, durata della malattia, risultati di indagini di laboratorio), dei soggetti con sospetta diagnosi di monkeypox. Il periodo medio di incubazione è risultato di 12 giorni.

Tra i sintomi più frequenti, sono stati riportati: rash cutaneo (97%), febbre (85%), brividi (70%), adenopatia (70%), cefalea (65%) e mialgia (56%). Nella maggior parte dei pazienti, la gravità del rash cutaneo, classificata secondo parametri stabiliti dal WHO,

La malattia negli animali

Diverse specie (scimmie, topi, scoiattoli, porcospini e altri roditori) sono suscettibili all'infezione da *Monkeypox virus*. Negli animali la malattia si manifesta inizialmente con blefarocongiuntivite; il virus può inoltre determinare reazione febbrile, linfoadenopatia, eruzioni cutanee nodulari, dolorabilità generalizzata, abbattimento del sensorio e anche morte.

era di grado benigno; in 1 paziente su 4, le lesioni osservate erano ulcerate o necrotiche; solo in 2 casi erano presenti pustole emorragiche. La durata mediana della febbre è stata di 8 giorni, quella del rash di 12 giorni. Per due pazienti si è reso necessario il ricovero in terapia intensiva (due bambine di 6 e 10 anni: la prima per encefalite, la seconda per compromissione delle vie aeree). Inoltre sono stati riportati un caso di superinfezione batterica e uno di cheratite e ulcera corneale. Non ci sono stati decessi.

Elementi diagnostici

Il sospetto di monkeypox può porsi in presenza di anamnesi compatibile (contatti con possibili portatori dell'infezione, sia umani sia animali; attività professionali a rischio; provenienza da regioni endemiche) e di sintomi e segni caratteristici della malattia. La conferma può essere ottenuta solo attraverso esami di laboratorio, in particolare:

- positività al test ELISA (su siero prelevato almeno 5 giorni dopo la comparsa del rash per le IgM, e almeno 8 giorni dopo per le IgG);
- dimostrazione, mediante PCR, della presenza del virus in campioni di tessuto prelevati dalle lesioni cutanee;
- isolamento del virus in coltura (da tamponi faringei);
- osservazione al microscopio elettronico di virus morfologicamente compatibili (in assenza di esposizione ad altri *Orthopoxvirus*).

Il test ELISA risulta altamente sensibile e specifico. La ricerca delle IgG per la diagnosi di infezioni recenti deve essere effettuata sul siero di due campioni di sangue prelevati a distanza di tempo (il primo in fase acuta, il secondo in fase convalescente) per evidenziare eventuali variazioni nel titolo anticorpale.

Diagnosi differenziale

- Varicella	- Peste
- Eczema erpetico	- Carbonchio
- Vaiolo vaccino	- Micosi
- Tularemia	- Vaiolo

Terapia

Attualmente non sono disponibili trattamenti specifici per il monkeypox. In assenza di patologie pregresse, generalmente la malattia è autorisolutiva; nei casi complicati da infezioni opportuniste è sempre necessario adottare un trattamento antibiotico; una terapia di supporto può rendersi necessaria per alleviare lo stato di malessere generale che accompagna la fase febbrile.

In caso di sospetto contatto con animali o persone infette, il CDC raccomanda la vaccinazione antivaiolosa da praticare possibilmente entro 4 giorni (al massimo entro 2 settimane) dall'esposizione. Nei casi più gravi, nei quali è a rischio la vita del paziente, può essere utilizzato cidofovir (tossico anche per gli operatori sanitari, che devono indossare adeguate protezioni sia nella preparazione, sia nella somministrazione).

Non è dimostrata l'efficacia profilattica o terapeutica delle immunoglobuline anti vaiolo vaccino.

Prevenzione e controllo

Profilassi vaccinale

I dati attualmente disponibili suggeriscono che la vaccinazione contro il *Variola virus* sia molto efficace anche nel prevenire l'infezione da *Monkeypox virus* o, comunque, nell'attenuarne la gravità. Il ripetersi di epidemie nel continente africano ha indotto il WHO a prendere in considerazione l'ipotesi di utilizzare le scorte di vaccino antivaioloso ancora disponibili per campagne di vaccinazione nelle zone in cui il monkeypox è endemico.

Successivamente all'attacco alle Twin Towers e all'allarme per possibili azioni di bioterrorismo, negli Stati Uniti sono state vaccinate, nell'arco di due anni, circa 350 mila persone appartenenti a categorie a rischio. Il programma è stato sospeso in seguito alla comparsa di reazioni vaccinali.

Controllo della diffusione a lunga distanza

A livello internazionale la prevenzione della diffusione del monkeypox è strettamente correlata al controllo delle movimentazioni di animali provenienti dalle zone a rischio. Dopo l'epidemia del 2003, negli Stati Uniti è stato imposto il blocco dell'importazione di tutti i roditori africani e il divieto di distribuzione, vendita e rilascio nell'ambiente di cani della prateria.

Profilassi comportamentale

Nelle aree in cui la malattia non è endemica, non sono necessari accorgimenti particolari, fatte salve le regole generali relative all'acquisto di animali esotici.

Nelle regioni endemiche, i familiari e il personale sanitario addetti alla cura dei pazienti affetti da monkeypox devono adottare le opportune precauzioni per evitare il contagio per via aerea o per contatto. Nell'ambiente domestico, dove l'isolamento è spesso impossibile, per prevenire la trasmissione è consigliato l'impiego di una maschera oronasale (se il paziente la tollera); le pustole dovrebbero essere coperte con un lenzuolo o un telo. I pazienti ricoverati in ospedale dovrebbero essere tenuti in isolamento (se possibile in una stanza con pressione negativa) fino alla caduta delle croste.

Normativa di rilievo

Il vaiolo delle scimmie è incluso nell'elenco delle malattie infettive soggette a notifica obbligatoria (DM 15.12.1990, classe V). Non essendo contemplata in modo specifico nella Direttiva 2003/99/CE, è da considerarsi inclusa tra le zoonosi soggette a sorveglianza in relazione alla situazione epidemiologica (allegato I, elenco B). Non è prevista una rete di sorveglianza a livello europeo.
A seguito dei focolai registrati nel 2003 negli Stati Uniti, sono state pubblicate disposizioni specifiche sia in Italia sia in Europa.

- DM 15.12.1990 del Ministero della sanità. Sistema informativo delle malattie infettive e diffusive.
- Decisione 459 della Commissione europea, del 20.06.2003, recante misure protettive nei confronti del virus monkeypox.
- Direttiva 2003/99/CE del Parlamento europeo e del Consiglio del 17 novembre 2003 sulle misure di sorveglianza delle zoonosi e degli agenti zoonotici, recante modifica della Decisione 90/424/CEE del Consiglio e che abroga la Direttiva 92/117/CEE del Consiglio.
- DLgs 191 del 4.04.2006. Attuazione della direttiva 2003/99/CE sulle misure di sorveglianza delle zoonosi e degli agenti zoonotici.

Peste

La peste è una grave patologia di origine batterica, diffusa in tutto il mondo in maniera irregolare. Questa ciclozoonosi – oggi considerata una possibile arma del bioterrorismo – è generalmente veicolata da pulci di roditori selvatici e urbani, che rappresentano il serbatoio dell'infezione.

L'uomo viene contagiato occasionalmente attraverso il morso di pulci; più raramente acquisisce l'infezione mediante ingestione di materiale organico infetto o inalazione di particelle provenienti dall'espettorato di animali o persone infetti. La malattia può presentarsi in forma grave: nei casi complicati, se il trattamento non è tempestivo, la mortalità può raggiungere il 100%.

Eziologia

L'agente eziologico della peste è *Yersinia pestis* (classe Gammaproteobacteria, ordine Enterobacteriales, famiglia Enterobacteriaceae), un piccolo coccobacillo (di dimensioni comprese tra 0,5 e 1,5 micron), Gram negativo, immobile, aerobio e anaerobio facoltativo, poco resistente ai comuni agenti fisici e chimici. Fu scoperto nel 1894 a Hong Kong, nel corso di un'epidemia, da Alexandre Yersin, un batteriologo dell'Istituto Pasteur. Originariamente classificato come *Pasteurella pestis* e rinominato *Yersinia* nel 1967, il germe si differenzia in numerose varianti e sottospecie, diversamente distribuite tra le aree geografiche.

Il microrganismo resiste poco tempo negli aerosol (circa 1 ora), più a lungo nell'acqua e nei suoli umidi; può invece sopravvivere parecchi mesi nelle carcasse dei roditori infetti (anche sotterrate) e, in genere, nei materiali organici essiccati (feci, espettorato eccetera).

Nelle aree endemiche, l'infezione si mantiene in natura circolando tra gli animali serbatoio; tuttavia l'instaurarsi di condizioni ambientali e climatiche favorevoli e l'incremento demografico dei roditori sensibili possono causare l'esplosione di epizoozie, durante le quali si osserva un'elevata mortalità di roditori seguita, a volte, dalla trasmissione dell'infezione agli animali domestici e all'uomo.

L'alternanza di periodi enzoonotici e di epizoozie consente al batterio la sopravvivenza nell'ambiente e l'ampliamento del suo areale di diffusione.

Il vettore: le pulci

L'infezione si propaga nei roditori, e occasionalmente da questi all'uomo, in particolare attraverso vettori rappresentati dalle pulci.

Durante un pasto di sangue su un animale infetto, *Y. pestis* penetra nel tratto digerente della pulce, dove si moltiplica massivamente formando aggregati che ostruiscono il proventricolo, impedendo al cibo di giungere all'intestino medio dove avviene l'assimilazione. Questa condizione rende la pulce famelica, costringendola a ripetuti pasti di sangue nel tentativo di alimentarsi. Durante il pasto, tuttavia, l'ammasso di batteri provoca il rigurgito del sangue succhiato, unitamente a un'elevata carica batterica, nell'organismo del mammifero sul quale la pulce si sta alimentando.

All'origine della maggior parte delle epidemie di peste umana, vi sono improvvise ed estese morie di roditori, che lasciano le pulci prive della loro abituale fonte di nutrimento. Tali condizioni inducono questi parassiti, di norma altamente ospite-specifici, a ripiegare su altri mammiferi (figura 1). La trasmissione all'uomo avviene generalmente a partire dai topi; il vettore più frequente è la pulce *Xenopsylla cheopis*.

Dalla peste di Giustiniano ai giorni nostri

Tra il 541 e il 543 la terribile *peste di Giustiniano* avrebbe provocato oltre 100 milioni di morti e, secondo alcuni storici, segnò l'inizio del declino dell'Impero romano d'Oriente; tra il 1346 e il 1352 la *peste nera*, nota anche come *morte nera*, uccise 25 milioni di persone (un terzo della popolazione dell'Europa occidentale); e ancora milioni furono le vittime delle successive pandemie di peste che nei secoli successivi colpirono ripetutamente il vecchio continente (come quella che flagellò l'Italia tra il 1629 e il 1630).

Si è a lungo discusso sull'effettivo ruolo di *Yersinia pestis* nelle grandi pandemie che hanno sconvolto l'Europa nel corso dei secoli. Secondo studi condotti su DNA recuperato da materiale organico risalente al periodo della peste nera, il batterio fu senz'altro l'agente patogeno fondamentale, e tuttavia non esclusivo: diversi altri elementi (fattori nutrizionali, condizioni igieniche, patologie secondarie) contribuirono a determinare la diffusione straordinariamente veloce dell'infezione e ad accrescere la mortalità.

Ma la peste non è una curiosità storica: ancora oggi rappresenta una malattia temibile e potenzialmente pandemica. Il WHO la include tra le patologie soggette a notifica di classe I ed è compresa nei controlli previsti dalle IHR (Regolamento sanitario internazionale, vedi pagina 33). In numerose regioni del pianeta, infatti, il batterio sopravvive endemicamente nel ciclo silvestre, per dare luogo periodicamente a epizoozie/panzoozie nei roditori e, spesso, a casi sporadici e a epidemie nell'uomo. Nell'ultimo mezzo secolo, il WHO ha emesso centinaia di avvisi per segnalare focolai epidemici di questa patologia.

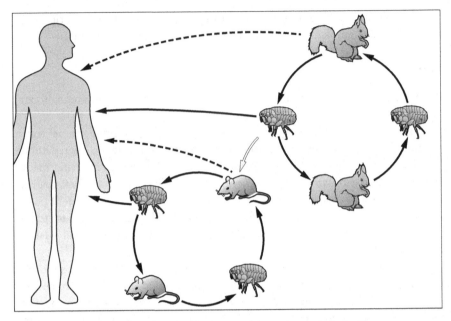

Figura 1. Ciclo selvatico e ciclo urbano di *Y. pestis* e modalità di trasmissione all'uomo.

Epidemiologia

Il ciclo selvatico di *Yersinia pestis* è mantenuto dai roditori in numerose regioni di tutti i continenti, con la sola eccezione di quello australiano. La presenza della patologia nell'uomo riflette la distribuzione dei serbatoi selvatici, ma la sua prevalenza dipende soprattutto dalle condizioni igieniche, sanitarie e ambientali. In ogni caso, nei paesi più poveri i dati sono considerati sottostimati, in quanto la patologia è sottodiagnosticata.

La peste è endemica in buona parte dell'Africa, dove ogni anno determina tra 100 e 200 morti. Nel solo quadriennio 2000-2003, al WHO sono stati notificati complessivamente oltre 9200 casi di peste (766 dei quali mortali), il 96,5% dei quali si è verificato nel continente africano. Negli ultimi anni i maggiori focolai epidemici si sono registrati in Congo, Madagascar, Malawi, Mozambico, Tanzania, Uganda e Zambia.

Da alcuni anni, in Asia non sono segnalati focolai importanti della malattia, ma si considerano a rischio, per la presenza di serbatoi di *Y. pestis* in natura, numerosi paesi tra i quali Arabia Saudita, Yemen, Iraq, India, Birmania, Laos, Vietnam, Mongolia e vari Stati dell'ex Unione Sovietica.

Nonostante i casi umani siano ormai rari e per lo più sporadici, il patogeno è presente nel continente americano, in particolare in Equador, in Perù, nel Sudest della Bolivia, nel Nordest del Brasile e nelle regioni nordoccidentali degli Stati Uniti. Si ritiene che in questo continente i primi focolai di peste si siano verificati nel 1899 in Brasile e l'anno seguente a San Francisco in California, dove il patogeno sarebbe stato introdotto da ratti giunti dall'Oriente a bordo di navi mercantili. L'Europa occidentale, invece, è indenne dalla peste sin dalla seconda metà del XVIII secolo.

Patogenesi

Nella prima fase dell'infezione *Y. pestis*, come altri patogeni, sfrutta le cellule macrofagiche, bloccandone le funzioni (mediante la produzione di proteine specifiche, denominate YopH, che interferiscono con i processi di trasduzione) e riproducendosi quindi al loro interno. La patogenicità e la virulenza dipendono in larga misura da due antigeni specifici (F1 e VW), che non sono presenti sul batterio quando penetra nell'organismo umano, ma vengono sintetizzati solo nel momento in cui il microrganismo si viene a trovare a una temperatura di almeno 37 °C.

Superata questa fase, i batteri sono in grado di resistere efficacemente all'attacco dei fagociti. Le varianti più aggressive del patogeno si moltiplicano in modo straordinariamente rapido, "saltando" la fase *lag* ed entrando immediatamente in quella di crescita esponenziale (*log*).

La diffusione all'interno dell'organismo dipende in larga misura dal punto di penetrazione (oltre che dalle condizioni generali dell'individuo): se questa è avvenuta a livello cutaneo, il batterio invade i linfonodi regionali corrispondenti (provocando il processo infiammatorio e necrotico del bubbone), quindi si diffonde nel sistema linfatico e, infine, passa nel circolo sanguigno; il processo è assai più rapido e distruttivo se la penetrazione si è verificata a livello polmonare o direttamente a livello ematico.

La malattia nell'uomo

Nell'uomo la malattia può manifestarsi in tre forme, bubbonica, setticemica e polmonare, che pur differenziandosi per gravità e frequenza presentano sintomi comuni. Dopo un periodo di incubazione piuttosto breve (2-6 giorni, o meno) la patologia esordisce con sintomi aspecifici: dolori muscolari diffusi, febbre, brividi, mal di testa, nausea e disturbi intestinali. Sono frequenti anche ipotensione arteriosa, tachicardia, tossiemia, shock e sintomi neurologici.

La *forma bubbonica* è la più frequente e prevale negli episodi sporadici che si verificano nei periodi interepidemici. In corrispondenza del punto della morsicatura della pulce si può osservare la formazione di una vescicola. Le lesioni caratteristiche sono dolorose, circondate da un'area edematosa e associate a infiammazione e tumefazione acuta dei gangli linfatici regionali (figura 2), dove posso-

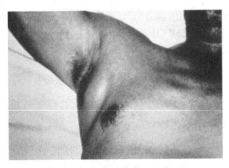

Figura 2. Peste bubbonica. Un caratteristico ingrossamento dei linfonodi in zona ascellare.

CDC - Public Health Image Library

no svilupparsi processi suppurativi secondari. In alcuni casi la forma bubbonica si presenta con una sintomatologia più lieve, definita anche "peste minore", con lesioni localizzate e durata della malattia più breve. Sebbene sia la meno grave, anche la forma bubbonica, se non adeguatamente trattata, può determinare una mortalità elevata. Inoltre poiché i principali focolai sono localizzati in regioni povere, caratterizzate da condizioni igieniche estremamente carenti, sulle lesioni primarie si sovrappongono frequentemente infezioni secondarie che complicano notevolmente il decorso della malattia.

La *forma setticemica*, causata dalla proliferazione del batterio nel circolo ematico, è caratterizzata da epistassi, petecchie cutanee, necrosi e gangrena(figura 3), ematuria e perdita del controllo sfinterico. Il quadro neurologico può aggravarsi nell'arco di 1-3 giorni: in assenza di un trattamento medico tempestivo (entro 18 ore dalla comparsa dei sintomi) il tasso di mortalità può raggiungere il 100%. Nel trentennio 1947-1977, il 10% dei pazienti statunitensi colpiti da peste sviluppò la malattia in forma setticemica; nonostante le cure, in questi soggetti la mortalità arrivò al 50%.

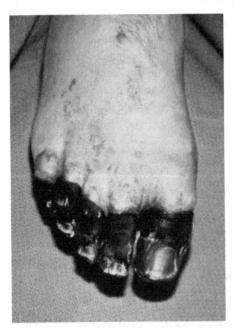

Figura 3. Peste setticemica. La disseminazione del batterio può determinare anomalie nella coagulazione a livello dei vasi periferici con formazione di petecchie, necrosi e gangrena.

CDC - Public Health Image Library

La *forma polmonare*, più grave ma meno frequente delle precedenti, è la più pericolosa, oltre che per l'altissima mortalità, per l'elevato potenziale diffusivo (figura 4). Può svilupparsi sia come complicanza secondaria delle forme bubbonica e setticemica, sia (evenienza più grave, ma meno frequente) come forma primaria a seguito di contagio aereo da parte di soggetti malati (solo in rari casi da parte di animali, vedi box a pagina 170). È caratterizzata da febbre alta, difficoltà respiratorie e polipnea e, spesso, da emoftoe.

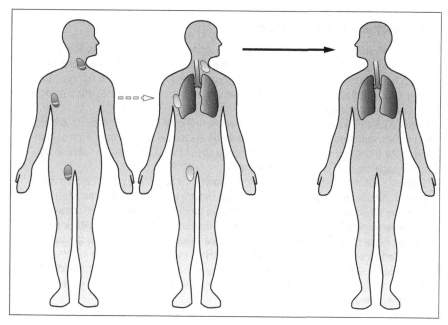

Figura 4. Insorgenza e trasmissione della peste polmonare.

Elementi diagnostici

Gli esami di laboratorio sono condotti, in relazione alla forma ipotizzata della malattia, sull'aspirato linfoghiandolare (tratto da un bubbone), sull'escreato, sul sangue periferico o sul liquor. Per la diagnosi sono disponibili:

- test di immunofluorescenza con antisieri specifici;
- test ELISA (consente di rilevare antigeni di *Yersinia pestis* anche in campioni di tessuto);
- test di emoagglutinazione indiretta (il cui risultato è però tardivo) e fissazione del complemento.

L'esame diretto al microscopio, dopo appropriata colorazione, ha valore solo presuntivo, mentre l'accertamento batteriologico su colture richiede laboratori dotati di misure di sicurezza elevate.

Nelle aree endemiche, il sospetto e la successiva diagnosi possono essere posti piuttosto rapidamente nelle forme bubboniche, mentre non è altrettanto semplice la diagnosi clinica nelle forme setticemiche e pneumoniche, sia per la aspecificità dei segni sia per la rapidità del decorso. La diagnosi precoce è comunque fondamentale per cominciare la terapia tempestivamente: la maggior parte dei casi mortali è dovuta, infatti, a ritardi diagnostici o terapeutici. Proprio per questo motivo, la ricerca internazionale è orientata verso la messa a punto di test diagnostici efficaci, rapidi, di semplice esecuzione ed economici.

Una malattia dei roditori, ma non solo

Nel ciclo selvatico, *Yersinia pestis* può rimanere latente per lungo tempo: l'assenza di casi umani, quindi, non deve far ritenere che il serbatoio naturale si sia estinto. Generalmente nelle zone enzootiche le popolazioni animali sono più resistenti e la malattia si presenta in forme tendenti alla cronicizzazione; nelle zone vergini, invece, la comparsa della patologia può essere improvvisa ed esplosiva.

Y. pestis è patogena per topi, marmotte, scoiattoli, cani della prateria e per più di 200 altri mammiferi, soprattutto roditori; volatili, rettili e pesci sono del tutto immuni. Il grado di suscettibilità è variabile sia all'interno della stessa specie sia tra una specie e l'altra, in ogni caso è maggiore nelle aree non enzootiche.

L'infezione può manifestarsi in forma acuta o cronica, ma può anche passare inosservata e spesso l'animale contagiato ha semplicemente sintomi febbrili. Quando si manifestano, i segni caratteristici della malattia sono abbastanza simili a quelli rilevabili nell'uomo.

Questa patologia talvolta può colpire gli animali domestici, in particolare il gatto e più raramente il cane: la malattia può insorgere in forma acuta, subacuta o cronica; spesso l'animale colpito mostra segni di letargia, riduzione dei normali riflessi e febbre; è inoltre caratteristica la presenza di linfadenite e la formazione di ascessi. Nelle regioni enzootiche degli Stati Uniti sono stati segnalati alcuni casi di trasmissione dell'infezione dal gatto all'uomo per via aerea.

Purtroppo nella maggior parte delle regioni nelle quali la peste è endemica, e in particolare nei paesi poveri dell'Africa e dell'Asia, la sua diagnosi viene ancora posta prevalentemente su base clinica. Un gruppo di ricercatori dell'Institut Pasteur del Madagascar ha messo a punto un test rapido basato su anticorpi monoclonali per l'antigene F1 di *Y. pestis*. Uno studio condotto nel 2003 nell'isola africana ha dimostrato che l'adozione di un simile test rapido come esame di screening e prima diagnosi (impiegando i test batteriologici ed ELISA per la successiva conferma) ridurrebbe drammaticamente la gravità e la mortalità della malattia, consentendo anche un uso più mirato di insetticidi e antiparassitari.

Terapia

Y. pestis è molto sensibile all'azione di vari antibiotici: in particolare, gentamicina, streptomicina, cloramfenicolo, tetracicline e doxiciclina. Nella profilassi post esposizione è anche impiegata l'associazione di trimetoprim e sulfametossazolo.

Controllo e prevenzione

Come per tutte le zoonosi che colpiscono le aree geografiche economicamente svantaggiate, anche la profilassi della peste deve essere basata sulla lotta ai vettori della malattia (le pulci dei topi) e ai topi stessi.

Anche per questa patologia, l'efficacia delle campagne di prevenzione è condizionata da diversi fattori:
- disponibilità di adeguati finanziamenti;
- capacità di realizzare interventi integrati;
- copertura del maggior numero possibile di aree;
- volontà politica di operare con progetti pluriennali e non a breve termine.

Gli interventi per la lotta ai roditori, dovrebbero innanzi tutto mirare al miglioramento delle condizioni igieniche generali, mediante l'allontanamento delle fonti di cibo per i roditori dalle zone limitrofe alle abitazioni e l'utilizzo, sotto controllo delle autorità sanitarie, di insetticidi contro le pulci per àmbienti, vestiario e animali da compagnia.

Profilassi per i viaggiatori

Il CDC raccomanda per i viaggiatori diretti verso zone ad alto rischio una chemioprofilassi pre esposizione, e durante il periodo di permanenza, con tetracicline o doxiciclina (per i bambini di età inferiore a 8 anni è suggerita la somministrazione di trimetoprim e sulfametossazolo).

Vaccino

Fino a qualche anno fa era disponibile un vaccino (peraltro destinato esclusivamente a persone esposte a rischi particolarmente elevati), che è stato poi ritirato dal commercio sia perché determinava pesanti effetti collaterali sia perché non assicurava un sufficiente livello di protezione. Sono in corso sperimentazioni che cercano di risolvere la maggiore difficoltà, rappresentata dalla notevole variabilità degli antigeni di *Y. pestis* (in particolare di VW).

Normativa di rilievo

La peste è inclusa tra gli agenti biologici di categoria A (alta priorità), per i quali sono previste specifiche misure di segnalazione immediata e di allerta rapida, ed è inclusa nella classe I nel DM 15 dicembre 1990.

La malattia deve essere sottoposta a sorveglianza in relazione alle condizioni epidemiologiche in base al DLgs 191 del 4 aprile 2006.

- DM 15.12.1990 del Ministero della sanità. Sistema informativo delle malattie infettive e diffusive.
- DM 27.04.2004 del Ministero del lavoro e delle politiche sociali. Elenco delle malattie per le quali è obbligatoria la denuncia, ai sensi e per gli effetti dell'art. 139 del testo unico, approvato con Decreto del Presidente della Repubblica 30 giugno 1965, n. 1124, e successive modificazioni e integrazioni.
- DLgs 191 del 4.04.2006. Attuazione della Direttiva 2003/99/CE sulle misure di sorveglianza delle zoonosi e degli agenti zoonotici.

Rabbia

Dal 1997 l'Italia è un paese *rabies free*; l'ultimo caso di rabbia umana, peraltro importato dal Nepal, risale al febbraio del 1996. Tuttavia è ancora vigente, e di sicura attualità, una legislazione nazionale specifica che risale al 1954, quando la rabbia era ancora una malattia diffusa e i cani randagi destavano un giustificato timore.

Questa gravissima zoonosi, causata dal lyssavirus *Rabies virus*, ha come ospiti riserva diversi mammiferi (selvatici e domestici) e può essere trasmessa ad altri animali e all'uomo attraverso il contatto con la saliva infetta, soprattutto a causa di morsicature o lambiture su graffi, ferite e soluzioni di continuo della cute; il contagio può avvenire anche attraverso mucose integre o per via aerea (in particolare nelle grotte abitate da pipistrelli). L'infezione determina una malattia a carattere acuto del sistema nervoso centrale, con encefalomielite associata a manifestazioni di tipo eccitativo e/o depressivo e, spesso, ad alterazioni comportamentali. In assenza di un tempestivo trattamento post esposizione, che preceda la comparsa dei sintomi, la letalità è praticamente del 100%, sia per gli animali sia per l'uomo.

La rabbia è considerata una malattia negletta: nonostante possa essere prevenuta, controllata e trattata, ogni anno causa la morte di circa 60 000 persone (perlopiù in Asia e Africa), il 30-50% delle quali sono bambini e ragazzi di età inferiore a 15 anni. Oltre 10 milioni di individui sono sottoposti annualmente a trattamento post esposizione, ma nei paesi più poveri sono ancora diffusi i vaccini ottenuti da tessuto cerebrale, meno efficaci e sicuri di quelli prodotti da colture cellulari o da uova embrionate. In Europa gli animali maggiormente interessati sono il cane, per il ciclo urbano, e la volpe per il ciclo silvestre; anche molte specie di pipistrelli insettivori, ospiti di lyssavirus geneticamente differenziati, hanno un ruolo epidemiologico importante, che deve comunque essere chiarito.

Eziologia

La rabbia è causata da sette genotipi diversi di virus neurotropi, appartenenti al genere *Lyssavirus* (ordine Mononegavirales, famiglia Rhabdoviridae). La princi-

Il secondo vaccino di Pasteur

Come dimostrano alcune recenti scoperte di epidemiologia molecolare, la rabbia è tra le patologie più antiche: le sue origini risalgono a diverse migliaia di anni fa. Tuttavia nonostante la malattia fosse conosciuta e circondata da comprensibile terrore in tutto il vecchio continente, come testimonia la documentazione storica, la sua vera natura venne chiarita solo nell'Ottocento.

L'origine infettiva della rabbia fu stabilita nel 1804, quando Georg Gottfried Zinke, inoculando saliva infetta, riuscì a trasmettere il virus da un cane rabido a uno sano. Si devono invece a Victor Galtier la dimostrazione della trasmissione dell'infezione tra specie animali diverse e i primi esperimenti di immunizzazione, che fecero da apripista alle importantissime scoperte di Pasteur.

Anche sulla scorta dell'esperienza già maturata con il vaccino per il carbonchio, lo scienziato francese riuscì a ottenere, mediante decine di passaggi seriali su conigli, un virus attenuato (chiamato "virus fisso", mentre quello selvaggio, non attenuato, era definito "virus da strada") utilizzato per produrre il vaccino, sperimentato sull'uomo per la prima volta – e con successo – nel 1885.

---

pale causa di rabbia umana è *Rabies virus* (genotipo 1), diffuso praticamente in tutto il mondo. Questo genotipo infetta principalmente mammiferi terrestri e provoca la forma classica della malattia; anche gli altri genotipi, tranne *Lagos bat virus*, sono causa di malattia nell'uomo, ma hanno diffusione più circoscritta e minore importanza epidemiologica.

Il virione della rabbia ha una caratteristica forma a proiettile; il nucleocapside, che contiene un singolo filamento di RNA avvolto a spirale, è rivestito da una membrana di matrice proteica e da un envelope (che deriva dalla membrana della cellula ospite), sul quale si trovano componenti (glicoproteine e emoagglutinine) responsabili dell'infettività del patogeno.

Il virus è molto sensibile alle alte temperature: infatti, sono sufficienti 15 minuti a 50 °C per fargli perdere il potere infettante; resiste invece sia al congelamento sia ai processi putrefattivi, e può così essere trasmesso agli animali selvatici che si cibano di carcasse infette.

Ciclo di sopravvivenza e diffusione del virus

Tutti gli animali a sangue caldo sono recettivi e possono trasmettere la malattia; fanno eccezione l'uomo e gli erbivori, che rappresentano un fondo cieco epidemiologico.

A seconda degli animali serbatoio che consentono il mantenimento in natura dell'infezione, è possibile distinguere diversi cicli della malattia:

- rabbia silvestre (carnivori selvatici);
- rabbia urbana (carnivori domestici);
- rabbia dei chirotteri (pipistrelli).

Il ciclo silvestre consente un'ampia propagazione della rabbia per diversi motivi: le specie animali serbatoio sono numerose, il periodo di incubazione è lungo, l'eliminazione del virus attraverso la saliva si protrae per diverso tempo e l'infezione è raramente letale per gli animali colpiti, consentendo sia la trasmissione verticale (mediante la lambitura dei cuccioli da parte della madre), sia quella orizzontale (mediante il morso per gioco all'interno della stessa cucciolata). In Europa, il serbatoio più importante del ciclo silvestre è la volpe rossa, nelle regioni artiche la volpe bianca, negli Stati Uniti la moffetta e il procione e nei Caraibi la mangusta. Anche in questo ciclo la malattia può essere trasmessa all'uomo, perlopiù attraverso il morso di animali domestici contagiati dalle volpi che, se affette, perdono la naturale diffidenza e tendono ad avvicinarsi ai luoghi abitati. Il gatto, andando a caccia nel suo territorio, è più frequentemente esposto al morso, ma anche i bovini al pascolo sono a rischio.

La rabbia urbana è presente soprattutto in America Latina, Africa, e Asia meridionale; tuttavia focolai residui sono segnalati anche in Europa sudorientale. Il serbatoio principale è il cane, ma sono coinvolti anche il gatto e altri commensali dell'uomo. Se la densità di questi animali è elevata, per esempio in situazioni di randagismo diffuso, la rabbia può diventare endemica per la presenza di un alto numero di portatori del virus.

La rabbia dei chirotteri è presente soprattutto nell'America centrale e nelle regioni settentrionali dell'America latina; tuttavia anche in Europa, in Stati indenni da rabbia nei carnivori, sono stati isolati virus della rabbia nei chirotteri. Questo ciclo della malattia sarebbe indipendente da quello silvestre e da quello urbano; infatti i lyssavirus isolati dai pipistrelli sono geneticamente differenti da quelli trovati nelle volpi e negli altri mammiferi terrestri. I pipistrelli ematofagi, per le modalità con cui si nutrono, sono i principali responsabili del mantenimento del ciclo; le specie frugivore e insettivore hanno minore importanza. Nei pipistrelli l'infezione può rimanere a lungo latente, senza segni clinici evidenti, e la malattia si attiva solo in alcuni esemplari a seguito di particolari situazioni di stress.

Epidemiologia

La rabbia è diffusa in tutto il mondo, compresa l'Australia, considerata indenne da *Rabies virus* e virus correlati fino al 1996, anno in cui è stato identificato in un pipistrello frugivoro un lyssavirus sconosciuto (classificato successivamente come *Australian bat lyssavirus*) che ha causato la morte di due donne, la prima nel 1996, la seconda due anni dopo. Da allora è stato dimostrato che diverse specie di pipistrelli autoctoni, frugivori e insettivori, fungono da riserva per questo genotipo.

La maggior parte dei casi umani è concentrata in Asia, dove la rabbia del cane è endemica e il contagio umano è quasi sempre causato dal morso di questo animale: nelle Filippine, in Thailandia e Vietnam il morso di cani rabidi è responsabile del 94-98% dei decessi per rabbia (vedi box). La più alta incidenza si registra nei paesi in cui la sovrappopolazione umana è associata alla mancanza di adeguate misure di prevenzione e controllo; in Bangladesh, India e Pakistan si stima che ogni anno muoiano per rabbia circa 40 000 persone. L'incidenza mostra comunque un trend diverso nei singoli stati: in Thailandia e Vietnam si sta assistendo a un calo costante, mentre nelle Filippine e in Cina, negli anni recenti, il tasso è aumentato; tuttavia l'incremento potrebbe non essere reale ma risultare dall'attuazione di sistemi di sorveglianza più efficaci.

Anche nel continente africano il cane è il principale serbatoio e vettore della malattia. In molti paesi, tuttavia, pur causando un gran numero di morti tra la popolazione umana, la rabbia è considerata secondaria rispetto ad altre emergenze (AIDS, malaria e tubercolosi) e non esistono adeguati sistemi di sorveglianza e notifica. In Marocco nel 2002 sono stati segnalati quasi 450 casi di rabbia negli animali e 23 nell'uomo, questi ultimi sono stati tutti causati da cani rabidi ed erano concentrati in zone rurali e suburbane. In Tanzania l'incidenza stimata di casi umani è pari a 4,9 per 100 000 abitanti (circa 100 volte superiore rispetto ai dati ufficiali). Anche per altri paesi dell'Africa meridionale la rabbia canina rappresenta un problema rilevante, complicato dalla presenza di diversi genotipi di lyssavirus (2, 3 e 4) e dal coinvolgimento di animali selvatici.

Negli Stati Uniti la rabbia è sempre stata considerata un grave problema di salute pubblica. Negli anni cinquanta la malattia nei cani era endemica, ma l'attuazione di programmi vaccinali ha consentito il controllo della sua diffusione. La vaccinazione orale delle specie selvatiche maggiormente coinvolte, che in Europa ha dato ottimi risultati, si è rivelata più difficoltosa negli Stati Uniti per la grande estensione delle aree da coprire. Nel 2004 si sono registrati circa 6850 casi negli animali e 8 negli uomini (4 in soggetti che avevano ricevuto da un donatore organi e tessuti infetti). I casi di rabbia animale riguardano prevalentemente le specie selvatiche (procioni, puzzole, pipistrelli e volpi), solo nell'8% dei casi quelle domestiche (gatti, cani e bovini).

Prime vittime: i bambini

La gravità del problema appare evidente se si considerano le stime relative alle popolazioni di cani presenti nei paesi asiatici: quasi 7 milioni in Thailandia (nel 1999, nella sola Bangkok ve ne erano circa 650 000), oltre 15 milioni in Vietnam (80% nelle aree rurali, 20% nelle città), 1 milione in Cambogia e più di 24 milioni in India. In questi paesi, oltre a quelli che hanno un padrone o appartengono all'intera comunità (cioè vivono nei villaggi e sono nutriti dagli abitanti), vi sono numerosissimi cani randagi, che sfuggono ovviamente a qualsiasi tipo di controllo. In alcune regioni sono state avviate campagne per il controllo del randagismo; in India, nel quinquennio 1993-1998, sono stati sterilizzati e vaccinati quasi 100 000 cani, ma buoni risultati (seppure su un periodo di 5-7 anni) potrebbero essere ottenuti solo vaccinando almeno il 75-80% della popolazione canina. I bambini che giocano per strada sono i soggetti maggiormente esposti al rischio di morso e, spesso, non ricevono il trattamento post esposizione o lo ricevono troppo tardi.

In America Latina sono presenti un ciclo terrestre e uno aereo, il primo è mantenuto soprattutto dai cani, il secondo da diverse specie di pipistrelli (perlopiù ematofagi), che rappresentano i principali vettori per la trasmissione ai carnivori domestici e al bestiame. Per quanto riguarda i casi umani, il vettore più importante è il cane (nel 2002 oltre il 50% dei 35 casi segnalati è stato causato da morso), seguito da pipistrelli ematofagi (circa il 30%). Dagli inizi degli anni ottanta, con il supporto tecnico della PAHO (Pan American Health Organization), è in atto un programma per il controllo della rabbia canina che ha già determinato un netto calo del numero di casi di rabbia sia animale sia umana: ogni anno vengono vaccinati circa 44 milioni di cani, con un tasso medio di copertura vaccinale del 68% (ma in alcune zone la copertura è molto al di sotto della media, mentre in altre arriva quasi al 100%). Un'altra misura di controllo prevede la riduzione della popolazione di pipistrelli ematofagi mediante l'impiego di anticoagulanti (che, iniettati a basse dosi nei bovini, determinano un'emorragia mortale nei pipstrelli che si nutrono del loro sangue).

In Europa i principali vettori della malattia sono la volpe rossa e il procione (quest'ultimo nelle regioni centrali e baltiche); solo in Turchia il cane è il vettore più importante. In gran parte dei paesi dell'Europa occidentale la rabbia urbana è stata eradicata; residuano focolai sparsi di rabbia silvestre, drasticamente ridotti grazie alle campagne di vaccinazione orale attuate da diversi anni. Tuttavia recentemente il numero di casi tra i selvatici diversi dalla volpe è in aumento: la rabbia nei pipistrelli è stata identificata in diverse nazioni nelle quali era assente (come Olanda, Danimarca, Germania, Francia, Regno Unito e Svizzera). Il riscontro di lyssavirus nei pipistrelli insettivori europei si è accompagnato a vari casi di rabbia in animali domestici e selvatici, riconducibili a *European bat lyssavirus*, ma nel 2002 anche in un uomo, uno scozzese che svolgeva la professione di *bat handler* (specialista che si occupa della protezione dei chirotteri e all'occorrenza del loro spostamento in aree ecologicamente più idonee). Si prospettano dunque nuove possibilità di diffusione della malattia, che imporranno una revisione delle strategie di controllo ed eradicazione sinora utilizzate.

Sette nazioni, tra cui l'Italia, sono considerate indenni da rabbia; i casi umani registrati annualmente sono pochissimi (dal 2001 al 2004 solo 5), tutti importati. Per quanto riguarda il numero di casi negli animali, l'aumento che si è registrato nel 2003 (2130 casi contro gli 85 del 2002) è dovuto all'ingresso nell'Unione di paesi come la Lettonia e la Lituania. Anche i casi registrati nel 2004 (circa 1700) sono concentrati per il 95% in Estonia, Lettonia e Lituania e riguardano soprattutto animali selvatici (per il 44% volpi) (figura 2).

Patogenesi

Il periodo di incubazione e l'insorgenza della malattia sono strettamente correlati all'entità delle lesioni provocate dal morso, alla carica virale e, soprattutto, alla

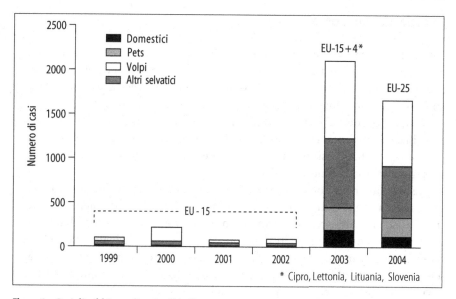

Figura 1. Casi di rabbia negli animali in Europa, 1999-2004.

Fonte: EFSA, 2006

sede del punto di inoculo; infatti quanto maggiore è l'innervazione, tanto più rapida è la progressione del virus verso il SNC.

L'evoluzione patogenetica della malattia può essere distinta in quattro fasi.

1. Durante il periodo di incubazione (variabile da pochi giorni fino a diversi anni, in media 1-3 mesi) il virus si replica nelle cellule muscolari, aumentando la carica virale senza provocare lesioni cellulari.

2. Il virus viene adsorbito sulle terminazioni nervose periferiche e migra verso il sistema nervoso centrale, attraverso l'assoplasma, fino ai gangli spinali (a una velocità di circa 50-100 mm al giorno). Giunto al midollo spinale e all'encefalo il virus si replica massicciamente (soprattutto all'interno dei neuroni della sostanza grigia, dell'ippocampo e del corno di Ammone), causando danni gravissimi irreversibili.

3. Dal SNC il virus migra, sempre lungo gli assoni, verso gli altri distretti dell'organismo, colonizzando gli apparati respiratorio, urogenitale, gastrointestinale e, soprattutto, le ghiandole salivari. Nel cane, la saliva è infetta da 3 a 7 giorni prima della comparsa delle alterazioni comportamentali, per cui al momento del morso la trasmissione del virus è praticamente certa.

4. Quando ormai il virus ha colonizzato il SNC, arrecando danni irreversibili, si hanno reazioni tardive dell'organismo; probabilmente la concentrazione virale iniziale è troppo bassa per indurre risposte immunitarie efficaci.

All'esame autoptico si osservano lesioni emorragiche puntiformi a carico delle meningi e del cervello; al microscopio le cellule nervose non mostrano segni marcati di distruzione; spesso sono presenti, soprattutto a livello del corno di Ammone, caratteristiche inclusioni citoplasmatiche (corpi del Negri).

La malattia nell'uomo

Il periodo di incubazione è molto variabile, in casi estremi può durare anche anni, ma in genere va da 10 giorni a 2 mesi; è più breve nei bambini e nei casi in cui il morso viene inferto al capo o al collo. Generalmente nella sede della lesione si sviluppa una reazione con iperestesia, torpore, arrossamento o dolore.

La fase prodromica, che dura 2 giorni o poco più, è associata a sintomatologia aspecifica: anoressia, nausea, cefalea, malessere generale, ansia, agitazione o depressione e febbre; possono anche essere presenti difficoltà della deglutizione e sensazione di costrizione alla gola.

Segue la fase neurologica acuta (2-7 giorni), le cui manifestazioni sono diverse a seconda che si tratti della forma encefalitica (furiosa) o di quella paralitica (muta) della malattia. Nel primo caso, il paziente viene colto da crisi di follia aggressiva e violenta; nel secondo, la sintomatologia evolve più lentamente ed è caratterizzata da paralisi ascendenti diffuse. In questa fase si hanno, comunque, aumento dello stato di agitazione, a volte alternato a depressione acuta, e alterazioni comportamentali (confusione, delirio, allucinazioni).

I danni cerebrali provocano iperventilazione, ipossia e afasia; gli spasmi laringei e faringei diventano sempre più accentuati. L'iperreattività dei centri motori determina marcate ipersensibilità e intolleranza nei confronti di stimoli anche lievi, quindi il paziente può avere reazioni parossistiche, con convulsioni e spasmi, solamente per leggeri correnti d'aria (aerofobia) oppure alla vista di un bicchiere d'acqua (idrofobia).

Con la comparsa di disfunzioni ipotalamiche, ipoventilazione, apnea, ipotensione e aritmie cardiache sopravvengono il coma (che dura pochi giorni) e la morte. In assenza di terapie intensive, il paziente muore nell'arco di una settimana.

In letteratura sono descritti solo 5 pazienti sopravvissuti a encefalite da rabbia, solo in un caso il recupero della funzione neurologica è stato soddisfacente.

Elementi diagnostici

Nei soggetti colpiti da encefalomielite acuta, il sospetto che possa trattarsi di rabbia si basa su alcuni elementi essenziali clinico anamnestici:
- accertamento di un'epizoozia di rabbia nel paese in cui ha soggiornato di recente il soggetto;
- presenza di segni di morsicatura;
- eventuale presenza di sintomi spastici, di crisi tetanoidi o di alterazioni del comportamento.

Le analisi di laboratorio (basate sull'isolamento del virus o dell'RNA virale e sulla titolazione anticorpale) sono del tutto affidabili solo se condotte *post mortem* su materiale cerebrale o midollo spinale, sia di pazienti deceduti in seguito a patologia compatibile, sia di animali sospettati di aver trasmesso la malattia (tro-

Trapianti di rabbia

La trasmissione interumana del virus della rabbia è stata dimostrata solo a seguito di trapianto d'organo. Sebbene non frequenti, questi casi appaiono particolarmente preoccupanti, sia per l'evidente difetto diagnostico, sia per il numero di pazienti trapiantati che possono essere coinvolti. L'episodio più recente si è verificato in Germania nel 2005: tre persone
sono decedute per rabbia dopo aver ricevuto gli organi prelevati da una donatrice che aveva soggiornato in India.
Pochi mesi prima, il CDC aveva confermato la diagnosi di rabbia in tre pazienti statunitensi
trapiantati (uno di fegato e due di rene), morti per encefalite di origine sconosciuta poche
settimane dopo l'intervento, e nel loro donatore comune.

vati morti o abbattuti). Questi test non sono pertanto utilizzabili per decidere
eventuali interventi profilattici che, in caso di contatti a rischio, vanno praticati
senza indugio, sulla base del semplice sospetto (vedi paragrafo successivo).

Nel 2005 la Conferenza "Rabies in Europe" – dedicata alla prevenzione, al controllo e all'eradicazione della malattia nell'area europea – ha espresso una serie di
importanti raccomandazioni in merito alla diagnosi, tra le quali:
- la diagnosi di laboratorio deve essere condotta utilizzando le tecniche raccomandate dall'OIE e dal WHO;
- il test di elezione per la diagnosi è l'immunofluorescenza diretta (FAT);
- il test di conferma, se necessario, è rappresentato dall'isolamento del virus in
  coltura cellulare (RTCIT);
- per la diagnosi di routine, non è raccomandato l'utilizzo della PCR e di altre
  tecniche di amplificazione, più utili per le indagini epidemiologiche;
- le indagini sierologiche non sono raccomandate per la diagnosi di routine (in
  quanto dimostrano solo la precedente esposizione al virus), sono invece indicate negli studi di sieroprevalenza e di efficacia del vaccino.

In Tanzania è in fase di sperimentazione un test rapido diretto immunoistochimi-
co che in laboratorio ha mostrato sensibilità e specificità pari a quelle (100%) del test
di immunofluorescenza diretta, ma anche maggiore maneggevolezza e semplicità
d'uso. Non richiedendo infrastrutture e attrezzature specializzate, questo test potrebbe essere impiegato su larga scala nei paesi in via di sviluppo, dove la mancanza di attrezzature e risorse rende la sorveglianza epidemiologica particolarmente difficile.

Analisi condotte su campioni di buona qualità di tessuto cutaneo, in particolare con il test di immunofluorescenza diretta, possono fornire elementi per una
conferma precoce – *intra vitam* – della diagnosi (ma un risultato negativo non
può escluderla).

Pur non influenzando il decorso della malattia, la conferma della diagnosi mediante test di laboratorio è importante per la caratterizzazione del virus e per lo
sviluppo successivo delle strategie di controllo e prevenzione sul territorio.

Dal punto di vista anatomopatologico, la malattia non determina la produzione di lesioni anatomicamente apprezzabili e univoche: si riscontrano edema e

La malattia negli animali

Anche negli animali il decorso della malattia è caratterizzato da una fase prodromica, con sintomi poco specifici a carico degli apparati respiratorio e gastrointestinale e del SNC, e da una fase acuta.

Nel cane l'incubazione può variare da 3 settimane a 3-6 mesi (ma sono stati descritti casi con incubazione fino a 6 anni). L'evoluzione della malattia è sovrapponibile a quella dell'uomo; nella fase iniziale sono presenti segni premonitori caratteristici: alterazioni del comportamento, depressione o agitazione, tendenza autolesionistica nel punto in cui l'animale è stato morso. La fase acuta può manifestarsi in forma furiosa o in forma paralitica, detta anche muta. La prima, più frequente, è associata a disturbi psicomotori e ad accessi furiosi; l'animale perde abbondante saliva e presenta alterazioni della fonazione. Il coma e la morte sopraggiungono per paralisi progressiva della muscolatura.

Nella forma paralitica (25% dei casi) il comportamento aggressivo è assente.

Nel gatto prevale la forma furiosa seguita da depressione, in genere l'evoluzione è molto rapida e l'animale muore in 2-3 giorni.

Nel bovino il periodo di incubazione è abbastanza lungo (circa due mesi); prevale la forma eccitativa e aggressiva. Nel cavallo, la rabbia si manifesta con una particolare sindrome pruriginosa e con eccitazione, perversione del gusto e paralisi del faringe; la morte sopraggiunge in 3-4 giorni.

congestione delle meningi, con quadro istologico caratterizzato da infiltrazione perivascolare da parte di cellule mononucleate; sono descritte anche lesioni degenerative a carico dei gangli di Gasser. L'unica indicazione istologica specifica è il riscontro dei corpi del Negri, corpi inclusi citoplasmatici presenti nelle cellule piramidali del corno di Ammone e nelle cellule del Purkinje.

Terapia

Il tipo di trattamento va scelto sulla base del livello di rischio dell'area geografica, del tipo di esposizione e dello stato di immunizzazione del soggetto esposto.

In ogni caso il primo intervento, da praticare nel più breve tempo possibile, è la cura della lesione causata dal morso. Studi sperimentali hanno dimostrato che il lavaggio vigoroso della ferita con acqua e sapone (andando anche in profondità con un catetere) può aumentare la sopravvivenza del 50%; tuttavia non sempre questo trattamento semplice ed economico viene effettuato. Dopo essere stata lavata, la ferita deve essere disinfettata con agenti virucidi a base di etanolo o iodio (ed eventualmente con battericidi). La regione circostante la lesione deve essere infiltrata con una dose di immunoglobuline antirabbia (all'occorrenza, si somministrano vaccino antitetanico e antibiotici).

Qualora si ritenga necessaria, la profilassi vaccinale post esposizione deve essere tempestiva; i moderni vaccini, ottenuti da colture cellulari o da uova embrionate, consentono la neutralizzazione o l'inattivazione del virus prima che raggiunga il sistema nervoso centrale. Nei soggetti che hanno già ricevuto in passato una profilassi vaccinale completa (pre o post esposizione), vengono somministrate solo due dosi di vaccino a distanza di 3-7 giorni; la sominstrazione di immunoglobuline non è necessaria. Nei soggetti privi di immunizzazione precedente si somministrano 5 dosi di vaccino (nei giorni 0, 3, 7, 14 e 28), associando la prima dose a immunoglobuline antirabbia umane.

Nei pazienti con rabbia conclamata è praticamente sempre raccomandata la terapia palliativa (sedativi, narcotici analgesici, antiepilettici, miorilassanti). Nei pochi casi in cui si ritenga opportuno adottare una strategia aggressiva, sono preferibili le terapie combinate, che includono, oltre al vaccino e alle immunoglobuline umane, ribavirina, inteferone alfa e ketamina.

Prevenzione e controllo

L'esperienza acquisita negli anni passati dimostra che la rabbia si può prevenire e controllare solo adottando misure integrate concordate a livello internazionale.

In Italia le attività connesse con la sorveglianza e la profilassi della rabbia impegnano una parte importante del tempo lavorativo dei veterinari che operano nell'ambito della sanità animale, dei medici pubblici e del personale dei centri antirabbici e dei servizi di Igiene delle Aziende sanitarie locali. Sia pure in misura minore, sono coinvolti in questa attività i veterinari liberi professionisti e il personale dei pronto soccorsi ospedalieri.

Per questa patologia è più che mai necessario uno scambio rapido di informazioni tra medici e veterinari, per poter adottare celermente le misure di profilassi individuale e collettiva stabilite. I medici dovrebbero comunque acquisire una maggiore sensibilità verso questa malattia, in relazione sia alla diagnosi sia alla prevenzione; in particolare, dovrebbero collaborare all'educazione sanitaria della popolazione, informando i propri assistiti in merito al rischio di esposizione e alle misure comportamentali da adottare in caso di contatto con animali sospetti.

Profilassi preesposizione

Tutti i soggetti ad alto rischio, per motivi professionali (tecnici di laboratorio, personale sanitario dei centri antirabbici, veterinari, speleologi, naturalisti, guardie forestali, coltivatori eccetera) o in seguito a permanenze in zone endemiche per più di un mese, dovrebbero sottoporsi a immunizzazione profilattica con vaccino antirabbico. In questo caso vengono somministrate tre dosi (la seconda dopo 7 giorni, la terza dopo 2-3 settimane), più eventuali richiami a intervalli diversi a seconda del titolo anticorpale.

Sorveglianza

È necessario un sistema di sorveglianza epidemiologica che consenta il controllo della malattia negli animali domestici e da compagnia e nei selvatici.

Nei paesi a elevato livello di urbanizzazione è fondamentale la lotta al randagismo, la vaccinazione regolare dei cani di proprietà e il controllo delle movimentazioni degli stessi. Nelle regioni endemiche, l'immunizzazione di almeno il 70% della popolazione canina consente di ottenere un buon controllo della trasmissione dell'infezione.

La lotta alla rabbia silvestre presenta maggiori difficoltà; in Europa, si sono ottenuti ottimi risultati con le campagne di vaccinazione orale (mediante esche) dei selvatici serbatoio. Per quanto riguarda la rabbia dei chirotteri (che in Europa sono protetti), è auspicabile la creazione di un network di sorveglianza epidemiologica che utilizzi strategie di sorveglianza passiva (raccolta di pipistrelli morti o sofferenti) e attiva (prelievi di sangue a campione su popolazioni identificate).

Normativa di rilievo

L'obbligo di denuncia è previsto dal Regolamento di Polizia veterinaria. Lo stesso Regolamento rappresenta la base legislativa che norma la gestione degli animali morsicatori in relazione alla rabbia; nell'articolo 86 si legge: "I cani e i gatti che hanno morsicato persone o animali, ogniqualvolta sia possibile catturarli, devono essere isolati e tenuti in osservazione per 10 giorni nei canili comunali. L'osservazione a domicilio può essere autorizzata, su richiesta del possessore, soltanto se non risultano circostanze epizoologicamente rilevanti e in tal caso l'interessato deve dichiarare di assumersi la responsabilità della custodia dell'animale. [...] Durante il predetto periodo di osservazione gli animali non devono essere sottoposti a trattamenti immunizzanti. [...] Qualora, durante il periodo di osservazione, l'animale muoia o venga ucciso prima che il veterinario abbia potuto formulare la diagnosi, si procede agli accertamenti diagnostici di laboratorio".

Il DM 15.12.1990 inserisce la rabbia tra le malattie di classe I, per le quali si chiede la segnalazione immediata, perché soggette al regolamento internazionale ovvero perché rivestono particolare interesse.

La Circolare del Ministero della sanità 36 del 10.09.1993, fornisce un aggiornamento dei protocolli operativi dei trattamenti umani pre e post esposizione.

Il Regolamento CE 998/2003 introduce l'obbligo del passaporto europeo per cani, gatti e furetti, e dispone che gli stessi siano correttamente identificati e vaccinati nei confronti della rabbia.

In Italia e in Europa la malattia è soggetta a sorveglianza (Direttiva 2003/99/CE, allegato I, elenco B).

– DPR 320/54 Regolamento di Polizia veterinaria (artt. 154-158).
– DM 10 aprile 1969 del Ministero della sanità. Disciplina sanitaria per l'importazione, l'esportazione e il transito degli animali al seguito dei viaggiatori.
– DM 15.12.1990 del Ministero della sanità. Sistema informativo delle malattie infettive e diffusive.

- Circolare 36 del 10.09.1993 del Ministero della sanità – Direzione generale dei servizi di igiene pubblica. Profilassi antirabbica, trattamento antirabbico pre e post esposizione.
- Decisione 2000/258/CE del Consiglio, del 20.03.2000, che designa un istituto specifico responsabile per la fissazione dei criteri necessari alla standardizzazione dei test sierologico di controllo dell'azione dei vaccini antirabbici.
- DM 8 maggio 2002 del Ministero della salute. Istituzione nuovi centri di referenza nazionali nel settore veterinario.
- Regolamento 2003/998/CE del Parlamento europeo e del Consiglio, del 26.05.2003, relativo alle condizioni di Polizia sanitaria applicabili ai movimenti a carattere non commerciale di animali da compagnia e che modifica la Direttiva 92/65/CEE del Consiglio.
- Decisione 2004/233/CE della Commissione, del 04.03.2004, che autorizza determinati laboratori a controllare l'efficacia della vaccinazione antirabbica in alcuni carnivori domestici.
- *Manual of Standards for Diagnostic Tests and Vaccines.* 5th ed., 2004. Office International des Epizooties, Paris. Rabies. Chapter 2.2.5, pp. 328-346.
- Regolamento 2005/1193/CE della Commissione, del 25.07.2005, che modifica il Regolamento 2003/998/CE del Parlamento europeo e del Consiglio per quanto riguarda l'elenco dei paesi e territori.

Toxoplasmosi

La toxoplasmosi è un'infezione protozoaria cosmopolita che colpisce circa 200 specie di vertebrati a sangue caldo compreso l'uomo. L'agente eziologico è *Toxoplasma gondii*, un coccidio parassita intracellulare obbligato, ampiamente diffuso in natura, che ha come ospiti definitivi il gatto domestico, o selvatico, e alcuni felidi (come la lince, il gattopardo, il puma e il giaguaro).

L'uomo si contagia per trasmissione orofecale, solitamente ingerendo oocisti presenti nel terreno, nell'acqua o sugli ortaggi contaminati da feci di gatti infetti, oppure mangiando carni crude o poco cotte contaminate da cisti. Anche il latte di alcuni mammiferi (in particolare bovino e suino) può veicolare il parassita; mentre è eccezionale la trasmissione attraverso artropodi.

La malattia può avere forma acuta o cronica, sintomatica o asintomatica. Negli individui immunocompetenti, la patologia viene diagnosticata solo nel 10-20% dei casi, quando si manifesta con linfoadenopatia (latero-cervicale) e sintomi di tipo influenzale (raramente con un quadro clinico più complesso); nella maggior parte dei casi, tuttavia, è asintomatica e non comporta conseguenze. Nei pazienti immunocompromessi l'infezione (primaria o riattivata) può dare luogo a forme gravi a carico del SNC, dei polmoni, del cuore e dell'occhio.

La toxoplasmosi rappresenta un problema rilevante soprattutto se contratta durante la gravidanza, in particolare nel primo trimestre, perché può esporre il feto al rischio di danni neurologici e visivi, oppure determinare

Scoperte parallele

L'identificazione di *T. gondii* è attribuita a Nicolle e Manceaux, che il 26 ottobre del 1908, presso l'Istituto Pasteur di Tunisi, isolarono il protozoo dal *Ctenodactylus gondii*, un piccolo roditore africano.

Sembra, tuttavia, che il 16 luglio dello stesso anno il microbiologo calabrese Alfonso Splendore, nel corso di una riunione della Società scientifica di San Paolo in Brasile, avesse già descritto il microrganismo, definendolo "un nuovo protozoo parassita de' conigli, incontrato nelle lesioni anatomiche d'una malattia che ricorda in molti punti il *kala azar* dell'uomo". A Splendore spetterebbe anche il merito di avere intuito per primo l'importanza di *T. gondii* per la patologia umana.

parto pretermine o morte intrauterina. La frequenza e la gravità dell'infezione fetale dipendono dall'epoca della gestazione in cui avviene il contagio materno. La diagnosi precoce e il trattamento con antibiotici della madre possono prevenire o ridurre i danni fetali.

Gli individui che contraggono la malattia risultano generalmente immuni per il resto della vita; tuttavia l'infezione può rimanere latente (per la formazione di cisti tessutali contenenti parassiti) e può riattivarsi al sopravvenire di condizioni di immudepressione.

Eziologia

T. gondii è la sola specie appartenente al genere *Toxoplasma* (classe Coccidia, ordine Eimeriida, famiglia Sarcocystidae). Il protozoo presenta tre diverse forme infettanti: tachizoiti, bradizoiti e sporozoiti. I tachizoiti caratterizzano la fase acuta o quella di riattivazione dell'infezione, si moltiplicano rapidamente all'interno della cellula ospite per endoduogenesi. I bradizoiti e gli sporozoiti, contenuti rispettivamente nelle cisti tessutali che si formano nell'ospite intermedio e nelle oocisti elimate dall'ospite definitivo, rappresentano la riserva di *T. gondii* negli animali e nell'ambiente.

Ciclo biologico del parassita

Il complesso ciclo biologico (figura 1) è costituito da una fase evolutiva sessuata, che si svolge solo nelle cellule intestinali dell'ospite definitivo (gatti o felidi selvatici) e porta alla formazione di oocisti, e da una fase invasiva asessuata, che si svolge sia nell'ospite definitivo sia in quello intermedio (uomo, altri mammiferi, volatili) e dà luogo alla formazione di tachizoiti e bradizoiti. Il gatto si infetta ingerendo oocisti presenti nel terreno e, soprattutto, bradizoiti e tachizoiti presenti

---

Attrazione fatale: quando il topo cerca il gatto

Per migliorare le probabilità di sopravvivere e moltiplicarsi, molti microrganismi hanno sviluppato, nel corso dell'evoluzione, strategie assai sofisticate.

Varie ricerche hanno rivelato che, mentre i topi sani evitano accuratamente le aree frequentate dai gatti (riconoscibili dall'odore delle loro urine), i topi infettati da *T. gondii* si comportano come se ne fossero irresistibilmente attratti. Nel roditore infetto, infatti, si verificano sottili alterazioni a livello cerebrale, che modificano il suo comportamento naturale, rendendolo facile preda del gatto e aumentando in tal modo la probabilità che il parassita completi il proprio ciclo biologico nell'ospite definitivo.

Altri studi hanno dimostrato che farmaci abitualmente impiegati nel trattamento della schizofrenia sono almeno altrettanto efficaci dei farmaci anti-toxoplasma nel prevenire il comportamento "suicida" nei topi infettati da *T. gondii*. Ciò ha indotto a sospettare che queste parassitosi possano avere un ruolo nello sviluppo di talune forme di schizofrenia.

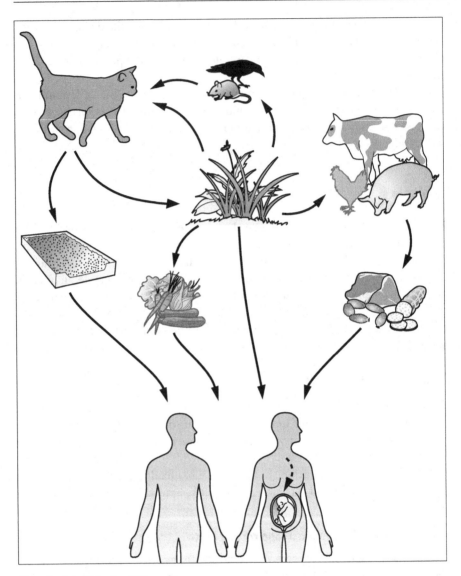

Figura 1. Ciclo biologico di *T. gondii.*

nei tessuti degli ospiti intermedi (perlopiù piccoli roditori). Penetrato nell'organismo ospite, il parassita invade le cellule enteroepiteliali, dove ha luogo la moltiplicazione sessuata con produzione di milioni di oocisti non sporulate che, dopo
3-24 giorni dall'infestazione, vengono espulse con le feci (per circa 1-2 settimane).
Il gatto parassitato elimina oocisti solo la prima volta che si infetta, poiché generalmente acquisisce immunità specifica. Al momento dell'eliminazione da parte
dell'ospite definitivo, le oocisti non sono infettanti, lo diventano con la sporula-
zione, che avviene nell'ambiente esterno in tempi più o meno lunghi a seconda

delle condizioni di temperatura, umidità e disponibilità di ossigeno (2-3 giorni a 24 °C; 4-5 giorni a 15 °C). In condizioni favorevoli, le oocisti possono rimanere nell'ambiente, vitali e infettanti, per oltre un anno e possono essere diffuse negli alimenti da vari organismi (mosche, blatte, lombrichi).

Nel gatto, contemporaneamente al ciclo sessuato intestinale, si compie anche quello sistemico asessuato (l'unico presente nell'ospite intermedio): il parassita si diffonde negli organi extraintestinali dando luogo allo sviluppo di bradizoiti e tachizoiti.

Nell'ospite intermedio le diverse forme vegetative di *T. gondii* penetrano attraverso la parete intestinale e si diffondono per via ematica e linfatica nelle cellule di diversi organi. Nella fase acuta, la rapida moltiplicazione del parassita porta alla formazione di numerosi tachizoiti, che a catena invadono sempre più cellule. La risposta immunitaria dell'ospite determina il rallentamento della moltiplicazione e la formazione di cisti contenenti un elevato numero di bradizoiti, forme di resistenza caratteristiche dello stadio latente dell'infezione.

Il mantenimento in natura di *T. gondii* non è assicurato solo dai felidi; infatti vi contribuiscono anche gli ospiti intermedi nel momento in cui diventano cibo (crudo) di altri animali.

Epidemiologia

Toxoplasma gondii è tra i parassiti più diffusi a livello mondiale; per la scarsa specificità d'ospite che lo caratterizza, il protozoo può infettare quasi tutti gli animali a sangue caldo.

Analisi di laboratorio hanno evidenziato sieropositività per toxoplasmosi in numerose specie animali, tra le quali maiali, piccioni, cani, gatti e bovini. In Sardegna, dove per l'elevata prevalenza di aborti negli ovicaprini è in atto un programma regionale per la sorveglianza della toxoplasmosi in questi animali, nel solo 2004 sono stati segnalati poco meno di 10 000 casi.

La prevalenza nella popolazione umana degli anticorpi antitoxoplasma è maggiore nelle aree calde e umide e alle basse latitudini e sarebbe compresa tra il 16 e il 40% negli Stati Uniti e in Gran Bretagna e tra il 50 e l'80% nell'Europa continentale e nell'America centrale e meridionale. L'ampia variabilità di questi dati

Un problema di acqua potabile

Soprattutto nei paesi in via di sviluppo, la toxoplasmosi congenita rappresenta un problema di salute pubblica rilevante, strettamente correlato alle scadenti condizioni igieniche.

Alla fine degli anni novanta, uno studio condotto in Brasile su un campione di abitanti dello Stato di Rio de Janeiro, ha mostrato una sieroprevalenza dell'84% negli appartenenti alle classi sociali più disagiate, del 62% in quelli delle classi medie e del 23% in quelli dei ceti più ricchi. L'acqua da bere non depurata, utilizzata soprattutto dai gruppi sociali disagiati, è stata riconosciuta quale principale fattore responsabile della diffusione dell'infezione.

riflette l'influenza di fattori sia socioeconomici (condizioni igieniche, presenza di acquedotti, stretto contatto con animali), sia culturali (tipo di alimentazione), sia individuali (immunocompetenza).

In Italia, il tasso di sieroprevalenza nelle donne in età fertile è intorno al 40%; in assenza di dati omogenei attendibili, l'incidenza della sieroconversione in gravidanza è stimata in 1,5-6,5 per 1000 e quella della forma congenita in 1,3-7 per 1000 nati vivi.

L'affezione congenita rappresenta un problema di salute pubblica sia per la gravità dei danni riportati dai neonati, sia per la spesa sanitaria. Negli Stati Uniti il costo annuale sostenuto in relazione alla toxoplasmosi congenita (3000 casi all'anno) oscillerebbe tra 30 e 40 milioni di dollari.

Patogenesi

Nell'uomo la patogenesi della malattia è legata esclusivamente alla fase extraintestinale del ciclo vitale di *T. gondii*. La maggior parte delle infezioni ha origine alimentare; i bradizoiti o gli sporozoiti penetrano nell'epitelio intestinale e, attraverso il sistema ematico e linfatico, si diffondono nell'intero organismo, colonizzando vari organi e tessuti. Mediante un processo di endocitosi, il parassita può invadere tutte le tipologie cellulari (a eccezione degli eritrociti). All'interno delle cellule il toxoplasma si moltiplica molto rapidamente per endoduogenesi in forma di tachizoite, fino a provocare la lisi della membrana cellulare con conseguente ulteriore diffusione di tachizoiti e necrosi dei tessuti. L'invasività e la velocità della moltiplicazione dipendono sia dalle caratteristiche del ceppo di *T. gondii* responsabile dell'infezione, sia dal tipo di cellula ospite.

Nella maggior parte dei casi, la tempestiva risposta delle difese immunitarie consente il controllo dell'infezione: diminuisce la velocità di moltiplicazione dei tachizoiti e il parassita tende a localizzarsi in strutture cistiche, dove assume la forma di bradizoite e si moltiplica molto lentamente. Le cisti, che contengono da pochi a diverse centinaia di bradizoiti, possono localizzarsi in diversi organi, soprattutto cervello e muscoli (compreso quello cardiaco), ma anche polmoni, fegato e reni. Nel tessuto cerebrale le cisti hanno spesso forma sferica, raramente di diametro superiore a 70 micron; nel muscolo hanno forma ovoidale e lunghezza di circa 100 micron. In condizioni di immunocompetenza, le cisti si rompono difficilmente: il parassita può sopravvivere per anni, stimolando nell'organismo ospite uno stato di immunità che protegge da successive infezioni.

La malattia nell'uomo

L'infezione da *T. gondii* acquisita passa quasi sempre inosservata. L'evoluzione verso forme più o meno gravi di malattia è strettamente correlata a fattori individuali (segnatamente stato immunitario e gravidanza) e alla virulenza del ceppo. L'infezione congenita rappresenta, di fatto, una possibile complicanza della toxoplasmosi contratta in gravidanza ed è, senza dubbio, l'aspetto di maggiore rilievo della patologia.

Soggetti immunocompetenti

Nella maggior parte dei casi l'infezione è asintomatica; solo nel 10-20% dei pazienti si osservano manifestazioni cliniche. Il quadro più frequente – caratterizzato da linfoadenopatia latero-cervicale (più raramente ascellare o inguinale) e sintomatologia similinfluenzale con cefalea, dolori muscolari e mal di gola – si risolve spontaneamente nell'arco di pochi mesi (le tumefazioni linfonodali possono persistere anche un anno). In alcuni soggetti il quadro può essere complicato da rash cutaneo, epatosplenomegalia, epatite e linfocitosi atipica: segni evocativi di mononucleosi o di infezione da citomegalovirus.

In un numero estremamente limitato di casi l'infezione evolve nella forma acuta disseminata, con grave interessamento di più organi (miocardite, pericardite, epatite, polmonite, meningoencefalite eccetera) ed esito spesso letale.

Soggetti immunodepressi

La toxoplasmosi è considerata una delle infezioni opportunistiche più diffuse nei pazienti immunocompromessi (la malattia si sviluppa nel 30-40% dei malati di AIDS, soprattutto in seguito alla riattivazione del toxoplasma presente in forma latente nell'organismo). In questi pazienti la patologia si sviluppa generalmente in forma grave e complica le condizioni generali già compromesse dell'organismo. Le manifestazioni principali sono a carico del SNC (encefalopatia diffusa, meningoencefalite, forma pseudotumorale), ma è anche possibile l'interessamento polmonare e cardiaco. L'esordio della malattia è spesso subdolo, con febbre resistente alle normali terapie e segni neurologici focali; più raramente (nel 10% circa dei casi) la comparsa è improvvisa, associata a convulsioni, emorragie cerebrali ed encefalopatia generalizzata. Il tasso di mortalità, specie nelle forme a esordio improvviso, è elevato.

Non sapendo che il più delle volte lo sviluppo della malattia deriva da riattivazione di infezioni latenti, i pazienti immunocompromessi spesso temono di contrarre la toxoplasmosi dal gatto. È compito del medico e del veterinario fornire una corretta informazione consigliando, piuttosto che l'inutile allontanamento del gatto, le norme igieniche davvero utili per la prevenzione (vedi pagina 194).

Toxoplasmosi gravidica e congenita

L'infezione della gravida è in genere asintomatica: eventuali manifestazioni sono limitate a linfoadenopatia, astenia e cefalea, senza febbre. Il pericolo maggiore è la trasmissione del parassita per via verticale al feto, con danni che possono manifestarsi alla nascita o anche dopo alcuni anni. Tuttavia, nella donna in gravidanza, la sieroconversione non implica necessariamente il contagio del feto. La pro-

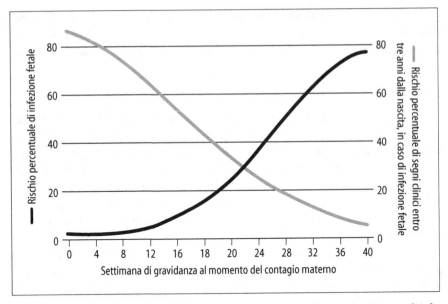

Figura 2. Rischio di infezione congenita da toxoplasma e probabilità di segni clinici in caso di infezione in base all'epoca del contagio materno.

Fonte: Tombesi, 2006 (modificata)

babilità di toxoplasmosi congenita varia, infatti, in funzione dell'epoca della gestazione in cui la madre ha contratto l'infezione: quanto più precoce è il contagio materno, tanto più bassa è la probabilità di trasmissione al feto. Al contrario, la gravità dei danni riportati dal feto è tanto maggiore quanto più precoce è il contagio. Per effetto di questo andamento inverso, la probabilità di avere un figlio con segni di toxoplasmosi congenita è massima se il contagio materno si verifica nel periodo centrale della gestazione (figura 2).

Nei casi di infezione contratta entro il sesto mese di gestazione può verificarsi aborto, oppure il feto alla nascita può presentare corioretinite, idrocefalo e calcificazioni intracraniche. Anche quando il neonato non presenta segni e sintomi alla nascita, questi possono comparire successivamente, anche a distanza di anni, soprattutto in assenza di terapia.

I segni tardivi più gravi e frequenti sono di carattere neurologico: corioretinite (che può insorgere fino a 30-35 anni d'età), atrofia del nervo ottico, nistagmo, microcefalia, convulsioni.

Elementi diagnostici

La diagnosi di toxoplasmosi è basata prevalentemente sulla ricerca e quantificazione di anticorpi specifici (IgM e IgG), oppure sulla dimostrazione della presenza del parassita in tessuti e liquidi organici, mediante esame istologico o coltura.

In alcuni casi possono essere utili o necessarie alcune indagini strumentali (TC, RM, ecografia, oftalmoscopia). In realtà la diagnosi si rende necessaria in un numero limitato di casi o condizioni.

Test preconcezionale o nella fase iniziale della gravidanza
Lo screening preconcezionale non è molto diffuso; generalmente viene eseguito all'inizio della prima gravidanza. È compreso tra le prestazioni specialistiche escluse dalla partecipazione al costo (allegati A e B del DM 10.09.1998) ed è basato sul dosaggio degli anticorpi specifici IgG e IgM (EIA).

Test di routine durante la gravidanza in donne risultate sieronegative
In caso di sieronegatività, il controllo precedente viene ripetuto ogni 30-40 giorni, fino al parto (allegato B del DM 10 settembre 1998). Nei casi dubbi è indispensabile l'approfondimento mediante metodiche più precise, in particolare la ricerca di IgA specifiche e la quantificazione dell'avidità delle IgG.

Test per la diagnosi nel feto, in caso di toxoplasmosi materna
L'indagine di prima scelta è la PCR sul liquido amniotico, da eseguire non prima della 15ª settimana di gravidanza e non oltre il limite stabilito dalla legge 194/78 per l'interruzione di gravidanza in caso di gravi patologie fetali. Naturalmente, se dall'ecografia risultano chiari segni di danno fetale (calcificazioni cerebrali, idrocefalo, epatomegalia eccetera), l'amniocentesi è superflua.

Sospetto di toxoplasmosi congenita
La conferma del possibile contagio fetale viene effettuata dopo la nascita essenzialmente mediante indagini sierologiche.

Sospetto di toxoplasmosi acuta in soggetti immunocompetenti
La conferma della diagnosi è basata su metodiche immunologiche e, in presenza di linfoadeniti, su esami istopatologici specifici.

Sospetto di toxoplasmosi oculare
Nelle corioretiniti gli esami sierologici sono dirimenti, per l'esclusione dell'origine toxoplasmica, solo se il risultato è negativo. Data l'elevata sieroprevalenza nella popolazione, l'eventuale risultato positivo va confermato da altre indagini e/o evidenze diagnostiche (oftalmoscopiche).

Sospetto di toxoplasmosi in soggetti immunodepressi
In questi pazienti l'assenza di anticorpi antitoxoplasma non consente di escludere la patologia per l'alto rischio di falsi negativi. Occorre quindi ricercare il parassita, mediante metodiche dirette (in particolare PCR ed esami istologici), o i segni di danni caratteristici a livello cerebrale, mediante diagnostica per immagini (TC, RM, PET).

Diagnosi differenziale

- Malattia di Hodgkin
- Virus di Epstein-Barr
- Citomegalovirus
- Tubercolosi
- Tularemia
- Cat scratch disease
- Lue
- Micosi
- Forme tumorali e leucemie

La malattia negli animali

Negli animali si osserva un aumento di sieroprevalenza. In alcune specie la toxoplasmosi rappresenta un grave problema, sia per il danno economico causato dall'elevato tasso di aborti e mortalità neonatale negli allevamenti, sia perché è molto spesso all'origine dell'infezione nell'uomo. Il consumo di carni contaminate da cisti è, infatti, una delle cause principali di contaminazione umana.

Il gatto, che rappresenta il principale ospite definitivo, si infetta soprattutto predando piccoli roditori. L'infezione è generalmente asintomatica, ma sono stati segnalati, specie nei soggetti giovani, casi di toxoplasmosi disseminata con manifestazioni a carico dell'intestino, dell'encefalo e degli occhi e, talora, anche turbe del comportamento.

Nei cani l'incidenza dell'infezione è elevata ed è determinata perlopiù dall'ingestione di carni crude contaminate, ma può essere trasmessa anche per via transplacentare. La malattia può manifestarsi in forma acuta, con febbre alta (anche 41,5 °C), vomito, diarrea e broncopolmonite. La forma cronica può essere inapparente oppure sintomatica, con anemia e forte dimagrimento. Entrambe le forme possono presentare sintomatologia neurologica con meningoencefalite e turbe motorie o della sensibilità. Le forme acute (spesso confuse con altre patologie, come cimurro o encefaliti virali) possono avere esito letale.

Negli allevamenti di ovini e caprini la malattia può essere causa di gravi perdite economiche per l'elevato numero di aborti. Il problema è particolarmente rilevante in Australia, Gran Bretagna (soprattutto in Galles) e Nuova Zelanda; ma anche in Italia vi è un notevole livello di attenzione, soprattutto in regioni vocate come la Sardegna, dove è attivo un apposito sistema di sorveglianza e controllo. Negli ovini adulti la malattia si manifesta molto raramente; se la femmina gravida contrae l'infezione nei primi 45-55 giorni della gestazione, si ha la morte del feto; se la gravidanza è in fase più avanzata, gli agnelli nascono con la forma congenita che determina debolezza, mancanza di coordinazione muscolare e incapacità ad alimentarsi.

Nei maiali la toxoplasmosi può essere causa di epizoozie di polmonite, encefalite e aborti.

La malattia è assai diffusa anche nei lagomorfi (conigli e lepri), che manifestano frequentemente forme acute, con sintomi a carico dell'apparato digerente e respiratorio. I bovini, abbastanza resistenti all'infezione, possono presentare sintomi similinfluenzali o enterici.

Infine, per quanto riguarda gli uccelli, va segnalata la diffusa toxoplasmosi del piccione, spesso inapparente o con sintomi prevalentemente a carico del SNC.

Terapia

Nei pazienti immunocompetenti generalmente non è necessario alcun trattamento specifico; all'occorrenza si adottano terapie sintomatiche. Negli immunodepressi e nelle forme congenite, l'infezione viene invece trattata con un'associazione di pirimetamina e sulfadiazina, abbinata ad acido folinico per contenere i rischi di danni da antagonismo con i folati.

Per quanto riguarda il trattamento dell'infezione in gravidanza, pur non essendovi prove certe dell'efficacia del trattamento antibiotico per la prevenzione della trasmissione al feto, diversi studi non randomizzati suggeriscono che tale terapia possa ridurre significativamente il rischio di danni fetali. Il trattamento con spiramicina, ben tollerata e priva di tossicità per il feto, viene generalmente prescritto, anche in assenza di diagnosi certa, ma proseguito non oltre la 18ª settimana di gestazione. Lo schema di trattamento combinato con sulfadiazina, pirimetamina e acido folico è teoricamente più efficace, ma certamente più tossico: tale terapia va dunque condotta sotto stretto controllo dell'infettivologo e richiede un costante monitoraggio dell'emocromo per il rischio di mielodepressione.

Prevenzione e controllo

Per prevenire la toxoplasmosi è indispensabile sia controllare la diffusione del protozoo nell'ambiente e nelle specie ospiti, sia adottare comportamenti che riducano la probabilità, per i soggetti a rischio, di entrare in contatto con il parassita. Veterinari e medici di famiglia si trovano nella posizione più favorevole per svolgere un ruolo di informazione e sensibilizzazione su questi temi, in particolare nei confronti delle donne in età fertile, dei pazienti immunocompromessi, degli allevatori e dei soggetti che svolgono attività a rischio, senza dimenticare i proprietari dei gatti (anche per sfatare alcune convinzioni infondate, vedi box).

L'identificazione delle donne sieronegative, prima o subito dopo l'inizio di una gravidanza, costituisce uno strumento fondamentale per la prevenzione della toxoplasmosi congenita, e deve essere seguita da appropriate raccomandazioni fornite dal medico di famiglia, dal ginecologo o dagli operatori del consultorio.

Profilassi comportamentale

I principali destinatari delle norme comportamentali sono i pazienti immunodepressi e le donne sieronegative che hanno in corso o progettano una gravidanza. Queste persone dovrebbero seguire poche e semplici regole richiamate nel box alla pagina seguente.

Azioni preventive ambientali

Questi interventi dovrebbero essere rivolti soprattutto al controllo dei gatti randagi, che rispetto all'animale domestico sono maggiormente esposti al contagio, e a quello dei piccoli roditori (soprattutto topi) presenti nell'ambiente.

Evitare paure ingiustificate

Nonostante una diffusa convinzione, la convivenza con un gatto (soprattutto se vive solo nell'ambito domestico e non ha contatti con altri animali) non rappresenta un particolare fattore di rischio per le gravide o i soggetti immunodepressi.

Secondo uno studio multicentrico, condotto nel 2000 in sei grandi città europee, i fattori di rischio maggiormente predittivi per forme acute di toxoplasmosi in donne gravide sarebbero: il consumo di carni crude o poco cotte e salumi (anche oltre il 60%), la manipolazione di terra e i viaggi in paesi con condizioni igieniche scadenti.

Consigli per prevenire la toxoplasmosi (e la listeriosi) in gravidanza*

Alimenti
– Lavati sempre bene le mani prima di mangiare o toccare alimenti.
– Non mangiare carne cruda o poco cotta, pâté di carne freschi e non inscatolati, salumi e insaccati (sono consentiti prosciutto cotto e mortadella), latte e formaggio non pastorizzati, pesce affumicato (a meno che non sia inscatolato e a lunga conservazione).
– Dopo aver manipolato carne cruda o verdure non lavate evita di toccarti gli occhi, il naso e la bocca con le mani non lavate; non mettere a contatto cibi cotti con carne cruda o verdure non lavate.
– Lava bene le posate e i piatti che sono stati a contatto con carne o verdure crude.
– Lava accuratamente più volte la frutta e la verdura prima di mangiarla, sbuccia la frutta.
– Congela la carne (compresi gli insaccati) a una temperatura inferiore a -12,5 °C (la carne congelata è sicura).
– Consuma i prodotti deperibili in tempi brevi.

In giardino
– Indossa sempre i guanti, perché la terra potrebbe essere stata contaminata da feci di gatto (le oocisti resistono nel terreno anche mesi).
– Evita che i gatti entrino in contatto con la sabbia usata dai bambini per giocare.

Se hai un gatto in casa
– Non è pericoloso il gatto, ma i suoi escrementi (se è infettato dal toxoplasma).
– È inutile, a scopo preventivo, accertare se il gatto ha la toxoplasmosi.
– Vuota la lettiera del gatto ogni giorno usando i guanti (se possibile, evita di farlo personalmente).
– Per evitare che si cibi di topi, uccelli o altri piccoli animali che possono contagiarlo, non farlo uscire.
– Alimentalo solo con cibi secchi o ben cotti.

(*) Tutte le misure consigliate per le gravide sono valide anche per i soggetti immunodepressi.
Le raccomandazioni relative ad alimentazione e giardinaggio sono utili anche per prevenire la listeriosi.

Per quanto riguarda la sicurezza degli alimenti, in particolare quella delle carni, è necessario che negli allevamenti di animali da reddito siano applicate opportune misure per impedire o contenere la diffusione del parassita. Va ricordato che il mantenimento in natura di *T. gondii* non dipende solo dall'ospite definitivo, in quanto tutti gli animali infetti per la presenza di cisti tessutali ospitano e veicolano il parassita; quindi è importante, per esempio, impedire che nell'allevamento vi siano episodi di cannibalismo (frequenti nei maiali, ma anche in altre specie). Gli allevatori dovrebbero dunque rispettare alcune norme precise, tra le quali:
– impedire l'accesso ai gatti e ai roditori ed effettuare periodici interventi di derattizzazione;
– allontanare immediatamente le carcasse degli animali morti;
– distruggere tempestivamente feti e annessi fetali (evitando di maneggiarli a mani nude);
– proteggere alimenti e mangimi per gli animali da contaminazioni da oocisti.

In ogni caso la diffusione estremamente ampia di *T. gondii* rende molto difficile l'interruzione della catena di meccanismi responsabili del suo mantenimento in natura. Una soluzione definitiva per i problemi di salute pubblica e sanità animale potrà giungere solo dalla ricerca sui vaccini per l'uomo e per gli animali (da compagnia e da reddito).

Normativa di rilievo

La toxoplasmosi è da considerare inclusa nella classe V del DM 15.12.1990 ed è soggetta a denuncia obbligatoria all'Ispettorato del lavoro da parte del medico curante (Decreto 27.04.2004 del Ministero del lavoro e delle politiche sociali). È tra le malattie sottoposte a sorveglianza ai sensi della Direttiva 2003/99/CE (zoonosi parassitaria da sottoporre a monitoraggio in relazione alla situazione epidemiologica).

- DM 15.12.1990 del Ministero della sanità. Sistema informativo delle malattie infettive e diffusive.
- Decisione 2003/542/CE della Commissione, del 17.07.2003, che modifica la Decisione 2000/96/CE per quanto riguarda l'operazione delle reti di sorveglianza dedicate.
- Direttiva 2003/99/CE del Parlamento europeo e del Consiglio del 17.11.2003 sulle misure di sorveglianza delle zoonosi e degli agenti zoonotici, recante modifica della Decisione 90/424/CEE del Consiglio e che abroga la Direttiva 92/117/CEE del Consiglio.
- DM 27.04.2004 del Ministero del lavoro e delle politiche sociali. Elenco delle malattie per le quali è obbligatoria la denuncia, ai sensi e per gli effetti dell'art. 139 del testo unico, approvato con Decreto del Presidente della Repubblica 30 giugno 1965, n. 1124, e successive modificazioni e integrazioni.
- DLgs 191 del 4.04.2006. Attuazione della Direttiva 2003/99/CE sulle misure di sorveglianza delle zoonosi e degli agenti zoonotici.

Trichinellosi

La trichinellosi è una malattia parassitaria diffusa in tutto il mondo; è causata da nematodi appartenenti alla famiglia delle Trichinellidae. Possono essere colpite numerose specie animali, sia domestiche sia selvatiche, compresi i mammiferi marini (come foche e trichechi) viventi nelle zone artiche. L'uomo può contagiarsi ingerendo carni crude o poco cotte (anche insaccati conservati in olio o strutto, oppure sottovuoto) provenienti da suini o altri animali infestati.

Le trichinelle sono parassiti obbligati continui a un solo ospite; per questo motivo il loro ciclo biologico, relativamente semplice, si realizza in un unico animale. Allo stadio adulto il nematode vive nell'intestino dell'ospite, mentre allo stadio larvale si incista nelle fibre muscolari.

La via di contaminazione più frequente è, quindi, quella alimentare: animali carnivori, ingerendo carni crude infestate, assumono le forme larvali vitali presenti nei muscoli le quali, attraverso l'intestino, ripetono il ciclo di sopravvivenza e riproduzione.

Il contagio può avvenire anche attraverso:
- l'ingestione di alimenti inquinati da feci di animali con infestazione intestinale;
- l'ingestione di alimenti infestati da mosche adulte o allo stadio larvale o da altri vettori veicolanti larve di trichinella;
- l'ingestione di alimenti contaminati da utensili imbrattati da materiale organico contenente larve (coltelli, tritacarne, recipienti eccetera).

Meno frequente, ma comunque non trascurabile, è il contagio attraverso la via transplacentare.

Queste caratteristiche spiegano perché vengono infestati prevalentemente carnivori selvatici (per esempio volpi, lupi e martore), domestici (in particolare cani e gatti) e roditori (ratti e topi).

La diffusione della malattia avviene prevalentemente attraverso un *ciclo silvestre* (da carnivoro selvatico a carnivoro selvatico) e uno *silvestre-rurale* (da carnivoro selvatico a carnivoro domestico); tuttavia possono realizzarsi occasionalmente anche un *ciclo rurale* e un *ciclo rurale-urbano*, nel quale sono coinvolti i suini domestici e l'uomo.

Una malattia biblica

La malattia è molto antica, essendo descritta già nel Vecchio Testamento, ma l'agente eziologico fu individuato solo nel 1833 dal chirurgo e anatomopatologo britannico James Page; il nome *Trichinella spiralis* fu assegnato da Richard Owen, che osservò il particolare aspetto assunto dal parassita nei muscoli infestati.

Il ciclo vitale del parassita fu compreso in Germania, nel 1860, da Friedrich Zenker, che nel corso dell'autopsia di una giovane donna (che si credeva fosse morta per febbre tifoidea) riscontrò decine di trichinelle vive nei muscoli e forme adulte aderenti alla mucosa intestinale. Indagando presso la famiglia da cui proveniva la ragazza, Zenker dimostrò che la malattia era stata trasmessa attraverso l'ingestione di carne trichinata.

La capacità del parassita di sopravvivere, seppure per poche ore, in ambiente esterno all'organismo nel quale esplica completamente il suo ciclo, spiega per esempio la sua diffusione nel cavallo e in altri erbivori, che possono entrare in contatto con foraggi o pascolo infestato.

Eziologia

Le trichinelle sono nematodi (ordine Trichocephalida, famiglia Trichinellidae, genere *Trichinella*) a sessi separati e vivipari. Hanno corpo a forma cilindrica non segmentato e dotato di apparato digerente completo. Sono state classificate diverse specie aventi caratteristiche di distribuzione geografica, ospite definitivo e patogenicità differenti; il loro aspetto è molto simile durante tutte le fasi di sviluppo, per cui la classificazione genotipica del parassita è possibile solo con metodi molecolari o biochimici. Una aspetto peculiare di alcune specie, definite incapsulate (tra le quali *T. spiralis*, *T. nativa* e *T. britovi*), è rappresentato dalla capacità di indurre la formazione di una capsula di collagene nel tessuto muscolare parassitato. Delle otto specie conosciute, solo alcune sono capaci di indurre nell'ospite la produzione di cisti.

In Europa sono diffuse *Trichinella spiralis* e *T. britovi*. In Italia l'agente eziologico implicato nella trichinellosi umana e animale è *T. britovi*, adattata al ciclo silvestre; la volpe rappresenta il serbatoio primario e può essere causa di diffusione in cinghiali e maiali allevati allo stato brado. *T. spiralis* è stata ritrovata solo in animali importati.

Epidemiologia

Le specie di trichinelle e i relativi cicli in natura sono diversamente distribuiti nelle aree geografiche mondiali. *T. Spiralis* è diffusa nell'emisfero nord, in America meridionale e in Cina. Negli Stati Uniti è prevalente il ciclo silvestre; quello dome-

Tabella 1. Principali focolai di trichinellosi umana in Italia dal 1980 al 2006

Anno	Regione	Fonte dell'infezione	Numero di casi
1980	Calabria (Sila)	Maiale	3
1984	Lombardia (Varese)	Cavallo*	13
1985	Puglia (Gravina)	Cinghiale	80
1985	Calabria (Cosenza)	Volpe	2
1986	Basilicata (Irpinia)	Cinghiale	20
1986	E.-Romagna (Salsomaggiore)	Cavallo*	300
1988	Umbria (Polino)	Cinghiale	48
1990	Piemonte (Ovada)	Cinghiale*	11
1990	Puglia (Barletta)	Cavallo*	500
1991	Basilicata (Grassano)	Maiale	6
1993	Toscana (Montevarchi)	Maiale	4
1995	Abruzzo (Castel di Sangro)	Cinghiale	23
1996	Basilicata (Villa d'Agri)	Maiale	3
1996	Abruzzo (Popoli)	Cinghiale	10
1998	E.-Romagna (Piacenza)	Cavallo*	92
2000	Puglia (Bitonto)	Cavallo*	36
2002	Lazio	Maiale*	8
2005	Sardegna (Orgosolo)	Maiale	11
2005	Lombardia (Mantova)	Cavallo*	6
2006	Sardegna	Maiale	7

* Animali importati dall'estero

Fonte: Pozio E., Istituto superiore di sanità

stico è presente in Argentina, Cile, Messico, Cina, Thailandia, ex Unione Sovietica, ex Jugoslavia, Bulgaria, Polonia e Romania. *T. nativa* è diffusa nelle aree fredde dell'emisfero nord. In Europa centro meridionale è presente *T. britovi*.

Negli Stati Uniti, dove la trichinellosi umana è soggetta a obbligo di notifica dal 1966, l'incidenza è diminuita di oltre 30 volte nel corso della seconda metà del XX secolo. È inoltre mutato il peso relativo delle diverse modalità di trasmissione: mentre in passato il ruolo principale veniva assegnato al ciclo rurale e i casi erano associati soprattutto al consumo di carne suina proveniente da allevamenti infetti, attualmente la fonte maggiore di contagio sembra essere costituita dai cicli silvestre e silvestre-rurale (consumo di carne di animali selvatici o comunque in contatto con selvatici).

Europa

Trichinellosi umana

I dati relativi al 2004 mostrano focolai di trichinellosi autoctona in Spagna, Germania, Polonia, Slovacchia e Lituania. Danimarca, Germania, Francia e Svezia hanno registrato casi di trichinellosi importata. Rispetto alle notifiche dell'anno precedente, il numero complessivo di casi è aumentato da 97 a 270, di questi 172 sono stati registrati nella sola Polonia.

Trichinellosi animale

In tutta Europa è obbligatoria la ricerca delle trichinelle nei suini macellati; in alcuni stati (in Italia dal 1990) tale obbligo si estende anche agli equini. Fanno eccezione, in alcuni paesi, le macellazioni di animali a uso privato.

Nel 2004 la patologia è stata segnalata nei suini di allevamento in Finlandia, Francia, Lituania, Polonia, Slovacchia e Spagna, con una prevalenza dello 0,001%; otto paesi, tra cui l'Italia, non hanno registrato casi di trichinellosi animale.

Italia

Il parassita implicato nella trichinellosi umana e animale è *T. britovi*. La via di diffusione è rappresentata dal ciclo silvestre, l'ospite elettivo è la volpe. Il parassita sfrutta il comportamento cannibalesco di questo animale: nelle aree montane e pedemontane o nelle aree protette, dove vi è scarsità di cibo o la popolazione di volpi è numerosa, il cannibalismo è diffuso e la trichinella è massivamente presente. Nelle zone antropizzate, dove le volpi hanno più facile accesso al cibo, la presenza della trichinella è molto più limitata.

T. britovi è scarsamente infettante per suini e roditori, ciò spiega l'assenza del ciclo rurale in Italia e il ruolo di cinghiali e suini allevati allo stato brado.

Dai dati disponibili, risulta che il rischio sanitario da assunzione di carni suine provenienti da allevamenti industriali è praticamente nullo. Dal 1980 al 2006 sono stati documentati oltre 1180 casi umani (tabella 1), dei quali:
- 947 per consumo di equini importati (prevalentemente dalla Polonia e dalla ex Jugoslavia);
- 192 per consumo di carni di cinghiale cacciato;
- 42 per consumo di carne di suini (talora macellati clandestinamente);
- 2 per consumo di carne di volpe.

Patogenesi

Gli acidi gastrici digeriscono le capsule in cui si sono incistate le larve; queste, giunte nell'intestino, penetrano nell'epitelio dove continuano a svilupparsi: entro 2-3 giorni diventano nematodi adulti in grado di accoppiarsi e riprodursi. I maschi sono lunghi 1,4-1,6 mm, le femmine circa il doppio. A partire da 4-5 giorni dopo l'accoppiamento, ogni femmina partorisce 1000-1500 larve.

Le larve migrano nei vasi linfatici e, attraverso il grande circolo, giungono e si localizzano nei muscoli striati. Le fibre muscolari parassitate subiscono profonde alterazioni: si ha frammentazione e lisi dei miofilamenti, i nuclei del sarcolemma aumentano di numero e volume. Questa prima modificazione è seguita dalla formazione di un vallo reattivo da incistamento che circoscrive il parassita. Le alterazioni istologiche sono associate ad aumento dei valori serici della creatina fosfochinasi, delle transaminasi e della lattato deidrogenasi. Il parassita si avvolge su se stesso a gomitolo o a forma di otto e vive in queste condizioni circa 18 mesi.

La malattia nell'uomo

Poiché non si osservano sintomi patognomonici, i dati epidemiologici possono essere di grande ausilio nella formulazione del sospetto di malattia, che risulta più semplice nel caso in cui due o più persone manifestino gli stessi sintomi e abbiano anamnesi favorevoli (zona endemica, consumo di carni di maiale o di cavallo poco cotte, viaggi in zone a rischio). Il sospetto di trichinellosi è invece particolarmente difficile nei casi sporadici, specie nelle zone, come l'Italia, in cui non è presente il ciclo rurale e la parassitosi può essere importata (come avviene in tutti i casi di infestazione dovuti a ingestione di carne di cavallo) oppure, più raramente, causata dal consumo di carni di animali selvatici o di maiali allevati allo stato brado. In queste regioni è fondamentale la conoscenza della storia del paziente, che solo il medico di famiglia può avere.

La trichinellosi può essere grave, moderatamente grave, benigna, abortiva o asintomatica. Nella forma grave i sintomi compaiono dopo circa una settimana dal contagio; in quella moderatamente grave dopo 2 settimane, mentre nelle forme benigne e abortive l'incubazione può durare 3-4 settimane.

La gravità del quadro clinico è direttamente correlata a:
- numero di larve ingerite;
- frequenza del consumo di carni infestate;
- specie di trichinella responsabile;
- suscettibilità individuale;
- quantità di alcol ingerito durante i pasti sospetti (l'alcol aumenterebbe la resistenza al parassita).

Malattia negli animali

Nel suino e nelle altre specie animali, la trichinellosi è quasi sempre asintomatica. Se l'infestazione è massiva, nella fase intestinale iniziale si può avere enterite catarrale, a volte associata a diarrea emorragica e vomito. Dopo 2-4 giorni si manifestano i segni della localizzazione muscolare; analogamente alla malattia nell'uomo possono aversi mialgie, difficoltà motoria, edema alle palpebre e agli arti, disturbi respiratori. Nelle forme gravi può sopraggiungere il decesso per paralisi del diaframma o per complicanze cardiache o cerebrali.

In genere la malattia esordisce in modo brusco con malessere, forte cefalea, febbre e brividi. La fase acuta è caratterizzata da febbre elevata (39-40 °C), che può persistere da una a tre settimane, da edema periorbitale e del viso costantemente simmetrico, che nei casi più gravi può estendersi alle estremità, da mialgia, diarrea e nausea; in alcuni pazienti si osservano emorragie congiuntivali e sottoungueali (figura 1).

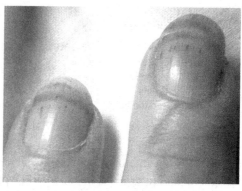

Figura 1. Emorragie sottoungueali da trichinellosi.
CDC - Public Health Image Library

Nelle infezioni gravi, nei soggetti non adeguatamente trattati e, soprattutto, negli anziani, dopo circa due settimane dalla fase acuta possono manifestarsi complicanze anche gravi.

- In una percentuale di pazienti assai variabile (fino a oltre il 40%) si possono avere complicanze neurologiche transitorie o permanenti: disordini della coscienza, ipereccitabilità o depressione, disturbi della memoria, emiparesi o emiplegie transitorie.
- Complicanze oculari: edema e lesioni vascolari intorno alla congiuntiva, all'uvea e al nervo ottico; disturbi della visione e lesioni della retina.
- Complicanze respiratorie: dispnea per infiammazione dei muscoli respiratori e del diaframma.
- Complicanze digestive: essudazione proteica da ipoalbuminemia o necrosi acuta della mucosa intestinale o diarrea prolungata.

Le alterazioni dei valori biologici possono comprendere eosinofilia, leucocitosi, aumento della lattato deidrogenasi e della creatina fosfochinasi; in alcuni casi si osservano ipokaliemia e alterazioni elettromiografiche dei muscoli infestati.

Dopo circa 6-8 settimane dall'infezione, e comunque dopo il completamento della fase migratoria e di incistamento delle larve, si instaura uno stadio di convalescenza, durante il quale possono essere presenti grave astenia e dolorabilità muscolare, che può durare per oltre 6 mesi. La morte per trichinellosi è un evento raro: da gennaio 1995 a giugno 1997, la Commissione internazionale per la trichinellosi ha riportato 20 decessi su circa 10 000 casi segnalati.

Elementi diagnostici

Diagnosi post mortem nell'animale

La diagnosi post mortem nell'animale è importante sia per prevenire l'infezione nell'uomo, sia per condurre studi di sorveglianza epidemiologica. La sintomatologia della trichinellosi difficilmente indica la malattia in modo univoco. Oltre a

Diagnosi differenziale

- Forme influenzali (specie se la fase acuta si presenta nella stagione invernale)
- Salmonellosi, shigellosi o altre tossinfezioni alimentari acute
- Sindrome mioeosinofilica
- Encefalopatie
- Glomerulonefrite
- Reazioni allergiche da farmaci o allergeni
- Sindromi tossiche
- Meningite di origine infettiva

un'approfondita anamnesi, sono essenziali la diagnosi differenziale e l'ausilio di indagini di laboratorio. La diagnosi certa è possibile solo mediante tecniche sierologiche o biopsia muscolare (vedi tabella 2).

Le metodiche di campionamento sono descritte dettagliatamente nel nuovo Regolamento 2075/2005 di analisi ufficiale per ogni categoria animale. Le zone d'elezione nelle quali ricercare il parassita sono le seguenti:

- pilastri del diaframma;
- muscoli della lingua;
- masseteri;
- muscoli laringei;
- muscoli del bulbo oculare.

Diagnosi sierologica

La presenza di anticorpi specifici è rilevabile dopo qualche settimana dall'infestazione. Nella fase acuta compaiono le IgE, a vita molto breve; le IgG compaiono dopo 2-3 settimane per *T. spiralis* e dopo 4 per *T. britovi*. L'associazione del test ELISA con western blot sembra essere la procedura più efficace: a un primo test ELISA si fa seguire il western-blot, che consente di escludere i falsi positivi, relativamente frequenti.

Diagnosi parassitologica

L'evidenziazione del parassita scioglie ogni dubbio diagnostico. Per la biopsia è preferibile prelevare 0,2-0,5 grammi di deltoide o altro muscolo. Con l'esame trichinoscopico è possibile individuare le larve del parassita e avere un'indicazione dell'entità dell'infestio-

Tabella 2. Algoritmo per la diagnosi di trichinellosi umana

Gruppo	Caratteristiche
A	Febbre
	Edema del viso e/o delle palpebre
	Mialgia
B	Segni neurologici
	Segni cardiologici
	Congiuntivite
	Emorragie sottoungueali
	Rash cutaneo
	Diarrea
C	Eosinofilia (> 1000 cellule/mm^3) e/o aumento delle IgE totali
	Incremento degli enzimi muscolari
D	Sierologia positiva (con un test altamente specifico)
	Sieroconversione
	Biopsia muscolare positiva

Infezione molto improbabile: 1 di A, 1 di B o 1 di C

Infezione sospetta: 1 di A o 2 di B più 1 di C

Infezione probabile: 3 di A più 1 di C

Infezione altamente probabile: 3 di A più 2 di C

Infezione confermata: 3 di A più 2 di C più 1 di D; oppure qualsiasi di A o B più 1 di C e 1 di D.

Fonte: Dupouy-Camet et al., 2002

ne. Questo esame può non essere efficace se la densità delle larve è bassa. Per determinare il numero di larve per grammo di muscolo, si ricorre alla digestione artificiale (con pepsina all'1% e acido cloridrico all'1%); tuttavia se l'infestazione è molto recente, il metodo non è utile, poichè le larve non sono ancora incistate.

Terapia

Mebendazolo, albendazolo (e loro composti) sono i farmaci antielmintici di prima scelta; l'albendazolo è assorbito rapidamente a livello intestinale e ben tollerato. L'efficacia sulle larve dipende dal tempo che intercorre tra contagio e inizio del trattamento e può essere dose dipendente (questi farmaci, infatti, agiscono sulle forme larvali presenti nell'intestino o circolanti, mentre l'effetto su quelle incistate decresce rapidamente con l'aumentare dello spessore della capsula). La terapia antielmintica deve essere sempre associata a quella sintomatica con glucocorticoidi, poiché mebendazolo e albendazolo da soli possono causare reazioni allergiche anche gravi, mentre la terapia sintomatica in assenza di antielmintici può favorire la sopravvivenza delle forme adulte e, quindi, la produzione di larve.

Profilassi

Le azioni dirette a prevenire la trichinellosi, negli animali e nell'uomo, prevedono:
- controlli al macello accurati ed efficaci;
- utilizzo di tecnologie capaci di inattivare eventuali larve presenti nelle carni: uso corretto del freddo, della cottura o dell'essiccamento;
- adozione di misure di igiene negli allevamenti;
- programmazione di interventi rodenticidi periodici;
- misure di comunicazione ed educazione sanitaria rivolte agli allevatori e alla popolazione in generale.

Il WHO e l'OIE, in collaborazione con il Dipartimento dell'agricoltura statunitense (USDA), hanno elaborato delle linee guida per cuocere e congelare correttamente le carni; l'USDA ha, inoltre, approvato l'uso dell'irradiazione quale tecnica di inattivazione delle larve di trichinella nelle carni suine.

Trichinet, il network europeo per la valutazione del rischio, la ricerca e il controllo della trichinellosi, creato nell'ambito di MED-VET-NET, ha pubblicato nel 2005 un elenco di ricercatori e laboratori di referenza.

Normativa di rilievo

Il controllo della trichinellosi nelle carni suine è contemplato dal Regolamento di Polizia veterinaria (art. 53). Lo stesso regolamento, all'articolo 5, prevede l'obbligo di segnalazione reciproca tra servizi medici e servizi veterinari. Nelle norme sanitarie successive (Ordinanza ACIS 27 aprile 1958, DPR 559/92 e successivi) si ribadisce la necessità dell'esame trichinoscopico per le carni suine.

Il DM 15.12.1990 include la trichinellosi tra le malattie di classe I (malattie per le quali si chiede la segnalazione immediata, perché soggette al regolamento internazionale ovvero perché rivestono particolare interesse.

Con la Direttiva 2003/99/CE la malattia è stata inclusa tra le zoonosi da sottoporre a sorveglianza, in ambito sia nazionale, sia europeo (allegato I, elenco A). Con il Regolamento CE 2075/2005, che definisce norme specifiche applicabili ai controlli ufficiali in relazione alla presenza di trichina nelle carni, si rende obbligatorio il metodo della digestione artificiale, che sostituisce l'esame trichinoscopico per la ricerca delle trichine nelle carni.

- DPR 320/1954 Regolamento di Polizia veterinaria. Articolo 53: "Nei certificati che scortano le carni suine, i lardi ed i preparati di carne suina, eccettuati quelli cotti, deve essere specificato che provengono da suini allevati in regioni nel cui territorio non si sono verificati da almeno 3 anni casi di trichinosi e che sono stati sottoposti ad esame trichinoscopico con esito negativo." Lo stesso regolamento (art. 5) stabilisce che i casi di trichinosi siano segnalati reciprocamente dal medico e dal veterinario.
- Direttiva 64/433/CEE del Consiglio, del 26.06.1964, relativa a problemi sanitari in materia di scambi intracomunitari di carni fresche.
- Direttiva 77/96/CEE del Consiglio concernente la ricerca delle trichine all'importazione dai paesi terzi di carni fresche provenienti da animali domestici della specie suina.
- DM 15.12.1990 Sistema informativo delle malattie infettive e diffusive. Include la trichinellosi fra le malattie di classe I "Malattie per le quali si chiede la segnalazione immediata, perché soggette al regolamento internazionale ovvero perché rivestono particolare interesse."
- DPR 559/92. Attuazione Direttiva CEE 495/91: polizia sanitaria e problemi per produzione e commercio di carni di coniglio e di selvaggina allevata.
- Direttiva 2003/99/CE del Parlamento europeo e del Consiglio del 17.11.2003 sulle misure di sorveglianza delle zoonosi e degli agenti zoonotici, recante modifica della Decisione 90/424/CEE del Consiglio e che abroga la Direttiva 92/117/CEE del Consiglio.
- Regolamento CE 2075/2005 della Commissione, del 05.12.2005, che definisce norme specifiche applicabili ai controlli ufficiali relativi alla presenza di trichinella nelle carni; rende obbligatorio il metodo della digestione artificiale, che sostituisce l'esame trichinoscopico per la ricerca delle trichinelle nelle carni.
- DLgs 191 del 4.04.2006 Attuazione della Direttiva 2003/99/CE sulle misure di sorveglianza delle zoonosi e degli agenti zoonotici.

Tularemia

L'agente eziologico di questa zoonosi è *Francisella tularensis*, un piccolissimo batterio caratterizzato da una patogenicità eccezionale: ne possono bastare 10 per causare la malattia. La tularemia colpisce circa 200 specie di vertebrati, compresi animali domestici (suini, bovini, ovini, cane, gatto) e uomo. Nei lagomorfi e nei roditori, particolarmente suscettibili, è causa di setticemia e di elevata mortalità.

Nell'uomo la malattia si manifesta con quadri clinici assai diversificati e di gravità variabile, spesso in relazione alla via di penetrazione del microrganismo. L'infezione può essere acquisita inalando polveri infette, manipolando pellame contaminato oppure attraverso la puntura di vettori, in particolare zecche o zanzare; più raramente il contagio è causato dall'assunzione di cibo infetto poco cotto o di acqua contaminata. Le persone maggiormente a rischio sono agricoltori, cacciatori, addetti alla lavorazione del pellame e tecnici di laboratorio.

Un potenziale agente di bioterrorismo

Nel 1911 una malattia simile alla peste, che colpiva i roditori, venne riconosciuta come zoonosi grave e spesso letale. L'anno successivo, in seguito a un'epidemia verificatasi nella popolazione di scoiattoli della Contea di Tulare, in California, fu identificato l'agente eziologico, classificato inizialmente come *Bacterium tularense* e successivamente rinominato *Francisella tularensis* in onore di Edward Francis, il batteriologo statunitense che ne ha chiarito il meccanismo di trasmissione.

Il suo potenziale patogeno per l'uomo divenne evidente negli anni trenta, quando si verificarono contemporaneamente diverse epidemie in Europa e Unione Sovietica. Per le frequenti infezioni che colpivano gli addetti ai laboratori, ben presto apparve chiaro che anche la manipolazione del batterio rappresentava un grave rischio.

Per le sue caratteristiche, *F. tularensis* è considerato uno dei batteri più temibili; non a caso sin dagli anni trenta è stato uno dei batteri patogeni maggiormente studiati in Giappone, Unione Sovietica e Stati Uniti, come possibile agente per la guerra batteriologica. Negli anni settanta Stati Uniti e Unione Sovietica, seguiti poi dalle altre nazioni, hanno distrutto gli arsenali batteriologici. Oggi, tuttavia, *F. tularensis* è inclusa nella categoria A dei potenziali agenti di bioterrorismo, secondo la classificazione del CDC.

Eziologia

Francisella tularensis (classe Gammaproteobacteria, ordine Thiotrichales; famiglia Francisellaceae) è un piccolissimo coccobacillo aerobio, di circa 0,2 per 0,8 micron, Gram negativo, pleomorfo, immobile, capsulato, asporigeno, intracellulare facoltativo; è molto sensibile ai disinfettanti, ma è resistente alle basse temperature e può sopravvivere per mesi nell'acqua o nelle carcasse di animali.
Sono state individuate due sottospecie principali.

- *F. tularensis* tularensis (definita anche tipo A), diffusa essenzialmente in Nord America, è più virulenta e a volte fatale per i conigli e anche per l'uomo, cui si trasmette soprattutto attraverso il morso di zecca e il contatto con i conigli.
- *F. tularensis* holarctica (tipo B), diffusa soprattutto in Europa e in Asia, colpisce prevalentemente lepri e piccoli roditori e presenta meccanismi di trasmissione più complessi (che includono la via aerea, il contatto con acque contaminate e il morso di zanzare).

Epidemiologia

La tularemia è diffusa soprattutto nei climi temperati e freddi; in particolare nell'emisfero settentrionale, nelle regioni comprese fra 30 e 70 gradi di latitudine. L'infezione è presente negli Stati Uniti, in Canada, Messico, Europa e Asia; poiché la malattia non è soggetta a notifica in tutte le nazioni, non se ne conosce l'incidenza a livello mondiale. Tuttavia negli Stati Uniti e nei paesi dell'ex Unione Sovietica, che dispongono di dati epidemiologici attendibili, l'incidenza di casi umani è in continuo calo (attualmente poche centinaia all'anno); tale diminuzione sembra sia da attribuire anche alla minore diffusione della caccia agli animali da pelliccia. Negli Stati Uniti, tra il 1985 e il 1992, sono stati segnalati 1409 casi, di cui 20 mortali.

La malattia è presente nella maggior parte dei paesi europei e i focolai sono stati numerosi. I paesi nordici risultano tra i più colpiti. Nella sola Svezia sono stati segnalati oltre 6000 casi negli ultimi settant'anni. Nel biennio 1966-1967, in un'area rurale di questo paese si verificò una delle più estese epidemie mai registrate: furono coinvolte circa 600 persone, tutte addette ai lavori agricoli, che risultarono infettate attraverso pulviscolo atmosferico contaminato. Tra il 1999 e il 2000, in Kosovo, sono state segnalate alcune centinaia di casi, presumibilmente connessi alla diffusione dei roditori e alle scadenti condizioni igieniche associate agli eventi bellici.

Nell'agosto 2004, è stato notificato un focolaio di tularemia nel dipartimento francese della Vandea. Un gruppo di turisti che aveva soggiornato nella zona è stato sottoposto a indagini cliniche a causa di una sintomatologia polmonare atipica: 15 persone, su 39 esposte, sono risultate positive a *F. tularensis*; positività sierologica è stata riscontrata anche in un cane che viveva nella medesima struttura ricettiva. Per la natura esclusivamente polmonare delle manifestazioni cliniche, è stata ipotizzata la trasmissione aerea dell'infezione tra i selvatici. Molto probabilmente, poiché nella zona la tularemia è endemica tra i roditori selvatici, il cane era stato da questi contagiato per via aerea oppure si era contaminato il pelo attraverso il contatto con la carcassa di un animale infetto. Successivamente, scuotendosi in presenza degli ospiti, aveva diffuso nell'ambiente i batteri presenti sul mantello.

A partire dagli anni trenta, la tularemia è stata segnalata negli animali anche in Italia; i primi casi umani, causati dal contatto con lepri infette, sono stati invece registrati negli anni sessanta; attualmente la malattia ha carattere enzootico in Toscana, dove si verificano sporadiche epizoozie.

Patogenesi

F. tularensis penetra nell'organismo in molti modi: per via aerea, per via alimentare, tramite morsi di zecca, punture di insetti o piccole ferite, ma anche attraverso le mucose e la pelle integra. Il batterio infetta innanzitutto i monociti e i macrofagi e mette in atto un'originale strategia di sopravvivenza che blocca la fusione tra fagosoma e lisosoma per alcune ore; quindi la membrana del fagocita si rompe, rilasciando il microrganismo nel citoplasma, dove si riproduce. Senza un adeguato trattamento farmacologico, dopo una prima fase di moltiplicazione a livello locale e linfonodale, i batteri - che sopravvivono bene anche in ambiente extracellulare - possono diffondersi rapidamente in tutto l'organismo. Le strutture più colpite, oltre ai linfonodi, sono i polmoni e le pleure, la milza, il fegato e i reni.

Da un punto di vista istologico si determina una reazione focale caratterizzata da accumulo di leucociti polimorfonucleati seguito da invasione di macrofagi, cellule epitelioidi e linfociti, che producono necrosi suppurativa dei tessuti. I focolai necrotici tendono a essere circoscritti da formazioni granulomatose di aspetto simile a lesioni tubercolari.

La malattia nell'uomo

La trasmissione della malattia all'uomo, che rappresenta un ospite accidentale, può avvenire secondo modalità estremamente complesse, strettamente dipendenti dalla sottospecie coinvolta, dalla via di trasmissione e dall'ecosistema locale. L'infezione può essere acquisita per via aerea, inalando polvere contaminata da feci di roditori infetti; per via orale, ingerendo carni o acqua contaminate da feci di roditori infetti; per contatto diretto, manipolando carcasse infette o toccando animali selvatici o domestici infetti; oppure tramite artropodi, come zecche, tafani e zanzare.

Dopo un periodo d'incubazione variabile da 3 a 10 giorni, la malattia esordisce con sintomi similinfluenzali: febbre elevata (39-40 °C), brividi, astenia e malessere generale e, a volte, disturbi gastrointestinali. In relazione soprattutto alla via di d'ingresso nell'organismo, l'infezione può dare luogo a diverse forme cliniche.

- *Ulceroghiandolare*: è la forma più frequente, causata dal contatto diretto con carcasse o animali infetti o da morsi di zecche. Dopo 3-4 giorni, in corrispondenza del punto d'ingresso del batterio, si sviluppa una lesione papulosa che evolve in pustola e ulcera necrotizzante (figura 1). Parallelamente si sviluppa l'ingrossamento di una o più linfoghiandole che drenano la regione interessata.

- *Ghiandolare*: è caratterizzata da linfoadenopatia, sono assenti le ulcerazioni cutanee, poiché è quasi sempre causata da acqua contaminata.

- *Oculoghiandolare*: è piuttosto rara; il contagio avviene attraverso la congiuntiva (anche in seguito a contatto con dita infette); si manifesta con congiuntivite purulenta, papule o ulcere congiuntivali, lacrimazione, fotofobia, (spesso associati a chemosi, vasculite e linfoadenite regionale).

- *Orofaringea*: è generalmente causata dall'ingestione di alimenti infetti o dall'inalazione di particelle contaminate; può coinvolgere più componenti della stessa famiglia o persone che hanno consumato gli stessi alimenti. Determina stomatite, faringite o tonsillite essudativa con o senza ulcere, associata a linfadenopatia regionale.

- *Polmonare*: è dovuta a inalazione diretta oppure a disseminazione ematica dei microrganismi (in particolare nella forma setticemica). Si manifesta con febbre, tosse e dolore toracico o retrosternale. Il tessuto polmonare va incontro a processi necrotizzanti e mostra, all'esame anatomopatologico, lesioni granulomatose disseminate.

- *Tifoidea*: può presentarsi indipendentemente dalla modalità di infezione. Si presenta come una sindrome similtifoidea, caratterizzata da febbre, diarrea, dolori muscolari e addominali, nausea e vomito.

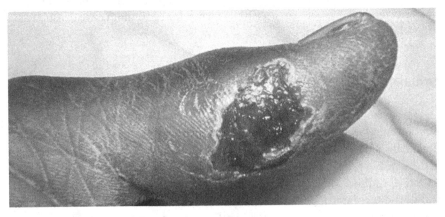

Figura 1. Ulcera cutanea da tularemia.

CDC – Public Health Image Library

– *Setticemica*: è la forma più grave, anch'essa indipendente dalla modalità di trasmissione; comporta shock tossico, coma e può essere rapidamente letale. È frequente nelle infezioni acquisite nei laboratori.

Elementi diagnostici

L'anamnesi positiva per contatto con conigli o roditori selvatici oppure per esposizione a vettori artropodi, l'esordio improvviso dei sintomi e le lesioni primarie caratteristiche permettono, generalmente, di porre diagnosi clinica. La conferma può basarsi sull'isolamento del batterio da materiale bioptico (espettorato o sangue), sul test di

> **Diagnosi differenziale**
> - Pasteurellosi
> - TBC
> - Brucellosi
> - Carbonchio ematico
> - Peste
> - Malattia da graffio di gatto

immunofluorescenza diretta, sul test cutaneo basato sulla reazione di ipersensibilità ritardata oppure su indagini sierologiche come il test di agglutinazione o di microagglutinazione (il più utilizzato) e, di impiego più recente, il test ELISA, che consente una diagnosi più precoce. Gli anticorpi compaiono nel sangue dopo 8-10 giorni dall'infezione e possono persistere per anni. Nella prova di agglutinazione alcuni microrganismi, come *Brucella* e *Yersinia*, possono dare reazione crociata. In caso di sospetto, è necessario allertare il laboratorio d'analisi per non esporre il personale al rischio di contagio.

Terapia

È raccomandata la terapia antibiotica: il farmaco di prima scelta è la streptomocina; in alternativa può essere utilizzata anche la gentamicina. Danno buoni risultati anche le tetracicline, il cloramfenicolo, le cefalosporine e gli amminoglicosidi. Per lenire le lesioni cutanee sono utili bendaggi umidi di soluzione fisiologica.

In caso di epidemie di massa, sono indicate doxiciclina e ciprofloxacina per via orale. Nell'eventualità di attacchi bioterroristici, è previsto che le persone esposte siano sottoposte per 14 giorni a profilassi post esposizione con antibiotici.

Poiché non è dimostrata la trasmissione interumana, non occorre isolare i soggetti esposti e i conviventi non necessitano di trattamento farmacologico.

Prevenzione e controllo

Tutte le persone che vivono in zone rurali, dove la malattia è endemica, o svolgono attività a rischio (cacciatori, agricoltori, guardie forestali, conciatori e tecnici di laboratorio) dovrebbero adottare norme di comportamento adeguate: igiene delle mani, uso di abbigliamento protettivo idoneo (in particolare guanti e mascherine oronasali), rimozione immediata delle zecche, consumo di selvaggina solo ben cotta e di acqua sicura.

I ripopolamenti faunistici e venatori con animali (in particolare lepri) provenienti da paesi in cui la malattia è endemica richiedono controlli attenti, peraltro prescritti da normative specifiche.

Profilassi vaccinale

Sono stati studiati diversi vaccini, in particolar modo negli Stati Uniti e in Unione Sovietica, dove venivano effettuati esperimenti sull'uso di *F. tularensis* come arma batteriologica; tuttavia, in considerazione del breve periodo di incubazione della malattia e dell'incompleta protezione offerta dai vaccini disponibili, la profilassi vaccinale post esposizione non è consigliata, tranne che per il personale di laboratorio a maggiore rischio.

Normativa di rilievo

In Italia la tularemia è soggetta a controllo sanitario, ai sensi del Regolamento di Polizia veterinaria, che prevede anche lo scambio di informazione tra servizio medico e servizio veterinario. È considerata una zoonosi professionale ed è inclusa nella classe II del DM 15.12.1990.

A livello sia nazionale sia comunitario, le movimentazioni di selvaggina, in particolare lepri, sono soggette a normative specifiche.

- DPR 320/54 Regolamento di Polizia veterinaria (artt. 5, 52).
- DM 15.12.1990 del Ministero della sanità. Sistema informativo delle malattie infettive e diffusive.
- Circolare 10 del 13.07.2000 del Ministero della sanità. Malattie trasmesse da zecche. Cenni di epidemiologia - Misure di prevenzione.
- DM 7.12.2000 del Ministero della sanità. Norme sanitarie per l'importazione di lepri destinate al ripopolamento.
- DM 27.04.2004 del Ministero del lavoro e delle politiche sociali. Elenco delle malattie per le quali è obbligatoria la denuncia, ai sensi e per gli effetti dell'art. 139 del testo unico, approvato con Decreto del Presidente della Repubblica 30 giugno 1965, n. 1124, e successive modificazioni e integrazioni.

West Nile disease

Questa zoonosi emergente fa parte del gruppo delle encefaliti causate da virus, è responsabile di elevata mortalità tra alcune specie aviarie, sia stanziali sia migratorie, e colpisce in particolare l'uomo e il cavallo. West Nile virus è ampiamente diffuso nelle regioni temperate e subtropicali; il mantenimento in natura dell'infezione è garantito da vettori artropodi ematofagi (soprattutto zanzare) e uccelli selvatici che fungono da serbatoio, altri vertebrati sono ospiti occasionali, nei quali il ciclo tende a interrompersi. Tra i mammiferi, solo l'uomo e gli equidi sviluppano la malattia, anche se anticorpi specifici e/o transitoria viremia sono stati rilevati in diverse specie. Nell'uomo l'infezione è asintomatica nella maggior parte dei casi, ma può dare luogo a sindrome febbrile acuta (West Nile fever) oppure, soprattutto nei soggetti di oltre 50 anni, a gravi forme di encefalite o meningite.

Come per altre infezioni da arbovirus, la diffusione è strettamente correlata a fattori di rischio ambientali e a specifiche condizioni climatiche. Negli Stati Uniti, la West Nile disease (WND) è attualmente considerata la più diffusa patologia trasmessa da vettori; i primi casi si sono avuti nel 1999 nella città di New York, da dove il virus si è diffuso con estrema rapidità in quasi tutti gli stati americani.

Nel 2002 sono stati segnalati i primi casi di trasmissione interumana dell'infezione a seguito di trapianto d'organo o trasfusione; per quanto riguarda la trasmissione verticale, è dimostrata durante la gravidanza e sembra possibile anche attraverso il latte materno.

Eziologia

L'agente eziologico è un arbovirus del genere *Flavivirus* (famiglia Flaviviridae) a singolo filamento di RNA, antigenicamente correlato con altri componenti del gruppo delle encefaliti giapponesi.

A seconda della diffusione geografica, *West Nile virus* presenta notevoli differenze nella sequenza nucleotidica. Studi filogenetici hanno dimostrato l'esistenza di due differenti *lineage*: il primo è presente nell'Africa centrale e settentrio-

Un virus africano... anzi mondiale

West Nile virus venne isolato per la prima volta nel 1937, in Uganda, in una donna affetta da sindrome febbrile. Agli inizi degli anni cinquanta fu identificato – sia in pazienti, sia in uccelli e zanzare – in Egitto, dove venne anche chiarito il ciclo biologico. Si comprese ben presto che il virus aveva una diffusione geografica molto ampia (Africa, Europa e Asia), ma per lungo tempo si ritenne che potesse causare semplicemente una patologia benigna, con febbre, malessere, linfoadenopatia ed eventualmente eritema. La segnalazione dei primi casi di encefalite umana risale al 1952; da allora, per oltre quarant'anni, si sono registrati casi sporadici in India e nelle regioni del Mediterraneo. La svolta nella storia naturale della malattia è giunta verso la fine del millennio, quando ceppi caratterizzati da maggiore neurotropismo e neurovirulenza hanno causato il rapido susseguirsi di epidemie di encefalite umana in Europa, Israele e Stati Uniti.

nale, in Medio Oriente, Europa, India, Australia e Nord America; il secondo comprende invece ceppi presenti nell'Africa subsahariana e nel Madagascar. Inoltre sono state messe in evidenza caratteristiche antigeniche diverse anche all'interno dello stesso *lineage*.

Ciclo biologico

Il ciclo biologico di *West Nile virus* è principalmente di tipo enzootico e comprende la moltiplicazione sia negli artropodi vettori, sia nei vertebrati ospiti; la trasmissione avviene tra uccelli infetti e zanzare ornitofile. Sono state identificate quasi 140 specie di uccelli suscettibili all'infezione e oltre 40 specie di zanzare che possono trasmettere il virus. Tra le zanzare, il genere più rappresentato è *Culex*, con specie sia ornitofile (come *Culex pipiens* pipiens) sia antropofile (la più diffusa è *C. pipiens* molestus, la comune zanzara). Il virus è stato isolato anche in alcune zecche, ma il ruolo di queste ultime nella trasmissione dell'infezione non è ancora ben chiaro.

In Europa sono presenti un ciclo rurale e uno urbano. Nel primo sono coinvolti zanzare ornitofile e uccelli selvatici; nel secondo zanzare, sia ornitofile sia antropofile, e volatili (in particolare, sinantropici e d'allevamento).

La femmina della zanzara si infetta durante il pasto di san-

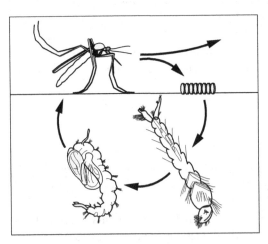

Figura 1. Ciclo biologico di *Culex* spp.

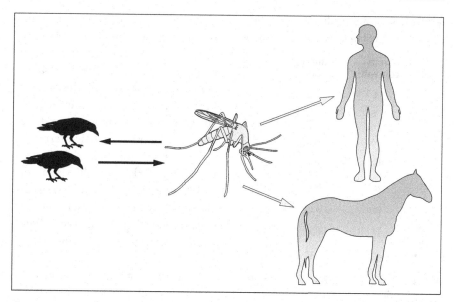

Figura 2. Ciclo biologico di *West Nile virus.*

gue su un ospite serbatoio (volatili selvatici, come corvidi, cicogne e altri migratori) già infettato dal virus. Dopo un periodo di incubazione (della durata di 10-14 giorni) durante il quale si replica, il virus si annida nelle ghiandole salivari della zanzara per essere trasmesso a un altro ospite al successivo pasto di sangue. Il vettore rimane infettante per tutta la vita, anche se non si osservano sintomi correlati alla viremia. Nelle zanzare, non solo il virus si replica abbondantemente, ma viene anche trasmesso per via verticale da una generazione all'altra (figura 1), consentendo la sopravvivenza del virus durante la stagione invernale e determinando un effetto di amplificazione virale estremamente efficiente.

Gli uomini, i cavalli e gli altri mammiferi rappresentano ospiti accidentali, nei quali – generalmente – il grado di viremia raggiunto e la durata dell'infezione non sono sufficienti per il mantenimento del ciclo biologico del virus (figura 2).

Epidemiologia

La West Nile disease è diffusa in Africa, Europa, Medio Oriente, India, Asia centro-settentrionale, Stati Uniti, in alcune regioni dell'America centrale e dei Caraibi. La malattia è endemica solo nel delta del Nilo, dove colpisce soprattutto i bambini, poiché la maggior parte degli adulti è immune.

Le più recenti epidemie umane si sono verificate soprattutto in Algeria, Marocco, Tunisia, Romania (quasi 400 casi confermati, dei quali 17 fatali, nel 1996), Repubblica Ceca, Israele (circa 430 diagnosi confermate nel 2000), Russia (oltre 800 casi nel 1999), Francia e nel Nordamerica.

Tabella 1. Casi umani di West Nile disease segnalati negli Stati Uniti dal 1999 al 2006

Anno	Stati coinvolti	Numero di casi	Decessi
1999	1	62	7
2000	3	21	2
2001	10	66	9
2002	40	4 156	284
2003	46	9 862	264
2004	41	2 539	100
2005	44	3 000	119
2006*	42	3 135	97
Totale		**22 841**	**882**

* Al 10 ottobre 2006

Su dati CDC – Division of Vector-Borne Infectious Diseases, 2006

Epidemie di encefalite negli equini si sono registrate in Israele, Marocco, Italia (nel 1998, in Toscana) e Francia (nella Camargue); le ultime tre sarebbero state causate da uno stesso sierotipo, il che suggerisce l'ipotesi che all'origine vi sia una migrazione di uccelli infetti attraverso il Mediterraneo.

La prima epidemia associata a un'elevata moria di uccelli, sia migratori (tra cui molte cicogne) sia stanziali, si è registrata in Israele nel 1997 (mentre in Europa negli uccelli l'infezione è associata a un basso tasso di mortalità).

Negli Stati Uniti il virus è comparso solo nell'autunno del 1999, segnalato da un'improvvisa moria di corvidi nei parchi di New York. La stretta affinità antigenica con il ceppo israeliano supporterebbe l'ipotesi dell'importazione del virus dal Medio Oriente, anche se non è ancora chiaro con quali modalità (è stata fatta l'ipotesi di una zanzara giunta da Israele a bordo di un aereo). La diffusione del virus, dallo stato di New York a tutto il Nord America, è stata di una rapidità mai osservata prima (figura 3): nel 2005 il WND era segnalato praticamente in tutti gli Stati Uniti, in Canada e in Messico. Dal 1999 a ottobre 2006, i casi di infezione umana segnalati al CDC sono stati quasi 23 000, con 882 morti (tabella 1); il picco si è avuto nel 2003: quasi

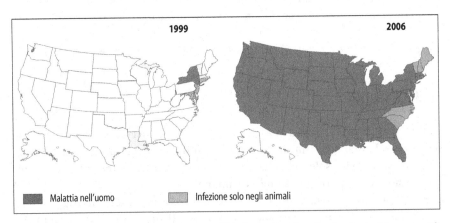

Figura 3. Evoluzione della diffusione di *West Nile virus*, nei serbatoi animali e nell'uomo, negli Stati Uniti dal 1999 al 2006.   *Fonte: CDC – Morbidity and Mortality Weekly Report*

Rischi di trasmissione interumana

Negli Stati Uniti sono stati documentati alcuni casi di trasmissione West Nile virus attraverso trasfusioni da parte di donatori infetti. A partire dal giugno 2003 tutte le donazioni di sangue sono sottoposte a screening mediante appositi test qualitativi in grado di rilevare livelli molto bassi di virus nel sangue, prima della produzione degli anticorpi specifici. Comunque l'incidenza dei casi di infezione successiva a trasfusioni di sangue, da donatore positivo, è estremamente bassa e ciò ha sollevato perplessità sul rapporto costo-efficacia dello screening di massa sui donatori.

Il problema appare più drammatico per i trapianti di organo, effettuati su pazienti necessariamente immunodepressi e molto spesso in condizioni di urgenza. Tra le varie misure per ridurre questo rischio è stata proposta l'esclusione di organi provenienti da soggetti morti per encefaliti o meningiti non spiegate.

10 000 casi, di cui oltre un terzo costituito da forme neuroinvasive. Tuttavia questi dati sarebbero ampiamente sottostimati e il numero reale di casi di infezione umana potrebbe essere superiore a 200 000.

Per spiegare la maggiore rapidità con cui il virus si è diffuso negli Stati Uniti sono state formulate alcune ipotesi. La prima riguarda il ceppo importato nel Nord America: questo sarebbe molto più virulento per le specie aviarie, come dimostra l'elevata mortalità nei volatili. Un'altra possibile spiegazione è l'assenza di immunità, innata e acquisita, negli uccelli americani coinvolti nel ciclo biologico del virus. Infine, sono state considerate le caratteristiche del vettore: mentre in Europa sono presenti due popolazioni ben distinte di *Culex pipiens* (una ornitofila, l'altra antropofila), in Nord America circa il 40% degli esemplari sono ibridi, in grado di fare il pasto di sangue sia sugli uccelli sia sugli uomini.

L'esplosione delle epidemie è fortemente correlata a fattori ambientali, che favoriscono l'aumento di densità della popolazione di vettori infetti. I fattori di rischio (cui concorrono anche le attività umane) sono diversi; tra questi:
- pesanti piogge e alluvioni;
- temperature più alte rispetto alla media stagionale;
- deforestazione e incremento delle aree incolte;
- urbanizzazione non controllata;
- sistemi di irrigazione che determinano stagnazione delle acque;
- formazione di nuove nicchie ecologiche per le zanzare;
- cambiamento delle rotte degli uccelli migratori in seguito a cambiamenti climatici e alla costruzione di nuove riserve d'acqua (dighe e invasi artificiali);
- accesso di persone e animali da compagnia neghi habitat dove la concentrazione di insetti è elevata.

È evidente che anche l'età e gli spostamenti delle popolazioni (turisti, immigrati o, comunque, gruppi privi di immunità specifica) possono favorire la comparsa di focolai epidemici.

Una pericolosa "febbre da cavallo"

Fino al 1997, il virus è stato considerato non patogeno per i volatili serbatoio e si ritiene che nel vecchio mondo le specie avicole abbiano sviluppato un adattamento coevolutivo ai vari genotipi di *West Nile virus*, per cui pur in presenza di elevata viremia non sviluppano malattia. Alcune epidemie di West Nile in area mediterranea (in particolare quella israeliana del 1997) e, soprattutto, l'epidemia americana, che ha esordito colpendo i corvidi, hanno mutato lo scenario. Infatti, la presenza di uccelli morti è ora considerata un indicatore precoce della presenza del virus. Per spiegare questa maggiore virulenza nei volatili, sono state avanzate varie ipotesi, tra le quali l'insorgere nel vecchio continente di mutazioni genetiche, la mancanza di adattamento al virus dei volatili americani e, in generale, il concorso di fattori di natura ecologica. In molti mammiferi (gatti, roditori selvatici, bovini, pecore, capre, pipistrelli eccetera) l'infezione dà luogo a viremia transitoria con presenza di anticorpi per periodi variabili, ma generalmente senza manifestazioni patologiche.

Insieme all'uomo, gli equidi (dunque i cavalli, ma anche gli asini, i muli e le zebre) sono gli unici mammiferi che possono sviluppare la malattia. Dopo un periodo d'incubazione della durata di 2-6 giorni, possono comparire febbre (38,5-41 °C, a volte bifasica), depressione del sensorio, atassia locomotoria (perdita di equilibrio, incoordinazione degli arti, debolezza), paralisi degli arti anteriori con perdita della sensibilità e coma. Nelle forme più lievi, gli animali guariscono dopo la viremia e la febbre, senza manifestare altri sintomi, mentre nelle forme gravi in una percentuale elevata di casi (fino al 25%) sopravviene il decesso.

Nel 1998 un ceppo virale, correlato a quello circolante in Marocco, ha causato in Toscana (nella zona di Padule di Fucecchio) un'epidemia che ha coinvolto 14 cavalli, 6 dei quali con sintomatologia neurologica grave, seguita da morte o abbattimento.

Patogenesi

Subito dopo essere stato inoculato, il virus inizia a moltiplicarsi e a diffondersi attraverso il circolo ematico, infettando fibroblasti, cellule dell'endotelio vascolare e del sistema reticoendoteliale. Dopo pochi giorni si ha una diffusa ed elevata viremia. I meccanismi patogenetici che consentono a *West Nile virus* di superare la barriera ematoencefalica non sono ancora del tutto chiari; sembra che nell'aumento di permeabilità della barriera abbiano un ruolo importante la stimolazione di specifici recettori di membrana (*Toll-like*) e l'innalzamento del livello di fattori di necrosi tumorale. Il virus colpisce in particolare i nuclei profondi e la materia grigia del cervello, il tronco e le corna anteriori del midollo allungato, causando encefalite asettica, meningite o meningoencefalite.

La malattia nell'uomo

In un'alta percentuale di soggetti l'infezione è subclinica; la malattia si manifesta solo nel 20% circa dei casi, dopo un periodo di incubazione variabile tra 2 e 14 giorni. La viremia dura circa 10 giorni, con un picco a 4-8 giorni dall'infezione; negli immunodepressi può persistere per 22-28 giorni.

La sintomatologia prevalente è similinfluenzale (*West Nile fever*): compare improvvisamente con malessere, febbre moderata o elevata, anoressia, nausea e vomito (a volte diarrea), cefalea, dolore agli occhi, mialgia e, più raramente, linfoadenopatia ed eritema maculopapuloso o morbilliforme. Secondo studi recenti, per quanto benigna, la West Nile fever sarebbe più grave di quanto ritenuto in passato; la risoluzione completa dei sintomi richiederebbe in media due mesi.

Il superamento della barriera ematoencefalica da parte del virus (che avviene in circa 1 paziente su 150), determina l'evoluzione del quadro clinico verso gravi forme di meningite o encefalite, che si manifestano soprattutto nei pazienti ultracinquantenni. I segni neurologici più frequenti sono febbre, cefalea, rigidità nucale, pleiocitosi, estrema debolezza muscolare e alterazione dello stato di coscienza (di entità variabile: letargia, stato confusionale, coma). In particolare, nell'encefalite possono aversi paralisi (agli arti o al cranio), determinate da lesioni focali, tremori e difficoltà nel controllo dei movimenti. Nei pazienti con meningoencefalite il tasso di mortalità è intorno al 10%. Una sindrome meno frequente è una paralisi flaccida asimmetrica, fortemente evocativa della poliomielite, che può coinvolgere anche i muscoli respiratori, con esito spesso infausto. Sono stati inoltre segnalati casi di miocardite, epatite fulminante, pancreatite e anche di cecità temporanea (da 1 a 4 settimane). La guarigione completa è lenta, spesso lo stato di debolezza e i dolori muscolari persistono per mesi. Sono possibili esiti neurologici permanenti, in particolare associati alla paralisi flaccida.

Elementi diagnostici

Nel porre il sospetto di infezione da *West Nile virus*, occorre tenere conto – oltre che del quadro clinico – dell'anamnesi (viaggi in regioni endemiche, esordio della malattia tra fine estate e inizio autunno, età superiore a 50 anni) e di eventuali casi umani o animali segnalati nell'area di residenza. La TC e la RM non sono utili per supportare la diagnosi, tuttavia possono escludere altre cause di meningoencefalite acuta. Poiché le manifestazioni cliniche delle encefaliti virali sono quasi sempre aspecifiche e difficilmente correlabili a un determinato agente eziologico, la diagnosi deve essere confermata da indagini di laboratorio mirate. I metodi più utilizzati sono basati sul dosaggio degli anticorpi o sulla ricerca dell'RNA virale. Nella valutazione dei risultati dei test sierologici va tenuta presente la possibile reazione crociata con altre specie del genere *Flavivirus*, come pure la possibilità che vaccinazioni recenti (per esempio, contro la febbre gialla o l'encefalite giapponese) siano causa di falsi positivi.

Diagnosi differenziale delle forme neuroinvasive

- Sindrome di Guillain-Barré
- Altre encefaliti virali o batteriche
- Meningite asettica
  (da enterovirus o da FANS)
- Poliomielite da poliovirus
- Endocarditi batteriche

Test sierologici

Dopo 3-5 giorni dalla comparsa dei segni clinici, le IgM possono essere rilevate nel liquor, con un anticipo di 3 o più giorni rispetto alla rilevabilità nel siero. Il test più impiegato per il dosaggio delle IgM nel siero o nel liquido cerebrospinale è il MAC-ELISA. Poiché le IgM non attraversano la barriera ematoencefalica, la loro presenza nel liquor è fortemente indicativa di infezione del SNC. In caso di risultato positivo, è comunque raccomandata la conferma mediante test di neutralizzazione (PRNT). Inoltre poiché le IgM permangono anche per mesi, può essere necessario valutare se derivano da un'infezione recente o pregressa: a tale scopo si ricorre alla ripetizione dei test (a distanza di 2-3 settimane) per evidenziare variazioni di titolo.

PCR

Può essere impiegata per la ricerca dell'RNA virale nel liquor. Teoricamente potrebbe consentire una diagnosi molto precoce; tuttavia, poiché generalmente il materiale genetico del virus non è più rilevabile già 3-5 giorni dopo la comparsa dei sintomi, la percentuale di falsi negativi è elevata. L'utilità del test è quindi limitata, soprattutto per i pazienti che sviluppano meningoencefalite.

Terapia

Attualmente non esiste una terapia specifica efficace, ma solo trattamenti di supporto; la gestione dei pazienti anziani, soprattutto se affetti da patologie cardiache, diabete e ipertensione può presentare maggiori problemi. Nelle sperimentazioni in vitro si sono ottenuti buoni risultati con ribavirina, interferone alfa-2b e immunoglobuline; ma i trial sinora condotti sull'uomo e sugli animali non sono incoraggianti. Tuttavia sono in corso numerose ricerche per testare su modelli animali i farmaci antivirali che si sono dimostrati efficaci in vitro; inoltre si sta valutando la possibilità di impiegare gli anticorpi, che persistono nel siero dei pazienti guariti, per trattare le forme neurologiche più gravi.

Prevenzione e controllo

Non essendo ancora disponibile un vaccino efficace, la prevenzione è basata essenzialmente su interventi per il controllo del vettore nelle aree residenziali e urbane e sulla profilassi comportamentale.

Misure preventive ambientali

Per un controllo efficace del vettore è indispensabile un approccio integrato, basato sulla conoscenza profonda del ciclo biologico delle zanzare e su un sistema di sorveglianza e monitoraggio che consenta sia di identificare e quantificare questi insetti (larve e adulti) in una determinata zona, sia di stabilire la prevalenza del

West Nile virus nella loro popolazione. Queste informazioni sono indispensabili per decidere quando e come intervenire.

In Italia, in seguito all'epidemia verificatasi nel 1998 (vedi box a pagina 216), è stato adottato a partire dal 2002 un Piano di sorveglianza nazionale per la encefalomielite di tipo West Nile. Il piano prevede un sistema di allerta rapido basato su sorveglianza entomologica, intensificazione della sorveglianza clinica e degli esami sierologici sui cavalli, controllo della mortalità negli uccelli selvatici, utilizzo di animali sentinella (in particolare polli in prossimità di aree faunistiche), controllo di casi umani sospetti nelle zone a rischio.

Una variabile critica è la presenza di acqua che, anche in piccola quantità, consente la riproduzione delle zanzare. La riduzione degli ambienti umidi e dei ristagni rappresenta quindi il metodo più efficace (e anche più economico) per il controllo dei vettori nella maggior parte dei contesti abitativi. Inoltre queste misure consentono di ottenere risultati più duraturi e di ridurre il ricorso a insetticidi e larvicidi (con i connessi problemi di sviluppo di resistenza negli insetti e di impatto ambientale). È dunque essenziale attuare interventi preventivi, tra i quali la gestione corretta delle reti fognarie, la manutenzione delle zone dismesse e degradate e delle discariche e, in particolare nelle stagioni a rischio, l'eliminazione di ristagni d'acqua (pozze, contenitori, raccolte di acque piovane eccetera).

Profilassi comportamentale

Nelle zone e nelle stagioni a rischio dovrebbero essere adottate appropriate misure precauzionali:

- indossare abiti coprenti e protettivi;
- fare uso di repellenti specifici (raccomandati in particolare per la protezione dei bambini piccoli);
- evitare di esporsi al crepuscolo e all'alba (quando le zanzare sono più attive);
- utilizzare zanzariere sia alle finestre sia sui letti.

Non va infine sottovalutato il maggior rischio connesso a determinate attività, in particolare ai lavori che si svolgono all'aria aperta in zone endemiche.

Normativa di rilievo

La West Nile disease è tra le malattie notificabili all'OIE. In Italia la patologia è sottoposta a sorveglianza.

- Ordinanza del 04.04.2002 del Ministero della salute. Piano di sorveglianza nazionale per la encefalomielite di tipo West Nile (West Nile Disease).
- Ordinanza del 13.05.2004 del Ministero della salute. Piano di sorveglianza nazionale per la encefalomielite di tipo West Nile (West Nile Disease).
- Ordinanza del 13.07.2005 del Ministero della salute Piano di sorveglianza nazionale per la encefalomielite di tipo West Nile (West Nile Disease).

Yersiniosi

La yersiniosi è una patologia infettiva cosmopolita che colpisce varie specie animali e l'uomo, soprattutto bambini e ragazzi; è causata in larghissima parte da *Yersinia enterocolitica* e, in misura nettamente minore, da *Y. pseudotubercolosis*. La malattia ha carattere sporadico e autolimitante, raramente epidemico; l'esito è quasi sempre benigno, ma le eventuali complicazioni possono essere gravi e talora fatali. Nei bambini la sintomatologia è essenzialmente di natura gastroenterica, caratterizzata da forte diarrea; nei ragazzi e negli adulti, invece, sono frequenti febbre, dolore localizzato alla regione destra dell'addome e segni di ileite, che possono evocare i sintomi di un'appendicite. In una piccola percentuale di casi si manifestano rash cutaneo, dolori articolari e, nei casi più gravi, setticemia. Il principale serbatoio è rappresentato dai suini; l'infezione viene acquisita soprattutto ingerendo carni crude o poco cotte, acqua o altri alimenti contaminati.

Eziologia

Y. enterocolitica (ordine Enterobacteriales, famiglia Enterobacteriaceae) è un batterio a forma di bastoncello o di cocco (0,5-0,8 per 1,3 micron), Gram negativo, asporigeno, anaerobio facoltativo e glucosio fermentante; immobile a 37 °C, mobile se coltivato a temperature inferiori a 30 °C. Una caratteristica di questi batteri è la psicrofilia: crescono anche a 4 °C; per tale motivo i cibi contaminati refrigerati (specie con una *shelf life* lunga che ne consenta la moltiplicazione massiva) sono tra i più pericolosi. Questo enterobatterio possiede un antigene somatico O, di natura lipopolisaccaridica, un antigene flagellare e un antigene capsulare; è inoltre caratterizzato da notevole variabilità fenotipica: in base alla capacità di metabolizzare specifici substrati, sono stati individuati almeno 5 biotipi.

Nell'ambito dei biotipi, sono descritti più di 60 sierotipi, molti dei quali patogeni, alcuni con frazioni antigeniche comuni ad altri batteri, come *E. coli*, *Salmonella*, *Vibrio cholerae* e, soprattutto, *Brucella*. Questa affinità antigenica può complicare la diagnosi di laboratorio per la possibilità di reazioni crociate.

La distribuzione geografica dei sierotipi patogeni è abbastanza definita: in Europa prevalgono i sierotipi O:3 e O:9; negli Stati Uniti O:8, O:3 e O:5,27; in Giappone O:5,27 (ma sta crescendo l'importanza di O:8).

La patogenicità del batterio è determinata da diversi fattori, tra i quali la capacità di produrre enterotossine, coagulasi e fibrinolisine e la presenza di un plasmide di virulenza; in particolare, quest'ultimo promuove l'adesione allo strato di muco intestinale, che il batterio è in grado di metabolizzare e nel quale si moltiplica rapidamente, colonizzando l'epitelio intestinale. Il plasmide avrebbe anche la funzione, in sinergia con gli altri fattori, di modulare la patogenicità in relazione alla temperatura; in pratica, consentirebbe al batterio di adattarsi nel passaggio dalle temperature esterne alle temperature corporee.

Le yersinie sono microrganismi in parte ancora poco conosciuti; le attività di ricerca sono numerose e intense, anche perché le infezioni da *Y. enterocolitica* rappresentano patologie emergenti, in particolare nei paesi industrializzati. Nel 2004 è stata creata, presso l'Institut Pasteur di Parigi, la Yersinia Research Unit, un centro di riferimento per la sorveglianza epidemiologica delle yersiniosi in ambito europeo, che opera in collaborazione con il WHO. Il centro si propone, in primo luogo, lo studio delle caratteristiche genetiche e biomolecolari delle diverse specie di *Yersinia*, per implementare le conoscenze relative a questo genere di batteri e valutare la resistenza delle specie patogene agli antibiotici, allo scopo di individuare nuove terapie.

Epidemiologia

Y. enterocolitica è un batterio ubiquitario a diffusione mondiale. La malattia umana è stata descritta nei cinque continenti, in oltre trenta nazioni.La maggiore incidenza si registra nei paesi scandinavi, in Giappone, Sud Africa e Canada; il patogeno è poco presente in Francia, Gran Bretagna e Stati Uniti, dove tuttavia sono stati registrati alcuni episodi epidemici riferibili alla sierovariante più aggressiva (O:8). Generalmente la malattia è sporadica, pur rappresentando nei paesi industrializzati una delle principali cause di gastroenterite nei bambini.

In Europa, nel 2004, sono stati segnalati oltre 10 000 casi umani, due terzi dei quali in Germania. L'incidenza media, calcolata su 20 paesi europei, è stata di 2,7 per 100 000 abitanti. A parte la Germania, il maggior numero di casi si è avuto in Lituania, Finlandia, Svezia, Repubblica Ceca, Belgio e Danimarca. Si stima che il 25% dei casi riguardi bambini sotto i 4 anni, un altro 25% quelli tra 4 a 14 anni e il restante 50% la popolazione adulta. In Italia non sono registrati casi umani, ma la patologia non è soggetta a notifica obbligatoria né nell'uomo né negli animali (e non sono previsti piani di monitoraggio a livello nazionale).

La via principale di trasmissione è quella alimentare, mediante il consumo di:
- carne cruda o poco cotta, soprattutto di maiale;
- alimenti di origine animale contaminati;

– alimenti vegetali contaminati da feci di animali infetti;
– latte non pastorizzato e acqua non trattata.

La trasmissione diretta dall'animale all'uomo è rara; non va sottovalutata la possibilità di trasmissione attraverso trasfusione di sangue, che può essere causa di forme setticemiche spesso letali. Negli Stati Uniti, in meno di quattro anni (tra aprile 1987 e febbraio 1991), si registrarono dieci casi di batteriemia da *Y. enterocolitica* in seguito a trasfusione di sangue infetto. Dall'indagine anamnestica sui donatori risultò che quasi tutti avevano avuto diarrea entro i 30 giorni precedenti la donazione. Dei dieci pazienti trasfusi, sei presentarono febbre e ipotensione entro 50 minuti dalla trasfusione e uno diarrea esplosiva entro i primi 10 minuti dalla trasfusione; quattro morirono tra 12 ore e 37 giorni dalla trasfusione.

Patogenesi

Durante il passaggio da un ospite all'altro, *Y. enterocolitica* attraversa un ciclo che prevede una serie di transizioni "caldo-freddo": dall'ospite a sangue caldo, in cui era vitale e virulento, il batterio si deve adattare ad ambienti a temperatura più bassa, alimenti o acqua, per poi essere assunto per via digerente da un altro animale a sangue caldo. Questi sbalzi termici impongono successivi adattamenti: probabilmente nell'ambiente esterno il batterio riduce, mediante cambiamenti morfo-biochimici, la propria capacità patogena, per riacquistarla una volta penetrato nel nuovo ospite. Per l'adattamento sembra essenziale il ruolo che il plasmide, insieme agli altri fattori di patogenicità, svolge una volta che il batterio si localizza a livello della mucosa intestinale. Il germe, intrappolato dalle secrezioni mucose enteriche, metabolizza le componenti del muco traendone nutrimento e, anziché essere eliminato, si moltiplica rapidamente. Solo successivamente vengono attivati gli altri meccanismi di patogenicità, che inattivano la fagocitosi, il complemento e le altre difese dell'organismo ospite.

Di norma, dopo una fase reattiva intestinale, il germe viene eliminato dall'organismo. L'infezione può però evolvere anche verso quadri clinici più complessi, dovuti all'entrata nel circolo ematico e alla localizzazione a livello cutaneo e articolare di *Y. enterocolitica*; in questi casi le tossine prodotte dal batterio possono causare danni gravi ai tessuti, con conseguenze a volte fatali.

La malattia nell'uomo

La malattia colpisce per lo più bambini e adolescenti. I sintomi compaiono dopo 4-7 giorni dall'esposizione e possono durare da una a tre settimane. Nei bambini di età inferiore a 4-5 anni, il sintomo più eclatante è la diarrea acquosa, a volte sanguinolenta, della durata di 3-14 giorni, spesso associata a febbre moderata. Nei ragazzi e nei giovani adulti possono comparire anche dolori addominali alla

Malattia negli animali

Numerose specie animali possono rappresentare serbatoi di *Yersinia enterocolitica*: roditori, conigli, suini, ovini, bovini, cavalli, cani e gatti. In Europa il suino rappresenta il principale reservoir (in particolare, per i biotipi più diffusi O:3 e O:9). In una determinata area geografica, i ceppi che colpiscono i suini sono gli stessi che colpiscono l'uomo.

Il batterio penetra nell'animale attraverso la via orale e si localizza nell'intestino; viene eliminato con le feci per 6-7 mesi, a partire da 2-3 settimane dopo il contagio. La malattia è quasi sempre asintomatica; nei soggetti giovani può manifestarsi in forma conclamata con febbre, anoressia, diarrea emorragica, edemi. Studi condotti in macelli e allevamenti italiani, per valutare la presenza di *Y. enterocolitica* nei suini macellati, hanno confermato l'importanza del ruolo epidemiologico del suino nella diffusione del patogeno negli alimenti.

fossa iliaca destra, evocativi dei sintomi di appendicite; sono infatti stati segnalati casi di interventi chirurgici impropri a seguito di yersiniosi.

Nei soggetti di oltre 40 anni, a distanza di 1-2 settimane dall'episodio enterico, può comparire eritema nodoso, quasi sempre con esito benigno. Altre complicanze possono coinvolgere la cute (con comparsa di rash cutaneo), le articolazioni (con artrite reattiva) oppure, nei casi più gravi, il sangue (con imponente setticemia). Nei pazienti immunodepressi possono manifestarsi ascessi epatici e/o splenici. In caso di complicanze extraintestinali, la mortalità stimata è del 35-50%.

Terapia

Y. enterocolitica è sensibile a numerosi antibiotici: levofloxacina, ciprofloxacina, chinoloni di seconda generazione, ceftriaxone, sulfametossazolo e trimetoprim. Per il trattamento delle forme diarroiche sono necessarie cure sintomatiche, mirate a reintegrare la volemia, associate eventualmente a terapia antibiotica. Nelle forme setticemiche è indispensabile l'immediato trattamento con antibiotici.

Elementi diagnostici

Nei casi di enterite, appendicite, eritema nodoso e artrite non va mai esclusa la possibilità di yersiniosi, anche se la malattia è poco frequente e riceve scarsa attenzione. Il sospetto di malattia dovrebbe basarsi sull'età del soggetto colpito, sull'entità della diarrea e degli altri sintomi e su altri elementi, come anamnesi favorevole, scarsa

Diagnosi differenziale

- Appendicite
- Infezioni da Campylobacter
- Salmonellosi
- Shigellosi
- Diverticolite
- Pseudotubercolosi
- Infezioni da Vibrio

igiene, consumo di carni suine o latte non pastorizzato. La diagnosi di laboratorio, che il medico deve richiedere specificamente, non è sempre semplice. Le indagini sierologiche possono essere ostacolate da reazioni crociate con altri batteri, specialmente *Brucella* spp.; inoltre, *Y. enterocolitica* è spesso associata ad altri enterobatteri. Il test più specifico è la PCR, che consente di individuare il DNA del microrganismo a partire da 500 batteri per microlitro di sangue. L'isolamento del batterio è possibile mediante coltura su terreni selettivi.

Profilassi

Igiene ambientale e alimentare

Per prevenire la diffusione del batterio e neutralizzarne la presenza, è necessario (e sufficiente) adottare corrette norme igieniche, tra le quali:
- cuocere bene le carni, specialmente quella di maiale;
- utilizzare solo latte pastorizzato o trattato termicamente;
- lavare accuratamente le verdure;
- curare l'igiene personale, specie durante la manipolazione degli alimenti.

Igiene degli ospedali

Per prevenire il rischio di infezioni nosocomiali è essenziale:
- evitare ogni contatto tra pazienti con diarrea da *Y. enterocolitica* e altri degenti;
- disinfettare accuratamente i servizi igienici;
- osservare una scrupolosa igiene degli alimenti.

Igiene della macellazione

Per prevenire la contaminazione delle carni, occorre prestare particolare attenzione durante le operazioni critiche per la diffusione del batterio, in particolare durante la rimozione dell'intestino, l'escissione della lingua e delle amigdale e l'incisione dei linfonodi. È sempre indispensabile garantire un'adeguata igiene ambientale, in particolare nelle zone filtro "pulito-sporco".

Normativa di rilievo

In Italia dal 2006, con l'attuazione della Direttiva 2003/99/CE, la yersiniosi è da considerarsi compresa tra le zoonosi da sottoporre a sorveglianza in funzione della situazione epidemiologica.

- DM 15.12.1990 del Ministero della sanità. Sistema informativo delle malattie infettive e diffusive.
- Direttiva 2003/99/CE del 17.11.2003 sulle misure di sorveglianza delle zoonosi e degli agenti zoonotici, recante modifica della Decisione 90/424/CEE del Consiglio e che abroga la Direttiva 92/117/CEE del Consiglio.

Bibliografia essenziale

Aguzzi A, Heikenwalder M, Miele G (2004) Progress and problems in the biology, diagnostics, and therapeutics of prion diseases. J Clin Invest 114:153-160

Allegra AM, Fezia G, Fontana E et al (2003) Indagine sulla presenza di Yersinia enterocolitica in suini macellati. Il Progresso Veterinario anno LVIII(3)

Ashford RW (2000) Leishmaniases as emerging and reemerging zoonoses. Int J Parasitol 30: 269-281

Asnis DS, Conetta R, Waldman G, Teixeira AA (2001) The West Nile virus encephalitis outbreak in the United States (1999-2000). Ann N Y Acad Sci 951:161-171

Assael B (1996) "Vaccinazione". In: Dizionario di storia della salute, Einaudi, Torino.

Bahia-Oliveira LM, Jones JL, Azevedo-Silva J (2003) Highly endemic, waterborne toxoplasmosis in north Rio de Janeiro state, Brazil. Emerg Infect Dis 9:55-62

Barnouin J, Vourc'h G (2004) Les maladies émergentes: un défi pour le développement durable des productions animales. INRA Productions Animales 17:355-363

Barrett R, Kuzawa CW, McDade T, Armelagos GJ (1998) Emerging and re-emerging infectious diseases: The third epidemiologic transition. Annu Rev Anthropol 27:247-271

Basset D, Faraut F, Marty P (2005) Visceral leishmaniasis in organ transplant recipients: 11 new cases and a review of the literature. Microbes Infect 7:1370-1375

Blancou J, Chomel BB, Belotto A, Meslin FX (2005) Emerging or re-emerging bacterial zoonoses: factors of emergence, surveillance and control. Vet Res 36:507-522

Bottarelli E (2001) Tularemia: una zoonosi da non dimenticare. Annali della Facoltà di Medicina veterinaria (Università degli Studi di Parma) XXI

Braig HR, Diringer H (1985) Scrapie: concept of a virus-induced amyloidosis of the brain. EMBO J 4:2309-2312

Brown P, Bradley R (1998) 1755 and all that: a historical primer of transmissible spongiform encephalopathy. BMJ 317:1688-1692

Brucellosis International Research Conference (2003). University of Navarra. September 15-17

Budke CM, Deplazes P, Torgerson PR (2006) Global socioeconomic impact of cystic echinococcosis. Emerg Infect Dis 12:296-303

Budke CM, Jiamin Q, Qian W, Torgerson PR (2005) Economic effects of echinococcosis in a disease-endemic region of the tibetan plateau. Am J Trop Med Hyg 73:2-10

Burgdorfer W, Barbour AG, Hayes SF et al (1982) Lyme disease - a tick-borne spirochetosis? Science 216:1317-1319

Burgdorfer W, Barbour AG, Hayes SF et al (1983) Erythema chronicum migrans - a tick borne spirochetosis. Acta Trop 40:79-83

Burnet FM, White DO (1962) Natural history of infectious disease. Cambridge University Press, London

Burrascano JJ Jr (2005) Advanced topics in Lyme disease. Diagnostic hints and treatment guidelines for Lyme and other tick borne illnesses. Lyme Disease Association

Byeon KB (2005) Human brucellosis in Korea: an emerging zoonosis of significant proportion. VIII Annual Conference on Infectious Diseases. University of Illinois, USA

Byrne D (2004) Combating emerging zoonoses: challenges and prospects at community level. European Conference. The Hague, 17 September

Byrne WR (1997) Q fever. In: Sidell FR, Takafuji ET, Franz DR (eds) Medical aspects of chemical and biological warfare. Office of The Surgeon General at TMM Publications Borden Institute Walter Reed Army Medical Center, Washington, DC

Callaway TR, Anderson RC, Edrington TS et al (2004) What are we doing about Escherichia coli O157:H7 in cattle? J Anim Sci 82:e93-e99

Castilla J, Saa P, Soto C (2005) Detection of prions in blood. Nat Med 11:982-985

Castrucci G (1980-1999) Infezioni da virus negli animali domestici (10 voll). Esculapio, Bologna

Cattabiani F (2002) Su alcuni aspetti della patogenicità di Yersinia enterocolitica. Annali della Facoltà di Medicina veterinaria di Parma XXII

CDC (1984) Q fever outbreak-Switzerland. MMWR Morb Mortal Wkly Rep 33(25):355-356,361

CDC (1991) Yersinia enterocolitica bacteremia and endotoxin shock associated with red blood cell transfusions-United States, 1991. JAMA 265:2174-2175

CDC (1996) Prevention of plague. Recommendations of the Advisory Committee on Immunization Practices (ACIP). MMWR Morb Mortal Wkly Rep 45(RR-14):1-15

CDC (1997) Outbreak of leptospirosis among white-water rafters - Costa Rica, 1996. MMWR Morb Mortal Wkly Rep 46:577-579

CDC (2004) Lyme Disease - United States, 2001-2002. MMWR Morb Mortal Wkly Rep 53:365-369

CDC (2005) Health information for international travel 2005-2006. US Department of Health and Human Services, Public Health Service, Atlanta

Chanteau S, Rahalison L, Ralafiarisoa L (2003) Development and testing of a rapid diagnostic test for bubonic and pneumonic plague. Lancet 361:211-216

Chrieki M (2002) Echinococcosis - an emerging parasite in the immigrant population. Am Fam Physician 66(5):817-820

Cinco M (1998) La Borreliosi di Lyme. Caleidoscopio italiano, Genova

Cleaveland S, Laurenson MK, Taylor LH (2001) Diseases of humans and their domestic mammals: pathogen characteristic, host range and the risk of emergence. Philos Trans R Soc Lond B Biol Sci 356:991-999

Cliquet F, Picard-Meyer E (2004) Rabies and rabies-related viruses: a modern perspective on an ancient disease. Rev Sci Tech (OIE) 23:625-642

Consorzio Bonifica Pedemontano Brenta (2004) Progetto Leptospirosi. (Atti della Conferenza, Cittadella 20 settembre)

Cook AJC, Gilbert RE, Buffolano W et al (2000) Sources of toxoplasma infection in pregnant women: European multicentre case-control study. BMJ 321:142-147

Craig PS, Pawlowski ZS (eds) (2001) Cestode zoonoses: Echinococcosis and cysticercosis, an emergent and global problem. Vol 341 NATO Science Series. IOS Press, Amsterdam

Cripps PJ (2000) Veterinary education, zoonoses and public health. Acta Trop 76:77-80

Crawford D (2000) The invisible enemy,. Oxford University Press, Oxford

Daszak P (2005) Emerging infectious diseases and the socio-ecological dimension. EcoHealth 2:239-240

De Benoist A (2002) Q fever outbreak in the Chamonix Valley, France, summer 2002. Euro Surveill 9:020911

De Massis F, Di Girolamo A, Petrini A et al (2005) Correlation between animal and human brucellosis in Italy during the period 1997-2002. Clin Microbiol Infect 11:632-636

De Valk H, Jacquet C, Goulet V et al (2005) Surveillance of listeria infections in Europe. Euro Surveill 10:251-255

DEFRA UK (2004) Review of the non-foodborne zoonoses research programme, 26-27 May

Dennis DT, Inglesby TV, Henderson DA et al (2001) Tularemia as a biological weapon: medical and public health management. JAMA 285:2763-2773

DePietropaolo DL, Powers JH, Gill JM, Foy AJ (2005) Diagnosis of lyme disease. Am Fam Physician 72(2):297-304

Desjeux P, Alvar J (2003) Leishmania/HIV co-infections: epidemiology in Europe. Ann Trop Med Parasitol 97, S3-S15

Dubey JP, Lindsay DS, Speer CA (1998) Structures of T. gondii tachyzoites, bradyzoites, and sporozoites and biology and development of tissue cysts. Clin Microbiol Rev 11:267-299

Dupouy-Camet J (2000) Trichinellosis a worldwide zoonosis. Vet Parasitol 93:191-200

Dupouy-Camet J, Kociecka W, Bruschi F et al (2002) Opinion on the diagnosis and treatment of human trichinellosis. Expert Opin Pharmacother 3:1117-1130

Eckert J, Deplazes P (2004) Biological, epidemiological, and clinical aspects of echinococcosis, a zoonosis of increasing concern. Clin Microbiol Rev 17:107-135

Eckert J, Gemmell MA, Meslin F-X, Pawlowski ZS (eds) (2001) WHO/OIE Manual on echino-coccosis in humans and animals: a public health problem of global concern. WHO/OIE, Paris

EFSA (2006) Trends and sources of zoonoses, zoonotic agents and antimicrobial resistance in the European Union in 2004

European Commission (2006) Report on the monitoring and testing of ruminants for the presence of transmissible spongiform encephalopathy (TSE) in the EU in 2005

European Commission (2002) The oral vaccination of foxes against rabies. Report of the Scientific Committee on Animal Health and Animal Welfare

European Commission (2004) Trends and sources of zoonotic agents in animals, feedingstuffs, food and man in the European Union and Norway in 2002. SANCO/29/2004

European Commission (2005) The TSE roadmap. Brussels, 15 July

FAO/OIE (2005) A global strategy for the progressive control of highly pathogenic avian influenza. Rome

Feldmann H, Czub M, Jones S et al (2002) Emerging and re-emerging infectious diseases. Med Microbiol Immunol (Berl) 191:63-74

Ferroglio E, Maroli M, Gastaldo S (2005) Canine Leishmaniasis, Italy. Emerg Infect Dis 11:1618-1620

Fortier AH, Green SJ, Polsinelli T et al (1994) Life and death of an intracellular pathogen: Francisella tularensis and the macrophage. Immunol Ser 60:349-361

Franke CR, Ziller M, Staubach C, Latif M (2002) Impact of the El Niño/Southern Oscillation on Visceral Leishmaniasis, Brazil. Emerging Infectious Diseases 8:914-917

Fritzsche M (2002) Seasonal correlation of sporadic schizophrenia to Ixodes ticks and Lyme borreliosis. Int J Health Geogr 1:2

Galli-Valerio B (1894) Zoonosi: malattie trasmissibili dagli animali all'uomo. Hoepli, Milano

Gamble HR, Bessonov AS, Cuperlovic K et al (2000) Trichinella in domestic and wild animals intended for human consumption. Vet Parasitol 93:393-408

Garippa G, Varcasia A, Scala A (2004) Cystic echinococcosis in Italy from the 1950s to present. Parassitologia 46:387-391

Garrett L (2003) Gaps between the rich and the poor. The widening differences in wealth, life expectancy, public health infrastructure and perception of threats, and the consequences for global security. EMBO Reports 4:S15-S19

Gea-Banacloche J, Johnson RT, Bagic A et al (2004) West Nile virus: pathogenesis and therapeutic options. Ann Intern Med 140:545-553

Gelman AC (1961) The ecology of tularemia. In: May JM (ed) Studies in disease ecology. Hafner Publishing Co, New York, pp 89-108

Gibbs EPJ (2005) Emerging zoonotic epidemics in the interconnected global community. Vet Rec 157:673-679

Gomes-Solecki MJ, Brisson DR, Dattwyler RJ (2006) Oral vaccine that breaks the transmission cycle of the Lyme disease spirochete can be delivered via bait. Vaccine 15; 24: 4440-4449

Gradoni L, Gramiccia M, Khoury C, Maroli M (2004) Linee guida per il controllo del serbatoio canino della leishmaniosi viscerale zoonotica in Italia. ISS, Rapporti Istisan 04/12

Gradoni L, Gramiccia M, Scalone A (2003) Visceral leishmaniasis treatment, Italy. Emerg Infect Dis 9:1617-1620

Gradoni L, Scalone A, Gramiccia M, Troiani M (1996), Epidemiological surveillance of leishmaniasis in HIV-1-infected individuals in Italy. AIDS 10:785-791

Gruppo di Studio sulla BSE (2001) Numero speciale di Medicina Veterinaria Preventiva

Haake DA, Dundoo M, Cader R et al (2002) Leptospirosis, water sports, and chemoprophylaxis. Clin Infect Dis 34:e40-43

Hansmann Y, DeMartino S, Piemont Y (2005) Diagnosis of cat scratch disease with detection of Bartonella henselae. J Clin Microbiol 43:3800-3806

Hashim FA, Ali MS, Satti M et al (1994) An outbreak of acute kala azar in a nomadic tribe in western Sudan. Trans R Soc Trop Med Hyg 88:431-432

Hayes EB, Komar N, Nasci RS (2005) Epidemiology and transmission dynamics of West Nile Virus disease. Emerg Infect Dis 11:1167-1173

Hayes EB, Sejvar JJ, Zaki SR (2005) Virology, pathology, and clinical manifestations of West Nile Virus disease. Emerg Infect Dis 11:1174-1179

Hellenbrand W, Breuer T, Petersen L (2001) Changing epidemiology of Q fever in Germany, 1947-1999. Emerg Infect Dis 7:789-796

Hendrix CM, McClelland CL, Thompson I et al (2005) An interprofessional role for veterinary medicine in human health promotion and disease prevention. J Interprof Care 19(1):3-10

Hilleman MR (2002) Realities and enigmas of human viral influenza: pathogenesis, epidemiology and control. Vaccine 20:3068-3087

Hubálek Z (2003) Emerging human infectious diseases: anthroponoses, zoonoses, and sapronoses. Emerg Infect Dis 3:403-404

Hughes JM (2001) Emerging infectious diseases: a CDC perspective. Emerg Infect Dis 7, suppl 3

Huhn GD, Bauer AM, Yorita K et al (2005) Clinical characteristics of human monkeypox, and risk factors for severe disease. Clin Infect Dis 41:1742-51

INRA (2005) Les zoonoses. Dossier, 123

International Health Regulations (2005). Fifty-eight World Health Assembly, 23 May

IOM (1992) Emerging infections: microbial threats to health in the United States. National Academy Press, Washington DC

IOM (1997) Orphans and incentives: developing technologies to address emerging infections. National Academy Press, Washington DC

IOM (2002) The emergence of zoonotic diseases. Understanding the impact on animal and human health: workshop summary. National Academy Press, Washington DC

Istituto superiore di sanità (2005) V Workshop nazionale Enter-Net Italia. Roma, 1-2 dicembre

Jackson AC, Warrell MJ, Rupprecht CE et al (2003) Management of rabies in humans. Clin Infect Dis 36:60-63

Jansen A, Schöneberg I, Frank C (2005) Leptospirosis in Germany, 1962-2003. Emerg Infect Dis 11:1048-1054

John TJ (2005) The prevention and control of human leptospirosis. J Postgrad Med 51:205-209

Kamenov G, Tiholova M (2004) Q fever outbreak in Botevgrad, Bulgaria: May-June 2004. Eurosurveillance Weekly 8:040826

Kamps BS, Hoffmann C, Preiser W (2006) Influenza report 2006. Flying Publisher, Paris.

Kaper JB, O'Brien AD (eds) (1998) Escherichia coli and other Shiga-toxin producing E. coli strains. American Society for Microbiology, Washington

Kern P, Ammon A, Kron M et al CDC (2004) Risk factors for alveolar echinococcosis in humans. Emerg Infect Dis 10:2088-2093

Kilpatrick AM, Kramer LD, Jones MJ et al (2006) West Nile Virus epidemics in North America are driven by shifts in mosquito feeding behavior. PLoS Biol 4:e82

Klempner MS, Shapiro DS (2004) Crossing the species barrier - one small step to man, one giant leap to mankind. N Engl J Med 350: 1171-1172

Knobler SL, Mack A, Mahmoud A, Lemon SM (2005) The threat of pandemic influenza: are we ready? Workshop summary. The National Academies Press, Washington DC

Kobayashi Y (2005) Human leptospirosis: management and prognosis. J Postgrad Med 51: 201-204

Krebs JW, Mandel EJ, Swerdlow DL, Rupprecht CE (2005) Rabies surveillance in the United States during 2004. J Am Vet Med Assoc 227:1912-25

Kreidl P, Morosetti G, Walder G (2005) Studio TIMO. Sieroprevalenza di varie malattie trasmissibili attraverso zecche, zanzare e roditori nel Tirolo settentrionale, orientale e Alto Adige. Land Tirolo, Osservatorio epidemiologico della Provincia autonoma di Bolzano

Kuhn KG (1999) Global warming and leishmaniasis in Italy. Bulletin of Tropical Medicine and International Health, 7:1-2

Lee BY, Biggerstaff BJ (2006) Screening the United States blood supply for West Nile Virus: a question of blood, dollars, and sense. PLoS Med 3:e99

Levett PN (2001) Leptospirosis. Clin Microbiol Rev 14:296-326

Likos AM, Sammons SA, Olson VA (2005) A tale of two clades: monkeypox viruses. J Gen Virol 86:2661-2672

Lindgren E, Gustafson R (2001) Tick-borne encephalitis in Sweden and climate change. Lancet 358:16-18

Majorowski MM, Carabin H, Kilani M, Bensalah A (2005) Echinococcosis in Tunisia: a cost analysis. Trans R Soc Trop Med Hyg 99:268-278

Mantovani A, Macrì A, Prosperi S, Marvasi L (2005) L'epidemiologia veterinaria in Italia. In: Programma di formazione in epidemiologia applicata. ISS, Roma 9-10 giugno

Marasco WJ, Fishman EK, Kuhlman JE, Hruban R Marasco (1993) Splenic abscess as a complication of septic yersinia: CT evaluation. Clin Imaging 17:33-35

Maroli M, Gramiccia M, Gradoni L (1987) Natural infection of Phlebotomus perfiliewi with Leishmania infantum in a cutaneous leishmaniasis focus of the Abruzzi region, Italy. Trans R Soc Trop Med Hyg 81:596-598

Maurella C, Ingravalle F, Caramelli M, Ru G (2006) L'evoluzione dell'epidemia di encefalopatia spongiforme bovina in Italia. Il Progresso Veterinario LXI:7-13

McCoy G, Chapin C (1912) Bacterium tularense, the cause of a plague-like disease of rodents. Public Health Bull 53:17-23

McManus DP, Zhang W, Li J, Bartley PB (2003) Echinococcosis. Lancet 362:11295-11304

McQuiston JH, Childs JE, Thompson HA. (2002) Q fever. J Am Vet Med Assoc 221:796-799

Med-Vet-Net (2005) Annual report 2005

Ministero della salute (2006) Piano nazionale di preparazione e risposta a una pandemia influenzale

Ministero della salute (2004) Piano nazionale per l'eradicazione della brucellosi bovina e bufalina

Molesworth AM, Andrews NJ (2006) Variant Creutzfeldt-Jakob disease in the United Kingdom and elsewhere: situation at the end of 2005. Euro Surveill 11:060126.4

Montinaro L, Sisinni AG, Sartorelli P (2004) L'echinococcosi: un'endemia persistente. G Ital Med Lav Ergon 26:202-207

Morse SS (2004) Factors and determinants of disease emergence. Rev Sci Tech 23:443-451

Murray HW, Berman JD, Davies CR, Saravia NG (2005) Advances in leishmaniasis. Lancet 366:1561-1577

New dimensions in hydatidology in the new millennium. Proceedings of the 20th International Congress of Hydatidology. June 4-8, 2001, Kusadasi, Turke.(2003). Acta Trop 8:103-293

Newell D (2004) Med-Vet-Net: bringing together veterinary, medical and food scientist across Europe. Eurosurveillance 9:040916

OIE (2005) The prevention, control and eradication of rabies in Europe. First International Conference "Rabies in Europe". Kiev, 15-18 June

OIE (2006) Control of avian influenza in Europe. Recommendation. Paris, 27-28 February

OIE/FAO (2006) Ensuring good governance to address emerging and re-emerging animal disease threats. Paris

Olsen SC, Stoffregen WS (2005) Essential role of vaccines in brucellosis control and eradication programs for livestock. Expert Rev Vaccines 4:915-928

PAHO (2003) Zoonoses and communicable diseases common to man and animals (3 edn). Scientific and technical publication no 580, Washington DC

PAHO/WHO (2005) Neglected diseases in neglected populations, with emphasis on zoonoses. 14th Inter-american meeting on health and agriculture. Mexico City, 21-22 April

Pappas G, Papadimitriou P, Akritidis N et al (2006) The new global map of human brucellosis. Lancet Infect Dis 6:91-99

Parkes MW, Bienen L, Breilh J (2005) All hands on deck: transdisciplinary approaches to emerging infectious disease. EcoHealth 2:258-272

Parola P, Davoust B, Raoult D (2005) Tick- and flea-borne rickettsial emerging zoonoses. Vet Res 36:469-492

Patz JA (2006) EcoHealth ONE: Forging collaboration between ecology and health. EcoHealth 3:66-67

Patz JA, Engelberg D, Last J (2000) The effects of changing weather on public health. Annu Rev Public Health 21:271-307

Pauly PC, Harris DA (1998) Copper stimulates endocytosis of the prion protein. J Biol Chem 273(50):33107-10

Pezza F (1997) Diritto e legislazione veterinaria. UTET, Torino

Pezza F (aggiornamento 2005) Guida all'esercizio professionale del medico veterinario. CG Edizioni Medico Scientifiche, Torino

Pezza F (2006) L'influenza aviaria, il diritto di cronaca e il principio di precauzione. Il Progresso Veterinario LXI:194-195

Pozio E, La Rosa G, Serrano FJ (1996) Environmental and human influence on the ecology of Trichinella spiralis and Trichinella britovi in Western Europe. Parasitology 113:527-533

Pozio E, Zarlenga DS (2005) Recent advances on the taxonomy, systematics and epidemiology of Trichinella. Int J Parasitol 35:1191-1204

Prasad A, Sankar D (1999) Classic diseases revisited: overdiagnosis and overtreatment of Lyme neuroborreliosis are preventable. Postgrad Med J 75:650-656

Prusiner SB (1982) Novel proteinaceous infectious particles cause scrapie. Science 216: 136-144

Rezza G (2004) Avian influenza: a human pandemic threat? J Epidemiol Community Health 58:807-808

Riley LW, Remis RS, Helgerson SD et al (1983) Hemorrhagic colitis associated with a rare Escherichia coli serotype. N Engl J Med 308:681-685

Rondanelli EG, Fabbi M, Marone P (2005) Trattato sulle infezioni e tossinfezioni alimentari. Selecta Medica, Pavia

Ronsholt L, Sorensen KJ, Bruschke CJ (1998) Clinically silent rabies infection in (zoo) bats. Vet Rec 142:519-520

Santer (1997) Speech to Parliament on 18 February 1997. Bulletin of the European Union 1/2 1997

Schears P (2000) Communicable disease surveillance with limited resources: the scope to link human and veterinary programmes. Acta Tropica 76:3-7

Schillhorn van Veen TW (1998) One medicine The dynamic relationship between animal and human medicine in history and at present. Agric Human Values 15:115-120

Schwabe CW (1984) Veterinary medicine and human health. Williams & Wilkins, Baltimore

Schwabe CW (1998) Integrated delivery of primary health care for humans and animals. Agric Human Values 15:121-125

Sejvar J, Bancroft E, Winthrop K et al (2003) Leptospirosis in "Eco-Challenge" athletes, Malaysian Borneo, 2000. Emerg Infect Dis 9:702-707

Sejvar JJ, Bode AV, Marfin AA (2006) West Nile virus-associated flaccid paralysis outcome. Emerg Infect Dis 12:514-516

Serra-Cobo J, Amengual B, Abellan C, Bourhy H (2002) European bat lyssavirus infection in Spanish bat populations. Emerg Infect Dis 8:413-420

Siracusano A, Buttari B, Delunardo F et al (2004) Echinococcosi cistica: un problema sanitario che necessita di approcci multidisciplinari. Notiziario dell'ISS 17:3-6

Siret V, Barataud D, Prat M et al (2006) An outbreak of airborne tularemia in France, August 2004. Euro Surveill 11:58-60

Sjöstedt AB (2005) Francisella. In: Brenner DJ et al (eds) The proteobacteria, part B. Bergey's manual of systematic bacteriology, 2 edn. Springer-Verlag, New York

Solomon T, Ooi MH, Beasley DW, Mallewa M (2003) West Nile encephalitis. BMJ 326:865-869

Stanek G, Strle F (2003) Lyme borreliosis. Lancet 362:1639-1647

Steere AC (2001) Lyme disease. N Engl J Med 345:115-125

Steere AC, Malawista SE, Hardin JA et al (1977) Erythema chronicum migrans and Lyme arthritis: the enlarging clinical spectrum. Ann Intern Med 86:685-698

Steere AC, Malawista SE, Snydman DR et al (1997) Lyme arthritis: an epidemic of oligoarticular arthritis in children and adults in three connecticut communities. Arthritis Rheum 20(1):7-17

Sternbach G, Dibble CL (1996) Willy Burgdorfer: Lyme disease. J Emerg Med 14(5):631-634

Taylor LH, Latham SM, Woolhouse ME (2001) Risk factors for human disease emergence. Philos Trans R Soc Lond B Biol Sci 356:983-989

The National CJD Surveillance Unit (2005) Thirteenth annual report 2004. Creutzfeldt-Jakob disease surveillance in the UK. Western General Hospital, Edinburgh

Tiaoying L, Jiamin Q, Wen Y et al (2005) Echinococcosis in Tibetan populations, western Sichuan Province, China. Emerg Infect Dis 11(12):1866-1873

Tilney LG, Portnoy DA (1989) Actin filaments and the growth, movement, and spread of the intracellular bacterial parasite, Listeria monocytogenes. J Cell Biol 109(4 Pt 1):1597-1608

Todorov T, Boeva V (1999) Human echinococcosis in Bulgaria: a comparative epidemiological analysis. Bull World Health Organ 77(2):110-118

Tombesi M (2006) Prevenzione nella pratica clinica. UTET, Torino

Trevitt CR, Singh PN (2003) Variant Creutzfeldt-Jakob disease: pathology, epidemiology, and public health implications. Am J Clin Nutr 78(3 suppl):651S-656S

Van der Giessen JWB, Isken LD, Tiemersma EW (2004) Zoonoses in Europe: a risk to public health. The National Institute for Public Health and the Environment, Bilthoven

Van Zandbergen G, Klinger M, Mueller A et al (2004) Cutting edge: neutrophil granulocyte serves as a vector for Leishmania entry into macrophages. J Immunol 173(11):6521-6525

Vázquez-Boland JA, Kuhn M, Berche P et al (2001) Listeria pathogenesis and molecular virulence determinants. Clin Microbiol Rev 14:584-640

Veggetti A (ed) (2000) Atti del III Convegno nazionale di Storia della Medicina veterinaria. Lastra a Signa, 23-24 settembre

Vinetz JM, Wilcox BA, Aguirre A (2005) Beyond disciplinary boundaries: leptospirosis as a model of incorporating transdisciplinary approaches to understand infectious disease emergence. EcoHealth 2:291-306

Wade AJ, Cheng AC, Athan E et al (2006) Q fever outbreak at a cosmetics supply factory. Clin Infect Dis 42(7):e50-52

Warrel MJ, Warrell DA (2004) Rabies and other lyssavirus diseases. Lancet 363:959-969

Watson JT, Pertel PE, Jones RC et al (2004) Clinical characteristics and functional outcomes of West Nile fever. Ann Intern Med 141(5):360-365

Watts JC, Balachandran A, Westaway D (2006) The expanding universe of prion diseases. PLoS Pathog 2(3):e26

Welshimer HJ (1968) Isolation of Listeria monocytogenes from vegetation. J Bacteriol 95(2):300-303

WHO (2000) Leishmania/HIV co-infection in south-western Europe 1990-1998: Retrospective analysis of 965 cases.

WHO (2001) PAIR: Puncture, Aspiration, Injection, Re-Aspiration. An option for the treatment of cystic echinococcosis. WHO/CDS/CSR/APH/2001.6

WHO (2002) Urbanization: an increasing risk factor for leishmaniasis. Wkly Epidemiol Rec 77(44):365-370

WHO (2003) Manual for surveillance of human transmissible spongiform encephalopathies including variant Creutzfeldt-Jakob disease. WHO, Geneva.

WHO (2004) The vector-borne human infections of Europe their distribution and burden on public health. WHO Regional Office for Europe, Denmark

WHO (2004) WHO expert consultation on rabies: first report. Geneva

WHO (2005) Global influenza preparedness plan

WHO (2005) Responding to the avian influenza pandemic threat. Recommended strategic actions (WHO/CDS/CSR/GIP/2005.8). Geneva

WHO Pesticide evaluation scheme (WHOPES) (2006) Pesticides and their application. For the control of vectors and pests of public health importance. Geneva

WHO/FAO (2004) Risk assessment of Listeria monocytogenes in ready-to-eat foods. Technical Report. Geneva

WHO/FAO/OIE (2004) Report of the joint consultation on emerging zoonotic diseases.

WHO/International Leptospirosis Society (2003) Human leptospirosis: guidance for diagnosis surveillance and control.

Wilcox BA (2005) Emerging infectious diseases: bridging the divide between biomedical and bioecological science. EcoHealth 2:167-168

Wilcox BA, Colwell RR (2005) Emerging and reemerging infectious diseases: biocomplexity as an interdisciplinary paradigm. EcoHealth 2:244-257

Wormser GP, Stanek G, Strle F, Gray JS (2005) Advances in the treatment and prevention of Lyme borreliosis. Wien Klin Wochenschr 117(11-12):381-384

Xu B, Chang J, Gao G et al (1995) Four outbreaks of human trichinellosis in Henan province. Chin Med J (Engl) 108(11):872-874

Zaffanella F, Pizzocaro P, Ghinzelli M, Di Matteo L (1996) Esposizione all'infezione da Leptospira in allevatori di suini. Giornale italiano di malattie infettive 2:18-22

Zaucha GM, Jahrling PB, Geisbert TW et al (2001) The pathology of experimental aerosolized monkeypox virus infection in cynomolgus monkeys. Lab Invest 81(12):1581-1600

Zeidler M, Ironside J (2000) The new variant of Creutzfeldt-Jakob disease. Rev Sci Tech 19:98-120

Zinsstag J, Schelling E, Wyss K et al (2005) Potential of cooperation between human and animal health to strengthen health systems. Lancet 366:2142-2145

Finito di stampare nel mese di gennaio 2007

Printed in the United States
By Bookmasters